DROEMER

Dr. med. Yael Adler

WIR MÜSSEN REDEN, FRAU DOKTOR!

Wie Ärzte ticken und was Patienten brauchen

Das Rezept für eine besondere Beziehung

Mit Illustrationen von Katja Spitzer

DROEMER

Alle Angaben in diesem Buch wurden sorgfältig geprüft. Dennoch können Autorin und Verlag keine Gewähr für deren Richtigkeit übernehmen.
Ein ausführliches Literaturverzeichnis findet man auf Dr. Yael Adlers Homepage: https://dradler-berlin.de//haut/wir-muessen-reden-frau-doktor.php
Die Benutzung der männlichen Formen im Text ist nicht genderkorrekt, aber erleichtert den Lesefluss. Es sind natürlich immer beide Geschlechter gemeint, außer wenn die Autorin gerade über geschlechtsindividuelle Themen schreibt.
Die Begriffe »Arzt« und »Ärzte« bzw. »Patient« und »Patienten« sind ebenfalls als Unisexbegriffe zu verstehen, die weiblich und männlich meinen.
Verweise auf wissenschaftliche Studien beziehen sich auf den Stand zum Redaktionsschluss dieses Buches.

Besuchen Sie uns im Internet:
www.droemer.de

Aus Verantwortung für die Umwelt hat sich die Verlagsgruppe Droemer Knaur zu einer nachhaltigen Buchproduktion verpflichtet. Der bewusste Umgang mit unseren Ressourcen, der Schutz unseres Klimas und der Natur gehören zu unseren obersten Unternehmenszielen. Gemeinsam mit unseren Partnern und Lieferanten setzen wir uns für eine klimaneutrale Buchproduktion ein, die den Erwerb von Klimazertifikaten zur Kompensation des CO_2-Ausstoßes einschließt.
Weitere Informationen finden Sie unter: www.klimaneutralerverlag.de

FSC www.fsc.org MIX Papier aus verantwortungsvollen Quellen FSC® C083411

Originalausgabe September 2020

Ein Imprint der Verlagsgruppe
Droemer Knaur GmbH & Co. KG, München

Lektorat: Heike Gronemeier, München
Illustrationen: © Katja Spitzer
Covergestaltung: Isabella Materne, München
Coverabbildung: Thomas Duffé
Satz: Sandra Hacke
Druck und Bindung: CPI books GmbH, Leck
ISBN 978-3-426-27802-4

2 4 5 3 1

Für Noah und Liam

Arzt: »Na, geht es Ihnen wieder gut?«
Patient: »Nein, aber besser.«
Arzt: »Ist doch gut, wenn es Ihnen wieder besser geht.«
Patient: »Ja, aber besser wäre es, wenn
es mir wieder gut ginge!«

Inhalt

Einleitung

Arzt und Patient – selbst Beziehungsmuffel wissen, DIESE Beziehung ist wichtig, oft sogar lebenswichtig. Und das nicht nur in Corona-Zeiten. Leider steckt diese Beziehung in der Krise. Super, wenn es gut läuft … Doch wenn nicht – dann wird es schnell unangenehm, sogar schon vor dem ersten Date. Man hängt eine gefühlte Ewigkeit in der Warteschleife am Telefon, beschallt von nerviger Dudelmusik und einem mehr oder minder freundlichen »Bitte warten«. Hebt endlich jemand ab, kommt schnell die Frage: »Kasse oder privat?« Und je nach Antwort wartet man dann wochenlang auf einen Termin und schließlich stundenlang in der Praxis auf den Halbgott in Weiß – geparkt auf Freischwingern neben der Gummipflanze, ein paar zerfledderte Lesezirkel-Käseblätter vor sich auf dem Tisch.

Wird man irgendwann doch aufgerufen, ist der Aufenthalt im Halbhimmel schnell vorbei: Nach drei Minuten ist man wieder draußen, ein Rezept für eine Kortison-Creme gegen das juckende Ekzem oder eine neue Ration Pillen für oder gegen dies und das in der Hand. Ein zugewandtes Beziehungsgespräch? Eine wirklich gründliche Untersuchung, so mit Abhören und Abtasten? Oft Fehlanzeige. Informationen über mögliche Auslöser der Erkrankung und Ratschläge zum künftigen Vorbeugen? Ebenfalls eher die Ausnahme.

Nicht nur das erste Date mit der Vertrauensperson Arzt stellen sich viele Patienten anders vor. Auch in bereits gefestigteren Beziehungen knirscht es mitunter gewaltig. Natürlich gibt es viele positive, aufbauende Geschichten aus dem Gesundheitsalltag. Geschichten von Anteilnahme, Verständnis, Heilung und Rettung. Doch es sind die schlechten, die bitteren und empörenden, die im

Gedächtnis bleiben, die Vertrauen zerstören und die Hoffnung nehmen auf ehrliche Zuwendung und Hilfe. Auch meine Patienten berichten mir von solchen Erlebnissen. Etwa die junge Mutter dreier Kinder, bei der eher zufällig eine aggressive Krebsform diagnostiziert wurde und die dann völlig aufgelöst und dennoch hoffnungsvoll einen Krebsspezialisten aufsuchte. Und was bekam sie dort zu hören? »Was wollen Sie denn noch hier? Sie haben maximal ein Jahr. Machen Sie sich eine schöne Zeit, eine Therapie gibt es nicht.« Die Folge: eine Patientin in doppeltem Schockzustand, geschockt von der Aussichtslosigkeit *und* der Art und Weise, wie ihr diese Botschaft übermittelt wurde. Die Patientin hatte Glück: Ihr Ehemann, selbst Arzt, fand einen Kollegen, der nicht nur eine Behandlung wagte, sondern ihr durch seine einfühlsame Art Hoffnung gab und damit die Stärke verlieh, die Therapie durchzuhalten. Am Ende ein Wunder – der Tod musste noch warten.

Oder der betagte Herr, dessen Darm innerlich abstirbt, weil Blutgefäße verschlossen sind, und der von mir in die Notaufnahme geschickt wurde, weil am Wochenende die meisten Praxen geschlossen sind und schnelles Handeln erforderlich war. Ich hatte meinen Patienten telefonisch ankündigt, trotzdem musste er sieben Stunden warten und wurde dann auf vorsichtige Nachfrage, wie lange es wohl noch dauern werde, von einer Schwester angeherrscht, er solle bloß nicht glauben, dass er schneller drankäme, nur weil seine hysterische Ärztin zuvor angerufen habe.

Wenn eine Beziehung gelingen soll, dann sollte man sich respektieren und Interesse und Empathie füreinander aufbringen. Das gilt für die Liebe, aber auch für das nicht minder intime Verhältnis von Patient und Arzt. In einer Arztpraxis erzählen wir oft Dinge, die wir anderen Menschen kaum anvertrauen würden. Wir zeigen unsere Schwächen und Ängste, wir sprechen über schambehaftete Erkrankungen, sind verletzlich und fühlen uns ausgeliefert. Uns gegenüber ein Mensch, den wir nicht oder kaum kennen: Was wissen wir über den Arzt? Vielleicht muss er gerade eine Steuerprüfung überstehen, daheim hängt der Haussegen schief, drei Helferinnen sind gleichzeitig krank … Es gibt viele Erklärungen, warum Ärzte nicht immer so handeln, wie Patienten es erwarten und wie es nötig wäre. Auch Mediziner sind nur Menschen, mit all ihren Problemen und manchmal Vorurteilen. Kein Wunder, dass da Gespräche auch schieflaufen. Patienten verstehen den Arzt nicht, Ärzte verstehen ihre Patienten nicht, man redet aneinander vorbei, und nur selten sind daran die medizinischen Fachbegriffe schuld. Die Folgen sind Frust und Zweifel und am Ende ausbleibende Therapieerfolge. Der Arzt wird vom erhofften Helfer zum Problemfall.

Woran liegt das und was können Patienten, aber auch Mediziner tun, um Vertrauen zu schaffen und gegenseitiges Verständnis? Wie kann es gelingen, dass Arzt und Patient ein gutes Team werden und ist Dr. Google dabei ein guter Ratgeber? Wie vorbereitet und wissend sollte man als Patient in Arztgespräche gehen und ist zu viel Internetrecherche vielleicht sogar schädlich?

Das sind nur einige von unzähligen Fragen, die bei der besonderen Beziehung zwischen Arzt und Patient eine Rolle spielen. Dieses Buch will zeigen, wie Patienten und Ärzte ticken, warum die einen so und die anderen anders reagieren, wie man das Verhalten seines jeweiligen Gegenübers lesen und vielleicht auch beeinflussen kann. Denn zu einer guten Beziehung gehören nun einmal immer zwei. In diesem Fall: ein aufmerksamer, empathischer Arzt und ein mündiger Patient!

TEIL I

Wir müssen reden!

Mein Lieblingsorgan als Dermatologin ist die Haut. Auch Krankheiten, die man lieber verschweigt als bespricht, interessieren mich sehr. Doch es gibt ein Thema, für das ich in den letzten Jahren eine besondere Leidenschaft entwickelt habe: die Frage, was uns Ärzte und Sie als Patienten im Innersten zusammenhält – oder eben auch nicht. Es ist die Frage, wie wir miteinander kommunizieren und wie wir uns gegenseitig eigentlich so finden. Welche geheimen Gedanken haben wir übereinander und wie schaffen wir es, Probleme zu benennen und im besten Fall Lösungen zu finden? Wenn es gut läuft zwischen Ärzten und Patienten, kann das Heilung fördern, zu oft aber ist genau das Gegenteil der Fall.

Das habe ich einmal mehr festgestellt, als ich mit der Arbeit an diesem Buch begann. Bei der Suche nach einem passenden Titel gab es für mich zwei Favoriten. »Wie geht's uns denn heute?« trat an gegen: »Wir müssen reden, Frau Doktor!« Ersterer sollte natürlich ironisch sein. Eine Frage, die geradezu symbolisch für die gefühlte Herrlichkeit der Halbgötter in Weiß steht. Jeder Patient, der diesen Satz hört, schreckt innerlich zusammen. Noch vor wenigen Jahren gehörte er zum Standardprogramm bei vielen Chefarztvisiten. Einige meiner Freunde und Kollegen verstanden die Ironie hinter meinem Titel-Favoriten nicht. Eine Krankenschwester schrieb mir, ich könne doch meinem Buch nicht so einen arroganten Titel verpassen. Sie selbst habe in ihrer Ausbildung gelernt, dass sich Patienten bei dieser Frage nicht gesehen und wahrgenommen fühlen. Gut so, dachte ich, gut, dass immer weniger Patienten diese Frage hören müssen, aber wenn ein Titel so missverstanden werden kann, dann ist er für ein Buch über eine gelungene Arzt-Patienten-Beziehung vielleicht doch nicht die perfekte Wahl.

Dann also: »Wir müssen reden!« Auch ein Klassiker in Beziehungen, ein Satz, der in einer Partnerschaft für den Wunsch steht, einen Konflikt anzusprechen, ein Problem, eine Verletzung. Mit diesem Satz ist eine Aufforderung verbunden, etwas wieder ins Lot zu bringen, und zwar rechtzeitig, bevor die Beziehung in die Brüche geht. Doch auch dieser Titel schien missverständlich. Eine Arztkollegin meinte, damit würde ich die Verantwortung einseitig an die Mediziner delegieren, und das sei irgendwie unverschämt. Patienten, die Ärzte zu etwas auffordern würden, und sei es nur zum Reden, das gehe zu weit …

Also stellte ich den Titel zurück und begann mit dem Schreiben des Buches. Über allem stand die Frage, was die Beziehung zwischen Arzt und Patient ausmacht. Für mich persönlich ist diese Frage DAS zentrale Thema in meiner Arbeit als Ärztin. Ich bin fest davon überzeugt, dass ein gutes, ein intaktes Verhältnis zwischen Arzt und Patient eine therapeutische Wirkung hat. Bei der Behandlung vieler, vor allem chronischer Leiden sind Zuwendung und Vertrauen oft wichtiger als der Einsatz von Hightech-Medizin. Denn Behandlung heißt auch handeln und etwas verändern, zum Beispiel im Verhalten oder beim Lebensstil des Patienten, es geht um das Bewusstwerden von Dingen und Verhaltensweisen, und das können Geräte und Medikamente allein nicht leisten.

In meiner Studienzeit gehörte ein gutes Miteinander, eine gute Kommunikation zwischen Arzt und Patient noch nicht zu den Ausbildungsinhalten. Lange Zeit war ärztliches Kommunizieren für mich ein Erfühlen, ein Ausprobieren, ein tägliches Üben, und klar sind dabei auch Fehler passiert. Vielen meiner Kolleginnen und Kollegen erging und ergeht es ebenso. Einige Beispiele werden Sie hier in den nächsten Kapiteln wiederfinden. Wie weit wir von einem Idealzustand entfernt sind, wurde mir noch einmal in aller Deutlichkeit klar, als ich für die Recherche zu diesem Buch unter anderem auf Facebook ganz offen folgende Fragen stellte: »Wie stellen Sie sich eine optimale Arzt-Patienten-Beziehung vor?« Und: »Wie sieht der ideale Arzt für Sie aus?«

Ich bat darum, mir von guten und auch schlechten Erfahrungen zu erzählen, und hatte eigentlich auf ein paar unterhaltsame Anekdoten gehofft, die das theoretische Fundament dieses Buches etwas auflockern sollten. Das Ergebnis war erschreckend anders. Innerhalb von nur wenigen Stunden bekam ich fast zweihundert Zuschriften mit zum Teil unglaublichen Leidensgeschichten. Situationen, die mit Angst und Schrecken und Hoffnungslosigkeit verbunden waren und dem Gefühl des Ausgeliefertseins. Die positiven Geschichten waren leider in der absoluten Minderheit. Obwohl es auch diese Geschichten ganz sicher in großer Zahl gibt, war die Reaktion auf meinen Facebook-Aufruf eindeutig. Für mich ein Zeichen dafür, wie viel in dieser hochsensiblen Beziehung im Argen liegt und wie groß der Handlungsbedarf ist. Für Schwerkranke und ihre Angehörigen geht es dabei immer um Leben und Tod. Und für alle Patienten um die Erfüllung der Hoffnung, von ihrem Beziehungspartner Arzt gesehen und ernst genommen zu werden: als Mensch, und nicht nur als wandelnde Diagnose auf zwei Beinen.

Kapitel 1

ALLEIN UNTER ÄRZTEN

Bevor wir gleich richtig loslegen, gestatten Sie mir noch eine Bemerkung. In jeder Beziehung können Missverständnisse zu Problemen führen. Das erste Missverständnis in der Beziehung zwischen Ärzten und Patienten ist häufig schon das Rollenbild: Eine befreundete Gynäkologin ist Oberärztin in einer Geburtsklinik. Während eines Nachtdienstes musste sie ein Kind per Kaiserschnitt auf die Welt bringen. Gemeinsam mit der Narkoseärztin und einer Hebamme bereitete sie die werdende Mutter auf die Operation vor. Der Venenzugang war gesetzt, das Aufklärungsgespräch war geführt, es konnte also losgehen, da fragte die junge Frau plötzlich: »Und wann kommt der Arzt?«

Ich selbst habe während meiner Zeit als Hautärztin in einem Krankenhaus Ähnliches erlebt. Bei einer Visite sprach ich mit einer Patientin über ihren Gesundheitszustand und die notwendige Therapie. Als ich geendet hatte, schaute sie erwartungsvoll zu dem Zivildienstleistenden neben mir und fragte ihn: »Bekommen Sie mich wirklich wieder hin, Herr Doktor?«

Und als ich vor vielen Jahren weiße Arztsocken in Größe 36 suchte, verwies mich die Verkäuferin auf den Ständer mit den »Schwesternsocken«. Arztsocken begännen erst ab Größe 40 …

Auch wenn knapp die Hälfte des angestellten ärztlichen Personals inzwischen Frauen sind und deutlich mehr junge Frauen als Männer ein Medizinstudium beginnen, bleibt für viele Patienten der Arztberuf männlich geprägt. Wenn ich in diesem Buch Bezeichnungen wie Arzt, Patient, Doktor oder Spezialist im Sinne der weiblichen UND der männlichen Form verwende, dann ist das jedoch kein Einknicken vor dieser alten Erwartungshaltung. Ich verwende diese Begriffe ausschließlich zur besseren Lesbarkeit des Textes.

Und noch etwas möchte ich voranschicken: Alle Geschichten, die ich in diesem Buch schildere, sind wahre Geschichten. Sie wurden mir genauso von Patienten und Ärzten berichtet. Verändert wurden lediglich die Fachrichtung, das Geschlecht oder Namen, um die Persönlichkeitsrechte der Betroffenen zu schützen, ohne jedoch die Aussagen zu verfälschen.

Die folgende Geschichte hat mich besonders bewegt, weil sie zeigt, wo es gravierende Defizite in unserem Gesundheitssystem gibt, warum fehlgeschlagene Kommunikation gefährliche Konsequenzen für Patienten haben kann und dass selbst Privatversicherte und sogar Mediziner, die selbst zu Patienten werden, nicht vor Unheil gefeit sind. Diese Geschichte zeigt: Es geht nicht nur um Geld, um »Vitamin B« oder die richtige Versicherung. Sie zeigt, dass es im Kern um den Verlust an Empathie geht.

Markus arbeitet als Mediziner in einem Pharmaunternehmen an der Entwicklung neuer Medikamente. Ein Mann also, der sich auskennt im Gesundheitssystem, der sich eigentlich zu wehren weiß und sich dennoch immer wieder ohnmächtig fühlte. Markus hat ein Prostatakarzinom. Die Diagnose traf ihn mit Anfang fünfzig, mitten im Berufsleben, glücklich verheiratet, drei schulpflichtige Kinder. Markus hatte zunächst keinerlei Beschwerden. Dennoch entschied er sich – wie für sein Alter empfohlen – für eine Früherkennungsuntersuchung der Prostata. Dabei wurde zunächst der sogenannte PSA-Wert im Blut bestimmt, das prostataspezifische Antigen. Dieses Eiweiß ist ein Tumormarker. Je höher der Wert, desto aktiver das Gewebe und desto problematischer wird es. Bei Markus lag der PSA-Wert an der Obergrenze des Normalen, die Ultraschalluntersuchung der noch normal großen Prostata dagegen zeigte keinerlei Auffälligkeiten. Für sein Alter ein durchaus üblicher Befund.

Wenige Monate nach der Untersuchung spürte Markus, dass sein Urinstrahl etwas dünner und schwächer wurde. Allzu große Sorgen machte er sich deswegen zunächst nicht. Ein Prostatakarzinom ist statistisch gesehen eher eine Erkrankung älterer Männer, also der Sechzig- bis Siebzigjährigen. Markus erinnerte sich an den umstrittenen Krebsmediziner Julius Hackethal, der in den 1980er-Jahren verkündete, dass die meisten Prostatakarzinome »nur« eine Art »Haustierkrebs« seien. Ein Krebs also, der so langsam wachse, dass er mit den alternden Männern lebe, sie aber nicht umbringe, weil sie vorher aus anderen Gründen sterben würden. An die gefährliche Variante »Raubtierkrebs«, der aggressiv und schnell zupackt und rasch lebensbedrohlich wird, dachte Markus nicht. Mittlerweile weiß man, dass es viele unterschiedliche Arten von Prostatakrebs gibt und gerade jüngere Männer leider häufig von der »aggressiven« Variante betroffen sind.

Als Markus mit seiner Ehefrau, die ebenfalls Ärztin ist, über seine Beobachtung sprach, bat sie ihn, den PSA-Wert zur Sicherheit noch einmal überprüfen zu lassen. Die erneute Blutkontrolle zeigte einen massiven Anstieg des PSA-Wertes – und das innerhalb von nur vier Monaten. Kein gutes Zeichen, Markus wusste das. Jetzt musste schnell abgeklärt werden, was sich da in den letzten Monaten verändert hatte. Deshalb bat er im Universitätsklinikum um einen Termin bei einem bekannten Urologen. Der hatte bereits seinen Vater und seinen Schwiegervater erfolgreich behandelt. Beide litten an einem Prostatakarzinom, das zum Glück jeweils rechtzeitig entdeckt worden war. Offenbar ein guter Arzt, dem man vertrauen konnte. Doch diesmal wurde daraus keine Erfolgsgeschichte. Schon das Verabreden eines Termins erwies sich als äußerst schwierig. Erst drei Wochen nach der ersten Anfrage gab es überhaupt eine Reaktion aus dem Sekretariat des Professors. In der Zwischenzeit bekam Markus Hüftschmerzen. Er ließ ein MRT machen. »Nichts Auffälliges«, sagte der Radiologe.

Als Markus nach weiteren langen Wochen des Wartens endlich bei dem Urologie-Professor vorsprechen konnte, schlug dieser eine weitere MRT-Untersuchung vor, ohne das weiter zu begründen. Markus vermutete sofort Geldschneiderei, denn gerade bei Privatpatienten werden gut bezahlte Untersuchungen immer wieder sehr großzügig verordnet. In diesem Fall aber irrte Markus. Leider hielt es der Professor nicht für nötig, seinem skeptischen Patienten die Notwendigkeit eines erneuten MRT zu erklären. Dabei wäre es ganz einfach gewesen: Bei der ersten Hüftuntersuchung war kein Kontrastmittel zur Darstellung der Prostata gespritzt worden. Man konnte also genaue Aussagen zum Zustand der Hüfte treffen, aber nicht zum Zustand der Prostata. Diesen wichtigen Hinweis gab der Professor jedoch nicht. Am Ende einigte man sich auf einen Ultraschall, eine für Markus sehr schmerzhafte Untersuchung durch den Anus. Durchgeführt wurde sie vom Oberarzt, der wenig einfühlsam und ohne weitere Erklärungen agierte. Der einzige Kommentar des Oberarztes während der Untersuchung: »Es ist groß, sehr groß.«

Markus fühlte sich allein gelassen. Warum setzte sich niemand auf vernünftige Weise mit ihm auseinander? Immerhin war er selbst Arzt, man hätte offen, von Kollege zu Kollege, mit ihm reden können. Er fragte sich, wie es anderen Patienten an seiner Stelle gehen würde, Nichtmedizinern, Menschen, die die Lage überhaupt nicht einschätzen konnten. Als er dem Professor in einem Auswertungsgespräch seine Empfindungen mitteilte, war die Reaktion ernüchternd. »Tja, wir sind hier nicht wie Sie in der Industrie. Das ist ein öffentlicher Betrieb, wir sind nun mal kein Serviceunternehmen.«

Ein empathischer Arzt hätte Markus in der Partnerschaft gehalten. Er hätte ihm begründet, warum ein neues MRT nötig gewesen wäre, ihm den Ernst der Situation geschildert und vor allem die emotionale Ausnahmesituation seines Patienten erkannt und entsprechend darauf reagiert. Stattdessen wertete er Nachfragen als Kritik und begegnete dem Patienten mit Arroganz und Kaltherzigkeit, nicht mit Verständnis.

Eine gute Kommunikation zwischen Arzt und Patient heißt nicht, Laborwerte herunterzuleiern und Ansagen zu machen, sondern den Patienten emotional abzuholen. Dabei geht es im Kern um die Frage, wie es der Stärkere, der in dieser Partnerschaft immer der Arzt ist, schafft, das Denken und Fühlen des Schwächeren zu erreichen. Dazu später mehr. Markus jedenfalls hatte das Vertrauen in seine große Hoffnung, den Retter seines Vaters und seines Schwiegervaters, längst verloren. Eine gescheiterte Beziehung.

Markus' Ehefrau Elke, die als Ärztin eine internistische Praxis betreibt, hatte inzwischen ein anderes Krankenhaus recherchiert und einen anderen renommierten Urologen gefunden. Wieder dauerte es lange, bis ein erster Gesprächstermin möglich war. Mitte Dezember klappte es dann mit der Vorstellung beim Chefarzt, der ebenfalls ein neues MRT empfahl, den Grund dafür aber erklärte. Da jedoch über die Weihnachtszeit keine Untersuchung mehr möglich war, musste sich Markus bis Januar gedulden.

Als er endlich in der Röhre lag und dem heftigen Wummern der Magnetspulen lauschte, war Markus in großer Sorge. Er fühlte, dass die Zeit mittlerweile gegen ihn arbeitete, und hoffte, dass der Radiologe im Krankenhaus gleich mit ihm über den Befund sprechen würde. Doch man richtete ihm aus, der Radiologe habe leider keine Zeit, das Ergebnis würde direkt an den Chefarzt gehen.

Zwei unendlich lange Wochen später dann der erneute Termin beim Chefarzt und eine dramatische Nachricht. Markus hatte ein Prostatakarzinom, das innerhalb von sechs Monaten quasi von null auf hundert angewachsen war. Es hatte bereits die Organkapsel durchbrochen und sich in Darm, Blase und Beckenboden hineingefressen.

Jetzt wurde eine Gewebeprobe angeordnet, um zu überprüfen, wie schwerwiegend die Zellen entartet waren und ob es Medikamente gab, die zielgerichtet gegen diesen Zelltyp eingesetzt werden konnten. Noch offen war die Frage, ob der Krebs bereits gestreut hatte. Zur Abklärung war eine weitere Untersuchung notwendig: eine sogenannte PSMA-PET/CT. PSMA steht für prostataspezifisches Membran-Antigen, PET für Positronen-Emissions-Tomografie, CT für Computertomografie. Bei diesem sehr modernen bildgebenden Verfahren werden radioaktiv markierte Antikörper vom Körper aufgenommen und zeigen dann mögliche Prostatakrebszellen an. So können auch kleinste Tumore und Metastasen recht genau lokalisiert werden.

Inzwischen quälten Markus erhebliche Schuldgefühle. Er hatte mindestens acht Wochen verloren, weil er dem Professor, dem Chefarzt der Uniklinik, nicht mehr vertraut und sich einen neuen Arzt gesucht hatte. Waren das womöglich genau die Wochen, in denen der Tumor durchgebrochen war? Hatte er durch sein Misstrauen und seinen Frust die eigenen Heilungschancen verringert? Und warum ließ das Ergebnis der Gewebeprobe so lange auf sich warten?

Als es endlich vorlag, wurde nicht Markus, sondern seine Ehefrau Elke darüber informiert. Es war ein Freitagnachmittag, als Elkes Handy klingelte, mitten in ihrer Sprechstunde. Der Urologe war am Apparat und knurrte ins Telefon: »Schwer entartet, nicht gut.« Elke versuchte, Ruhe zu bewahren. Sie bat ihre Patientin um einen Moment Geduld und verließ das Sprechzimmer.

»Haben Sie meinen Mann denn bereits informiert?«, fragte sie irritiert.

»Nein, ich hatte seine Nummer gerade nicht zur Hand, und Ihre stand ganz oben auf den Unterlagen.«

Der Arzt hatte sich nicht einmal die Mühe gemacht, die Nummer seines Patienten herauszusuchen, die selbstverständlich ebenfalls auf dem Anmeldeformular notiert war. Ein klarer Bruch des Arztgeheimnisses, doch nicht nur das – auch die Art und Weise, wie er den Befund übermittelte, war kalt und ohne jedes Einfühlungsvermögen.

Elke war wie vor den Kopf gestoßen. Als sie sich wieder gefangen hatte, sagte sie: »Okay, ich rufe meinen Mann selbst an, und dann kommen wir gemeinsam zu Ihnen, und Sie sagen uns, wie es weitergeht.«

Der Chefarzt erwiderte: »Das geht jetzt leider nicht, ich habe noch einen privaten Termin, und ab Morgen bin ich im Urlaub!«

Elke wurde wütend: »Sie warten!«, schrie sie in den Hörer. In ihrer Praxis saßen nur noch drei Patienten, sie arbeitete wie in Trance, dann holte sie ihren Mann ab und fuhr gemeinsam mit ihm in die Klinik. Der Chefarzt war geblieben und empfing das unter Schock stehende Paar mit dem Satz: »Vermutlich haben Sie sich auch zu Silvester Glück und Gesundheit gewünscht. Jetzt wissen Sie, was das bedeutet. Tja ... Der Tumor ist inoperabel. Sie haben wahrscheinlich noch ein Jahr – und jetzt gehen Sie erst mal ein Weinchen trinken.«

Elke war in diesem Moment weniger Ehefrau, sondern vor allem Ärztin. Sie wollte sich nicht so abspeisen lassen, sie brauchte eine Perspektive, einen Plan. Fieberhaft dachte sie nach. Sie fragte den Arzt, was er von einer Antihormontherapie halte. Dabei wird dem Patienten ein Wirkstoff verabreicht, der die Testosteronproduktion des Körpers stoppt. Das männliche Geschlechtshormon benötigen die Krebszellen dringend, um zu wachsen. Elke hatte dazu Studien gelesen und wusste, dass diese Therapie, insbesondere in Kombination mit einer Chemotherapie, wirksam sein könnte. »Wäre das vielleicht eine gute Idee für meinen Mann?« fragte sie.

»Ja, damit können Sie erst mal nichts falsch machen«, so die Antwort des Chefarztes, der demonstrativ auf seine Uhr blickte.

»Da gibt es auch noch diesen Bestrahlungsmediziner, der ist ganz toll, rufen Sie den doch mal an!«

Im Buch *House of God* des Psychiatrieprofessors Stephen Bergman alias Samuel Shem, das großen Einfluss auf die Reform der medizinischen Ausbildung in den USA hatte, wird das Wegschieben eines belastenden Patienten oder Angehörigen »Turfen« genannt. Turf ist im Englischen die Verkürzung von »to get rid of somebody«, was so viel wie »jemanden loswerden« oder »abwimmeln« heißt. Und genau das versuchte der Chefarzt gerade. Kurz bevor er den Raum verließ, fiel ihm dann doch noch eine persönlich gefärbte Frage ein: »Ach, Frau Kollegin, Sie haben eine eigene Praxis? Eine internistische Praxis, aha. Lohnt sich das denn heutzutage überhaupt? Na, ich freue mich jetzt erst mal auf den Skiurlaub. Sie können mich ja anrufen, um mir die Ergebnisse des PET-Scans mitzuteilen. Aber bitte rufen Sie erst nach dem Skifahren an – und vor der Sauna. Nicht dass Sie mich beim Aperol stören.«

Ein kleiner Scherz zum Abschied? Vielleicht, aber auf jeden Fall ein schlechter und in dieser Situation völlig unangebracht.

Vor lauter Vorfreude auf seinen Urlaub hatte der Chefarzt übrigens noch ein kleines Detail vergessen: Für den PET-Scan zur Metastasensuche müssen vor der Untersuchung wichtige Laborwerte bestimmt werden, etwa der Schilddrüse und der Nieren. Das aber war von der Klinik nicht veranlasst worden. Hätte Elke dieses Versäumnis nicht bemerkt, hätte diese wichtige Untersuchung nicht zum geplanten Termin stattfinden können. Einem medizinischen Laien wäre dies erst gar nicht aufgefallen.

Nun lag Markus ein weiteres Mal still und bewegungslos in einer Röhre und hoffte, dass sein Prostatakarzinom noch nicht gestreut hatte. Als er wieder aufstehen durfte, wollte er natürlich wissen, was die Untersuchung ergeben hatte. Doch der Pfleger meinte nur: »Das kann Ihnen hier jetzt keiner sagen, die Oberärztin ist nicht mehr da.« Markus war mit seiner Geduld am Ende.

Nicht schon wieder tagelang warten. Er bat den Pfleger freundlich, aber bestimmt: »Bitte suchen Sie jetzt jemanden, der zuständig ist und mir sagen kann, was dabei herausgekommen ist!«

Ein paar Minuten später war der Pfleger wieder da. Er hatte die Oberärztin doch noch angetroffen, in einem Besprechungsraum. Da könne sie jetzt nicht weg, aber der Pfleger solle Markus ausrichten, dass sie keine Metastasen gefunden hätten. Für Markus war das eine existenzielle Information. Dass er keine Metastasen hatte, verbesserte seine Prognose deutlich. Hätte er nicht auf einer sofortigen Auskunft bestanden, hätte er eine weitere Woche voller Bangen und Hoffen verbracht. Denn so lange dauerte es, bis der schriftliche Befund vorlag.

Der einzige Arzt, der in diesem unrühmlichen Trauerspiel sofort verstand, dass es bei so einer lebensbedrohlichen Diagnose immer um zwei Dinge geht – um fachliche Kompetenz UND Menschlichkeit –, war der empfohlene Strahlenmediziner. An jenem Freitagnachmittag, an dem sich der Chefarzt auf dem Weg in den Urlaub befand und das verzweifelte Ehepaar im freien Fall, ging er sofort ans Telefon. Er wollte alles wissen, bot Hilfe an und warnte zum jetzigen Zeitpunkt dringend vor der Einnahme der Antihormontabletten. Sie würden das Ergebnis der Metastasensuche verfälschen.

Der Strahlenmediziner gab Kraft, er hatte ein offenes Ohr für die Sorgen und Nöte des Ehepaares und suchte sogar noch eine wissenschaftliche Studie mit Überlebensstatistiken heraus. Die Zahlen räumten Markus durchaus Chancen ein. Ein Mutmacher, ein Rettungsanker, der ihm Halt gab in der folgenden schweren Zeit.

Dienst nach Vorschrift

Bevor in Deutschland eine Krebstherapie begonnen wird, sollte der konkrete Fall jedes Patienten in einer sogenannten Tumorkonferenz besprochen worden sein; das ist zwar keine gesetzliche, aber eine interne Vorschrift vieler Krankenhäuser für eine ganze Reihe von Krebsarten. Im Rahmen einer solchen Konferenz versuchen Mediziner verschiedener Fachrichtungen, sich auf ein gemeinsames Therapiekonzept zu einigen.

Die Tumorkonferenz für Markus fand im großen Universitätsklinikum statt. Es ging um die Fragen, ob Chemotherapie, Bestrahlung und Operation durchgeführt werden können, ob alle drei Methoden Erfolg versprechen und wenn ja, in welcher Reihenfolge. Da das Prostatakarzinom bereits sehr groß und in andere Organe hineingewachsen war, schied eine Operation zunächst aus. Auch eine Bestrahlung erschien im ersten Schritt wenig sinnvoll. Nun hofften Markus und seine Frau auf eine kraftvolle Chemotherapie. Doch in der Tumorkonferenz lehnte die Krebs-Ärztin der Uniklinik jegliche Therapie ab. Begründung: Markus passe mit seinem fortgeschrittenen, aber noch metastasenfreien Befund nicht in das Leitlinienraster. Im Gespräch sagte sie: »Ich möchte die Verantwortung für Ihre Chemotherapie nicht übernehmen. Die wird Sie umbringen!«

Elke brach in Tränen aus. Die Reaktion der berühmten Spezialistin: »Und Sie sollten mal einen Psycho-Onkologen aufsuchen!«

Der Schock saß tief, doch aufgeben wollten Markus und Elke nicht. Auch wenn sie wussten, dass die Tumor-Uhr unerbittlich tickte. Bei einer so aggressiven Erkrankung kommt es auf jede Woche, auf jeden Tag an. Und wieder war es Elke, die für neuen Mut und neue Zuversicht sorgte. Mit viel Charme und Verhandlungsgeschick überzeugte sie eine Sekretärin im Klinikum, die Gewebeproben von Markus herauszugeben, um sie einem anderen

Arzt vorlegen zu können, einem Urologen aus einer anderen Stadt. Der hatte zunächst ebenfalls skeptisch reagiert, sich am Ende aber bereit erklärt, in einer anderen Klinik eine neue Tumorkonferenz zu organisieren. Und diesmal gab es eine positive Entscheidung. Markus bekam seine Chemotherapie.

Eine Therapie, die nicht den Leitlinien entsprach und dennoch ganz offensichtlich geholfen hat. Markus lebt, die Chemo hat ihn nicht umgebracht. Seine massiv erhöhten PSA-Werte sanken auf einen nicht messbaren Wert, so wie bei ganz jungen und gesunden Männern. Danach erhielt er eine sehr kräftezehrende und belastende Bestrahlung. Auch diese hat er überstanden. Der Krebs scheint nun besiegt. Das gute Ende eines langen Weges, auf dem er trotz aller Schwierigkeiten dann doch Mediziner gefunden hat, die ihm Partner wurden. Verständnisvoll, kompetent und Mut machend.

Ich frage mich, was aus Markus geworden wäre, hätte er nicht eine Ärztin als Ehefrau an seiner Seite gehabt und wären beide nicht dank ihrer Ausbildung in der Lage gewesen, nach neuen Wegen zu suchen und Alternativen einzufordern. Viele Patienten können auf dieses Fachwissen nicht zurückgreifen. Aber sie können eines aus dieser Geschichte lernen: sich nicht entmutigen zu lassen. Eine zweite oder dritte Meinung einzuholen ist wichtig. Fordern Sie Erklärungen ein, warum ein Präparat verordnet oder eine Untersuchung durchgeführt werden soll. Lassen Sie sich von Angehörigen oder Freunden begleiten, wenn ein schwieriges Arztgespräch ansteht – vier Ohren hören mehr als zwei, zumal wenn Sie als Betroffene oder als Betroffener einer schlimmen Diagnose emotional aufgewühlt sind.

Das Deutsche Krebsforschungszentrum hat ein kostenloses Patiententelefon eingerichtet, die Nummer 0800-420 30 40 ist täglich von 8 bis 20 Uhr erreichbar. Weitere Informationen finden Sie auch auf der Homepage www.krebsinformationsdienst.de. Die Deutsche Krebshilfe und die Deutsche Krebsgesellschaft stehen

Patienten und ihren Angehörigen ebenfalls telefonisch zur Seite. Gerade wenn es heißt, einen kühlen Kopf zu bewahren, kann ein zusätzlicher fachlicher Rat lebensrettend sein. Bauen Sie schon zu »gesunden Zeiten« eine gute Beziehung zu einem Hausarzt Ihres Vertrauens auf, der ebenfalls von großer Hilfe sein kann. Nutzen Sie auch Selbsthilfegruppen (www.krebsinformationsdienst.de/service/adressen/selbsthilfe.php), um vom Austausch mit anderen Betroffenen zu profitieren. Denn: Zusammen ist man weniger allein.

Welche Empfehlungen Markus aus seiner Krankengeschichte für ein besseres Arzt-Patienten-Verhältnis ableitet, lesen Sie im letzten Kapitel dieses Buches.

Kapitel 2

ZUSAMMEN IST MAN WENIGER ALLEIN

»In der Nacht ist der Mensch nicht gern alleine …«, sang Peter Alexander vor mehr als fünfzig Jahren über die Liebe und das menschliche Bedürfnis nach Wärme, Leidenschaft und Zuwendung. Doch noch viel weniger gern alleine sind wir Menschen, wenn wir krank sind. Selbst die kratzbürstigsten Pubertiere werden ganz kuschelig, wenn sie mit Fieber im Bett liegen. Eine kühlende Hand auf der glühenden Stirn, ein beruhigendes Wort oder einfach nur jemand, der da ist und ein bisschen mitseufzt – schon geht es ein klein wenig besser. So ähnlich funktioniert das auch noch bei Erwachsenen, wenn die Krankheiten komplizierter und bedrohlicher werden.

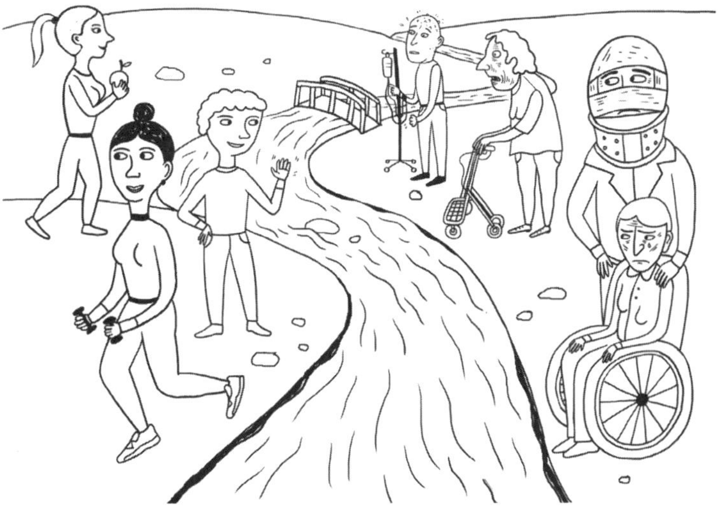

Aber wann sind wir eigentlich krank?

Stellen wir uns einen Fluss vor. An dem einen Ufer die Kranken und am anderen die Gesunden, sehr mit sich beschäftigt, während die Kranken sehnsüchtig herüberschauen.

Doch ist es immer so offensichtlich, wer auf welche Seite gehört?

Es gibt viele Menschen mit medizinisch klar benennbaren Krankheiten, die sich trotzdem gesund und vital fühlen. Gleichzeitig gibt es viele organisch gesunde Menschen, die sich für schwer krank halten und viel Zeit in Arztpraxen und Krankenhäusern verbringen. Und selbstredend gibt es die Gruppe derer, die älter werden, deren Körper die einstige Lebenskraft verliert. Das Altern und alles, was damit zusammenhängt – kleinere und größere Gebrechen und die Macht der Schwerkraft –, gehören zum Leben dazu. Nur fällt es uns schwer, das zu akzeptieren. Wir haben Angst vor dem Tod und glauben, ihn austricksen zu können. Gerade in meiner Hautarztpraxis treffe ich immer wieder auf Patienten, die dringend um ärztliche Hilfe bitten, dabei werden sie einfach nur älter. In einer Gesellschaft, in der ein Jugend- und Optimierungswahn herrscht, ist das für manche nur schwer auszuhalten.

Gesundheit ist in gewisser Weise also relativ. Unser Gesundheitszustand lässt sich nicht nur anhand von objektiven und medizinisch überprüfbaren Parametern ablesen, sondern hat auch eine subjektive Komponente, ist ein von uns beziehungsweise von der Gesellschaft definierter Zustand. Etwa weil unser Selbstbild Krankheit nicht zulässt, oder eine Gesellschaft diejenigen ausgrenzt, die nicht oder nur eingeschränkt »funktionieren«.

Niemand möchte allein sein, wenn es ihm nicht gut geht. Wir hoffen auf Hilfe und Zuwendung, vor allem wenn es wirklich bedrohlich wird, wenn Krankheit oder Alter den Körper so schwächen, dass man sich ausgeliefert fühlt und ausgestoßen auf der Uferseite der Kranken. Der trennende Fluss ist ein Symbol für das Gefühl Kranker unter (vermeintlich) Gesunden. Wäre es nicht ein schöner Einfall der Natur, unser Lebenslicht einfach dann auszuknipsen, wenn wir gerade auf dem Höhepunkt eines langen und erfüllten Lebens sind? Beim Tod des großen Entertainers Udo Jürgens war das so. Plötzlich hat sein Herz aufgehört zu schlagen, und viele haben hinterher gesagt: So möchte ich auch sterben. Aber oft genug verlassen Menschen diese Welt in einem langen und quälenden Prozess. Das, was man einmal war und im Inneren vielleicht noch immer ist, spielt keine Rolle mehr. Die Jungen und Fitten drängen nach mit ihrem Übermut, mit ihrer Leichtigkeit und der Ignoranz der Gesunden. Ein schwer kranker Mensch wird mit Abstand betrachtet und seine Existenz oft nur noch verwaltet.

Wäre es nicht tausendmal besser, wenn der Fluss, der Gesunde und Kranke voneinander fernhält, viele große und breite Brücken hätte, sodass sich niemand mehr isoliert oder zurückgelassen fühlte? Verbindungen, über die man entspannt hin und her gehen kann, die einem helfen, das Kranksein zu vergessen und vielleicht auch wieder richtig gesund zu werden. Diese Brücken können im Privaten Freunde und Familie bauen, aber auch Selbsthilfegruppen. Menschen, die sagen: »Egal wie es dir geht, ich bin mit dir verbunden. Ich lasse dich nicht allein!« Geborgenheit nimmt Angst.

In Praxen und Krankenhäusern müssen Ärzte, Krankenschwestern und Pfleger diese Funktion übernehmen. Sie sollten – anders als in Markus' Geschichte – Mut machen, Hoffnung geben, begleiten, da sein. Die Beziehung zwischen Ärzten und Patienten ist im Wortsinn eine lebenswichtige und im besten Fall eine echte Partnerschaft.

Wie Ärzte und Patienten sich kennenlernen und warum das nur selten freiwillig passiert

Wie haben Sie Menschen kennengelernt, die Ihnen wichtig sind? Freunde, Lebens- oder Liebespartner, Menschen, die Sie gern mal um Rat fragen und auf deren Rat Sie am Ende vielleicht sogar hören?

Ich vermute, fast immer (von der Familie einmal abgesehen, denn die kann man sich nicht aussuchen) war dabei der Zufall im Spiel. Ein tiefer Blick in die Augen des Tischnachbarn in der Mensa, eine Fete bei Freunden oder ein gemeinsames Training im Sportverein. Irgendetwas hat Sie fasziniert an diesem Menschen, und Sie haben sich gedacht, den oder die könnte man mal wiedertreffen. Dem oder der anderen ging es genauso – und schon war eine erste Verbindung da, eine Verbindung, die dann tiefer und fester werden konnte.

Ganz so läuft das bei Ärzten und Patienten nicht ab. Es ist eher unwahrscheinlich, dass man seinen Proktologen in der Straßenbahn trifft, ihn sympathisch findet und auf eine Tasse Kaffee einlädt, um ihn dann später in seiner Praxis zu besuchen. So viel Zeit hat auch niemand. Denn wenn wir zum Arzt gehen, brauchen wir Hilfe, wir wollen etwas von ihm, und zwar schnell. Eine Impfung, eine Vorsorgeuntersuchung, die Rettung unseres Lebens, wenn wir einen Unfall hatten oder einen Herzinfarkt, die Heilung einer schwerwiegenden Erkrankung. Die Gründe für einen Arztbesuch sind so vielfältig, dass es gar nicht so einfach ist, diese Beziehung und die Rollen der daran beteiligten Personen zu definieren.

Versuchen wir es trotzdem: Was ist das also für eine Beziehung, dieses Miteinander (und manchmal leider auch Gegeneinander) von Arzt und Patient? Ist der Arzt ein Dienstleister? Eine Art Handwerker der Gesundheit, den wir für eine bestimmte Leistung buchen und den wir am Ende bezahlen, wie einen Heizungsmonteur? Wir beauftragen, er liefert? Kann so Heilung funktionieren?

Natürlich nicht. Denn auch wenn wir dem Automechaniker unser Leben anvertrauen, wenn er die Lenkung und die Bremsen unseres Wagens repariert, hat das Verhältnis zum Arzt unseres Vertrauens eine andere Tragweite.

Unser Fühlen, unser Denken und unser Verhalten sind stark durch unsere Psyche geprägt. Erlebnisse in der Kindheit, die Beziehung zu unseren Eltern, unser soziales Umfeld, aber auch unsere Gene beeinflussen die Art und Weise, wie wir auf die Welt reagieren, wie wir mit Erfolgen und Misserfolgen umgehen, mit Ängsten und mit Glücksmomenten.

Folgen wir der Psychoanalyse, dann wiederholen wir in späteren Beziehungen vertraute Muster aus der Kindheit. Wir projizieren im positiven Fall die fürsorgende Mutter und den starken Vater – oder im negativen Fall, die ignorante Mutter und den strafenden Vater – auf unser Gegenüber. Vertraute Muster sind uns angenehm, sie geben Sicherheit, und das sogar, wenn es eher unangenehme Erfahrungen waren. Übertragen auf die Beziehung von Arzt und Patient bedeutet das in besonderem Maße die Hoffnung auf Fürsorge und Unterstützung.

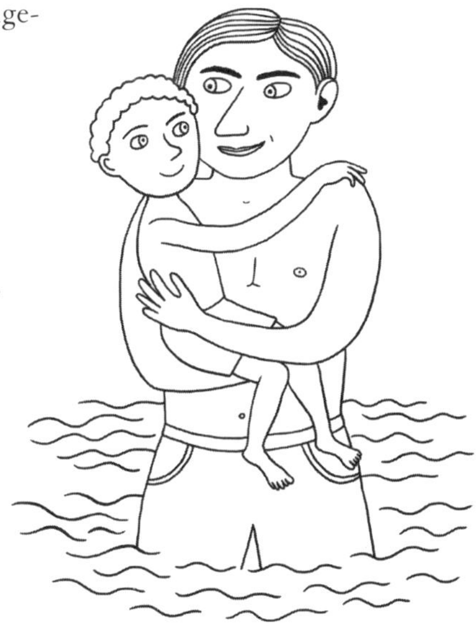

Stellen Sie sich folgendes Bild vor: Ein vielleicht zweijähriges Kind ist mit seinem Vater am Meer. Das Kind hat zunächst Angst vor den Wellen, es traut sich nicht ins Wasser.

Dann nimmt der Vater es auf den Arm, und gemeinsam gehen sie hinein in die Wellen und erleben das Auf und Ab, das Kommen und Gehen des Wassers. Das Kind entspannt sich zusehends. Es lächelt und fühlt sich sichtbar wohl. Es weiß, sein Papa hält es fest, und umgekehrt halten seine kleinen Arme sich am Vater fest.

So ähnlich fühlt sich ein Patient. Das große, kraftvolle und gefährliche Meer symbolisiert die Bedrohung durch Krankheit. Die Wellen stehen für das Auf und Ab auf der Waage unserer Körperkräfte und unserer Seele, sind unsere Suche nach Balance. Mal fühlen wir uns wohl, mal unwohl, mal gesund und mal krank. Ein starker Arzt hält seine Patienten und führt sie durch das Krankheitsmeer, er hilft, die Angst zu bewältigen und die emotionalen Wellen auszuhalten, sie zu beherrschen und nicht unterzugehen.

Jeder Patient kommt mit bestimmten Erwartungen in eine Klinik oder Arztpraxis. Werden sie erfüllt, dann fühlt man sich geborgen. Wenn nicht, dann gerät die Partnerschaft schnell in die Krise. Zu welchem Arzt wir am Ende eine Beziehung entwickeln, manchmal auch entwickeln müssen, können wir uns oft nicht aussuchen. Es hängt davon ab, wo wir wohnen, welche Ärzte und Krankenhäuser es in der Nähe gibt und wen uns Freunde und Bekannte und vielleicht auch unser Hausarzt empfehlen. Manchmal müssen wir uns auch mit dem Telefonbuch und dem Ärzteverzeichnis im Internet behelfen – ein ziemlich unübersichtliches Dickicht.

Wenn wir Glück haben, erleben wir so etwas wie Liebe auf den ersten Blick: Wir empfinden sofort tiefes Vertrauen und ein Gefühl von Geborgenheit. Doch der Normalfall dürfte eher eine arrangierte Beziehung sein, in der sich Sympathie, Respekt und Zutrauen erst entwickeln müssen. Wobei das kein Nachteil sein muss.

Von den Vorteilen einer Vernunftehe

Auch wenn es etwas unromantisch klingt, viele Ehen werden – anders als in Rosamunde-Pilcher-Filmen – aus eher rationalen Gründen geschlossen: zur gegenseitigen Sympathie (immer eine gute Grundvoraussetzung …) kommen gemeinsame Interessen und Ziele, Werte, die verbinden und die auch dann noch tragen, wenn die Brille nicht mehr ganz so rosarot ist. Was manche etwas abwertend »Vernunftehe« nennen, erweist sich häufig als außerordentlich belastbar, noch dazu, wenn aus Respekt und Nähe vielleicht doch Liebe wächst.

Eine solche Vernunftehe gelingt vor allem dann, wenn der Partner mit großer Sorgfalt und nach durchdachten Kriterien ausgewählt worden ist. Bevor Sie nun die Nase rümpfen: Sämtliche Online-Partneragenturen arbeiten exakt auf diese Weise. Der dahinterstehende Algorithmus kennt unser Beuteschema ganz genau und arbeitet systematisch eine Qualitätscheckliste ab.

Und wie könnte so eine Checkliste in der analogen Welt aussehen? Zum Beispiel so:

✓	Auf den Partner oder die Partnerin ist man durch jemanden aus dem Freundes- oder Familienkreis aufmerksam gemacht worden.
✓	Er oder sie stammt aus einem angesehenen Elternhaus.
✓	Er oder sie verfügt über ein gutes soziales Netzwerk, das im Alltag für Stabilität und Unterstützung sorgt, auch bei der Kindererziehung.
✓	Er oder sie teilt die eigenen Werte (Religion, Gesellschaft, Politik …).
✓	Die Versorgung ist auch in schwierigen Zeiten gesichert: Es gibt genug Essen, ein Dach über dem Kopf, fließend Wasser und ein kuscheliges Bett.

Trifft all das zu, könnte es möglicherweise was werden, oder? Vorausgesetzt, man kann auf das wunderschöne Kribbeln im Bauch, die Schmetterlinge und die ganz große Aufregung verzichten …

Und was hat all das jetzt mit unserer Arzt-Patienten-Beziehung zu tun? Eine ganze Menge! Mal angenommen, es geht Ihnen nicht gut. Sie haben zum Beispiel immer wieder Bauchschmerzen. Dann werden Sie sicher bald herumfragen, ob jemand einen guten Arzt für derlei Beschwerden kennt. Oder Sie haben einen Hausarzt, der Sie seit Jahren immer wieder gut beraten hat und Sie nun zu einem Spezialisten überweist. Gerade weil das Verhältnis zu Ihrem Hausarzt so vertrauensvoll ist, werden Sie seiner Empfehlung gern folgen. Gleiches gilt für den Tipp aus dem Freundeskreis: Ein Mensch, dem Sie nah sind und der sich vielleicht schon mit ähnlichen Bauchproblemen herumgeschlagen hat, nennt Ihnen einen guten Arzt oder warnt Sie vor einem, mit dem er schlechte Erfahrungen gemacht hat.

Ich bin mir ziemlich sicher, dass Sie diese Empfehlungen in Ihre Überlegungen mit einbeziehen werden. Noch kennen Sie den neuen Gastroenterologen zwar nicht persönlich, aber Sie werden den Spezialisten ganz sicher ohne Vorbehalte aufsuchen, eben weil Sie auf Erfahrungswerte aus Ihrem Umfeld zurückgreifen können. Wenn Sie Glück haben, ist der Arzt noch dazu eine echte Koryphäe auf seinem Gebiet.

Und schon wären wir wieder bei unserer Partner-Checkliste angelangt. Die ersten beiden Punkte können Sie schon abhaken!

Partnervermittlung	Arztvermittlung
Auf den Partner oder die Partnerin ist man über den Freundes-/Familienkreis aufmerksam geworden.	Der Arzt ist von Freunden, Familienmitgliedern oder dem Hausarzt empfohlen worden.
Er oder sie stammt aus einem angesehenen Elternhaus.	Der Arzt ist angesehen bzw. das Krankenhaus renommiert.
Er oder sie verfügt über ein gutes soziales Netzwerk, das im Alltag für Stabilität und Unterstützung sorgt, auch bei der Kindererziehung.	Das Praxis-Team ist herzlich, die Praxis gut und jederzeit erreichbar, sie verfügt vielleicht sogar über Belegbetten und kann daher Diagnostik und Therapie begleiten.

Er oder sie teilt die eigenen Werte.	Der Arzt gilt als freundlich und zugewandt, er achtet auf Hygiene und betreibt gründliche Diagnostik.
Die Versorgung ist auch in schwierigen Zeiten gesichert: Es gibt genug Essen, ein Dach über dem Kopf, fließend Wasser und ein kuscheliges Bett.	Es gibt Wasser und Kaffee in der Praxis, die Atmosphäre ist hell und warm. In der Klinik gibt es gutes Essen, die Stationen sind modern und gut ausgestattet.

Was denken Sie? Würden Sie nach dem Lesen dieser Checkliste jetzt einen Termin machen? Vermutlich ja. Da der Arzt als freundlich und zugewandt gilt, dürfte er Ihnen auch sympathisch sein.

Ob daraus aber eine gute und stabile und vertrauensvolle Partnerschaft entsteht, muss jetzt der Alltag zeigen, und da lauern einige Fallstricke, wie wir am Beispiel von Markus im Kapitel »Allein unter Ärzten« bereits sehen konnten. Auch Ärzte mit den besten Empfehlungen können fehlbar sein – und manchmal rührt der gute Ruf auch aus Zeiten, die lange zurückliegen. Ich werde später im Buch noch genauer darauf eingehen. Aber nun zu einer Geschichte, die ich selbst erlebt habe und die mich bis heute wütend macht.

Zufallsbekanntschaft Notaufnahme

Eine Art Dschungelcamp der Arzt-Patienten-Beziehung ist die Notaufnahme. Hier wird man seinem Partner quasi zwangszugeteilt: nämlich dem, der gerade Dienst hat. Wer hierherkommt, kann sich nicht aussuchen, von wem er behandelt wird. Arzt und Patient lernen sich in der Notaufnahme unvermittelt kennen, und freilich hofft jeder, der in Not ist, dass ihm geholfen wird und dass diese Zufallsbekanntschaft eine gute werden wird.

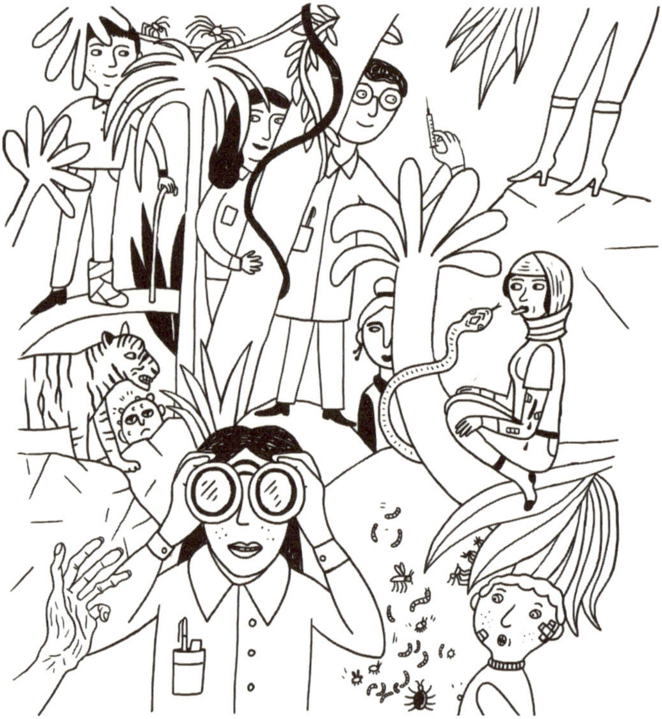

Diese Hoffnung hatte auch Elisabeth. Es ist ein heißer Sommertag, draußen herrschen schwüle 33 Grad, als die 79-Jährige mit dem Krankenwagen in die Klinik eingeliefert wird. Trotz ihres hohen Alters hatte sie bislang keine Medikamente einnehmen müssen, fühlte sich lange fit und gesund. Doch seit einigen Tagen leidet sie unter starkem Schwindel und kann nicht mehr alleine aufstehen. Die Rettungssanitäter der Feuerwehr, zwei wirklich liebevolle und respektvolle junge Männer, kümmern sich vorbildlich um sie. In der Klinik angekommen, betten sie Elisabeth, die wegen des Schwindels nicht länger sitzen kann, auf eine Liege im Wartebereich, vom Nebenmann getrennt durch einen Paravent. Ich kenne Elisabeth seit vielen Jahren und begleite sie als Freundin der Familie.

Nun heißt es warten. Und warten. Und warten. Niemand kommt. Kein Arzt, kein Pflegepersonal. Dabei ist kaum Betrieb in der Notaufnahme. Das Personal sitzt zu dritt hinter dem Tresen, man unterhält sich. Schwindel kann bei älteren Menschen durch Austrocknung entstehen. Doch Elisabeth erhält weder einen Tropf, noch fragt jemand nach, ob sie etwas trinken will. Auch um den älteren und etwas verwirrt wirkenden Herrn auf der Nachbarliege kümmert sich niemand. Er hat Mühe, sich aufzurichten, sein Oberkörper wirkt verkrampft, in seinen Augen stehen Angst und Verzweiflung. Vor einer Weile hatte er mit schwacher Stimme eine vorbeihuschende Schwester gefragt: »Wann werde ich abgeholt?«, und dabei einen zittrigen, dürren Finger hilflos in die Luft gestreckt. Die Schwester hatte nur geblafft: »Det weeß ick doch nich!« Und husch, war sie wieder weg.

Bislang habe ich mich zurückgehalten, hoffend, dass endlich ein Notaufnahme-Arzt kommt. Nun mache ich mich auf die Suche nach etwas Wasser für Elisabeth und den Herrn auf der Nachbarliege. Eine Pflegekraft verweist schroff auf einen Wasserspender am anderen Ende des Raumes. Den können Besucher und Begleiter wie ich zweifellos erreichen, nicht aber jemand, der liegen muss. Ähnlich zynisch die Art und Weise, mit der die Schwester beim nächsten Vorbeieilen auf den älteren Herrn reagiert. Wieder streckte er seinen hageren alten Finger in die Luft und fragte: »Wann werde ich denn abgeholt?« Die Schwester rotzte zurück: »Det weeß ick nich, fragen Sie doch die Kollegen!« Wie bitte schön sollte der alte Mann von seiner Liege aufstehen und zum Tresen laufen?

Als ich ihm etwas Wasser gegeben hatte, scheint es, als kehrten seine Lebensgeister zurück. Deutlich wacher und kraftvoller sagt er: »Bitte rufen Sie meine Frau an!« Ich sehe seine fleckig schmutzigen Hausschuhe. Seine entzündeten rot geränderten Augen, die versorgte Platzwunde und Schrammen am Kopf. »Ja, natürlich«, sage ich. Ich nahm an, dass er dement sei und mir sicher nicht sagen konnte, wie ich seine Frau erreiche. Gab es diese Frau überhaupt? Doch dann diktiert er mir eine Handynummer, langsam und leise, aber klar und mit Nachdruck. Ich wähle, und nach einer Weile meldet sich ... seine Frau. »Hallo«, sage ich, »machen Sie sich bitte keine Sorgen. Ich bin hier bei Ihrem Mann. Er bat mich, Sie anzurufen und auszurichten, dass er in der Notaufnahme liegt, aber in Ordnung ist.« Sie bedankt sich und antwortet: »Ich weiß es schon vom Heim. Grüßen Sie ihn schön! Ich mache mich gleich auf den Weg.« Als ich die Grüße ausrichte, ist der alte Herr erleichtert. Er lächelt, seine Gesichtszüge und sein Körper entspannen sich.

Dann heißt es wieder warten. Auch in den nächsten langen Minuten passiert nichts. Hin und wieder läuft ein Pfleger an uns vorbei, mit starren Augen, ohne einen Blick für die wartenden Patienten. Kein Lächeln. Keine Ansprache. Es könnte ja jemand eine Frage stellen. Der geschäftige Dünkel des Gesunden. Wie so viele der Wartenden hätte auch ich gerne gefragt, wie es weitergeht und wann. Doch gleichzeitig will man nicht nerven und die Damen und Herren, die hier das Sagen haben, vielleicht verärgern. Sonst muss man eventuell noch länger warten. Während meiner eigenen Zeit als Ärztin in der Notaufnahme habe ich erlebt, dass es damals schon Kollegen gab, die glaubten, sie müssten den Notfall Notaufnahme auf ihre Weise lösen, und die stolz darauf waren, Patienten erst mal aus Prinzip drei Stunden sitzen zu lassen, um sie zu erziehen, wenn sie nicht gerade in Lebensgefahr schwebten. Denn viele würden in die Notaufnahme kommen, obwohl sie eigentlich gar nichts Schlimmes hätten. Ich fand diese Einstellung schon damals entsetzlich, und das gilt bis heute. Eine unerträgliche Situation, noch dazu, wenn man selbst Medizinerin ist.

Als irgendwann doch mal eine Ärztin im Warteraum vorbeischaut, werden wir alle Zeugen eines Dialogs, den wir notgedrungen mithören müssen, weil die Ärztin sich nicht die Mühe macht, die Privatsphäre des Patienten zu achten: »Sie haben also einen Hirntumor, Herr Demel. Aber den wollen Sie nicht behandeln lassen? Und was sollen wir da jetzt für Sie tun?« Die Reaktion des Patienten hört man nicht. Vielleicht war sie so leise, weil er sehr krank ist oder weil er nicht will, dass alle mithören. Dafür wiederholt die Ärztin seine Antwort: »Ach so, Herr Demel, Sie sind wegen eines Harnwegsinfekts hier.«

In Arztpraxen wird penibel darauf geachtet, ob und wie die Datenschutzgrundverordnung (DSGVO) eingehalten wird. Einige Kollegen rufen Patienten deshalb im Wartezimmer nicht namentlich auf. Für die Notaufnahme scheinen andere Regeln zu gelten. Hier können alle erfahren, dass Herr Demel ein renitenter Patient mit Hirntumor und Bakterien im Urin ist. Lässt das System wirklich keine Zeit für Diskretion und Intimsphäre?

Wenig später sehen alle Wartenden, wie ein Patient im Elektro-Rollstuhl aus dem Bereich für sitzfähige Notfälle zum Tresen rollt. Sein Urinbeutel hängt am Verbindungsschlauch aus dem Rollstuhl heraus und schleift am Boden. Der Pfleger fährt ihn vor versammelter Mannschaft an: »Herr Bauer, Sie sollen doch nicht den Urinbeutel hinter sich herschleifen.« Herr Bauer schaut eingeschüchtert aus dem Rollstuhl hinauf zu dem jungen Pfleger, der sich drohend vor ihm aufgebaut hat. Leise sagt er: »Aber deshalb komme ich doch zu ihnen. Ich kann doch nichts dafür, dass der Beutel voll ist und auf den Boden gefallen ist. Ich kann ihn selbst nicht aufheben!«

Ich weiß, dass die Notaufnahme in vielen Kliniken an ihre Grenzen stößt. Dennoch habe ich an jenem Tag kein finanzielles oder strukturelles Problem erlebt, sondern ein menschliches. Ein Problem, das wir leider immer wieder erleben, in Notaufnahmen, in Praxen und in Krankenhäusern. Es geht schlichtweg um Menschlichkeit, um die Bereitschaft und die Fähigkeit, sich in andere hineinzufühlen, in Menschen, die krank sind, die Schmerzen haben und Ängste, in Menschen, die sich in Not fühlen. Nicht der Schwache muss dem Starken dienen, sondern der Starke muss sich um den Schwachen kümmern, mit aller Hingabe und auf menschliche Art und Weise! Das gehört zu unserem Berufsethos als Ärzte und Pfleger. Offenbar aber haben wir hier weiterhin große Defizite, auch in der medizinischen Ausbildung.

Wie kann es sein, dass Patienten sich fühlen, als störten sie die Arbeitenden bei der Arbeit? Ein nettes Lächeln, ein freundliches Wort, das dem Patienten zeigt, ich habe dich gesehen, ich nehme dich wahr, du bist hier sicher – das kann doch nicht so schwer sein. Ein Lächeln kostet keine Zeit, ein freundliches Wort auch nicht. Beides aber reduziert krank machenden Stress, nimmt den Patienten etwas von ihrem Leiden und lässt sie selbst aktiver werden. Es reicht nicht, die Patienten als Nummern und Befunde abzuarbeiten und nur medizintechnisch zu versorgen – wobei selbst das in besagter Klinik nur zum Teil gelang.

Elisabeth jedenfalls wartete nach zweieinhalb Stunden noch immer. Inzwischen muss sie auf die Toilette. Keine ungefährliche Angelegenheit, denn ihr ist nach wie vor schwindlig, sie fühlt sich schwach und taumelt. Ich stütze sie. Leider gibt es keinen Rollstuhl. Das Pflegepersonal zuckt nur mit den Schultern. Niemand hilft. Ich frage mich, was in solch einer Situation mit Menschen passiert, die keine Begleitung dabeihaben, keine Freunde oder Angehörigen. Sie bleiben vermutlich einfach liegen und nässen sich ein.

Endlich kommt eine Ärztin. Sie blickt sich suchend um. Das Personal kann ihr leider auch nicht sagen, wo ihre Patientin zu finden ist. Der Name wird über ein Mikrofon aufgerufen. Wir melden uns sofort. Ohne dass die Ärztin sich namentlich vorstellt, beginnt sie im Behandlungszimmer mit der Untersuchung. Immerhin spricht sie mit ihrer Patientin, jedoch ohne sie dabei anzusehen. Den Blick auf den Monitor und die Tastatur gerichtet, tippt sie alles

Gehörte in den Computer. Die geschwächte Patientin mit Schwindel und Schwerhörigkeit sitzt etwa einen Meter hinter der Ärztin und versteht nur bruchstückhaft, was diese fragt und sagt. Wie soll so Vertrauen entstehen, eine Kurzzeit-Beziehung, in der sich die Patientin gesehen und wahrgenommen fühlt?

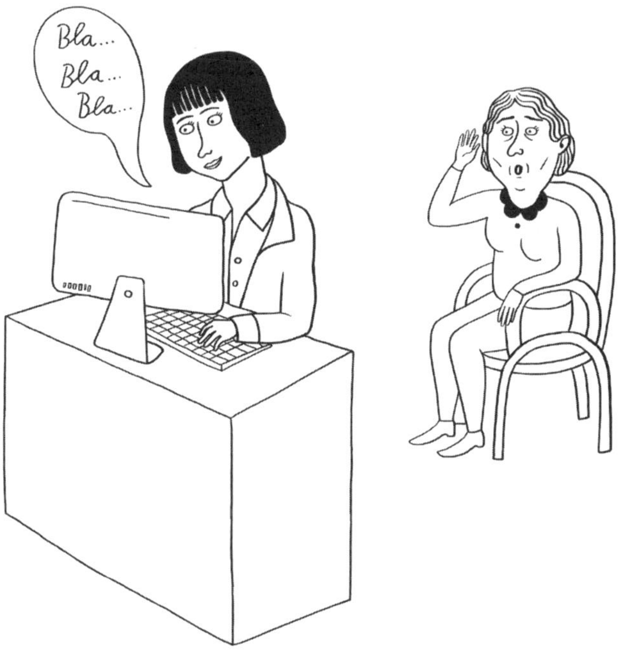

Es gibt niemanden, der der Ärztin assistiert. Auch das Blutabnehmen und das Wegbringen der Blutprobe muss sie selbst erledigen. Das kostet Zeit und ist absolut ineffizient. Kein Wunder, dass am Ende so wenig Raum für die Patientin selbst bleibt. Blutabnehmen sei hier ein Politikum, erklärte mir die Kollegin. Das Pflegepersonal weigere sich, das auch noch zu tun. Konflikte und Machtspiele zwischen Pflegern und Ärzten, ausgetragen auf dem Rücken der Patienten.

Am Ende der Behandlung in der Notaufnahme kommt die Empfehlung an Elisabeth, an ähnlich heißen Tagen einfach mehr zu trinken. Die Schwindelgefühle kämen vermutlich von einer Dehydrierung. Erst Tage später, nach weiteren Untersuchungen wird klar: Die Ursache für die körperliche Schwäche und den plötzlichen Schwindel ist ein bösartiger Hirntumor, verbunden mit einer Lungenentzündung.

»Die Gesundheit ist zwar nicht alles, aber ohne Gesundheit ist alles nichts.« Dieser viel zitierte Spruch ist heute aktueller denn je, und wir sind dankbar, dass unser Gesundheitswesen trotz aller Kritik eine Menge leistet. Während der Corona-Krise wurden Ärzte und Pflegekräfte als systemrelevant bezeichnet. Allerdings bleibt die Frage, wie nachhaltig diese Erkenntnis ist und ob sie Bestand haben wird: Pflege muss als Beruf mit Entwicklungschancen betrachtet werden, und dazu gehören auch höhere Löhne und eventuell sogar Gefahrenzulagen. Möglich wird das nur, wenn Kliniken sich von zu ausgeprägten wirtschaftlichen Zielen lösen und das Ansehen dieser systemrelevanten Kräfte in unserer Gesellschaft dauerhaft steigt. Nur dann werden sich wieder mehr Menschen bereit erklären, Pflegeberufe zu ergreifen. Doch heute wie in Zukunft sollte gelten: Egal wie groß der Stress ist – die Menschlichkeit sollte niemals verloren gehen. Sie kostet keine Zeit und auch kein Geld. Sätze wie: »Ich kümmere mich!«, und kleine Gesten der Aufmerksamkeit stärken die Bindung nicht nur in der Notaufnahme, sondern auch in jeder anderen Arzt-Patienten-Beziehung.

Warum zu einer Zweierbeziehung am besten drei gehören

In der Psychoanalyse wird häufig gesagt: Der Dritte im Paar belebt die Beziehung. Der englische Psychotherapeut Adam Phillips beschreibt das ganz unterhaltsam in seinem Buch »Monogamie … aber drei sind ein Paar«. Erst der Dritte, den es oft auch nur in Gedanken gibt, verschafft einer Partnerschaft mitunter jene Reize und Impulse, die ein Abgleiten in den gefährlichen Alltagstrott vermeiden helfen. Er ist Motivation und Inspiration.

Auch in der Arzt-Patienten-Beziehung kann dieser Dritte Impulse geben und dafür sorgen, dass keine falsche Routine entsteht oder der Partner Patient einfach abgeschoben oder vergessen wird. Dieser Dritte, das sind in der Regel Angehörige und Freunde, die sich um den Patienten kümmern und ihre Liebsten den Ärzten nicht allein überlassen.

Immer wieder treffe ich in meiner Praxis und in meinem privaten Umfeld auf Menschen, die mir berichten, dass sich ohne ihre Einmischung, ohne ihren Einsatz für eine bestmögliche ärztliche Betreuung die Prognose für ihre kranken Angehörigen erheblich verschlechtern würde. Und ich vermute, dass sie mit ihrer Einschätzung leider oft recht haben. Das zeigt die Geschichte des krebskranken Markus, das zeigen aber auch viele andere Beispiele.

So hatte die Mutter einer befreundeten Journalistin eine komplizierte Oberschenkelhals-Fraktur, sie musste schnell operiert werden. Durch Zufall bekam die Tochter Einblick in den OP-Plan und entdeckte, dass die anspruchsvolle Operation nicht wie verabredet vom erfahrenen Oberarzt der Klinik, sondern von einem jungen Assistenzarzt gemacht werden sollte. Eine Premiere für ihn. Sicher, auch der Nachwuchs muss irgendwann ran, auch der muss irgendwann »am lebenden Objekt« lernen. Aber musste es gerade die eigene Mutter treffen, wenn ein junger Arzt seine Talente zum ersten Mal ausprobierte? Noch dazu, wenn es anders vereinbart und zugesagt war? Da hätte vermutlich jeder verärgert reagiert. Die Tochter erhob Einspruch und sagte, sie werde als Journalistin über diesen Fall berichten (gewiss auch nicht die feine englische Art, so eine Drohung). Nun operierte doch der erfahrene Arzt, mit Erfolg. Der Mutter geht es wieder gut, aber die Tochter wird bis heute das Gefühl nicht los, es hätte auch alles anders kommen können …

Vielleicht haben Sie schon Ähnliches erlebt oder sind im Krankenhaus selbst Zeuge geworden, dass Ihr Angehöriger anders behandelt wird, wenn Sie sich freundlich, aber bestimmt für Therapiepläne und Untersuchungen interessieren, sich mit den Krankenschwestern und Pflegern unterhalten und sich nicht einfach abspeisen lassen, wenn ein Arzt mal wieder keine Zeit hat oder keine Auskunft geben möchte. Durch Sie, durch den Dritten, bekommt der Patient ein Gesicht, man kann ihn nicht einfach beiseiteschieben. So wird die Bandscheibe aus Zimmer Nummer 18 zu einem Menschen.

Wie es enden kann, wenn man keine Lobby hat, niemanden, der sich mit Nachdruck um einen kümmert, keinen beschützenden Dritten, das habe ich als Medizinstudentin in der Notaufnahme erlebt. Die Geschichte lässt mich bis heute nicht los: Zwei junge Männer mit dunkler Hautfarbe kommen in die Notaufnahme. Der eine wirkt benommen und wird vom anderen gestützt. Er wird von einem Pfleger auf eine Liege gelegt und der vermeintlichen Ausnüchterung überlassen. »Der hat bestimmt Drogen genommen«, erklärt mir der Pfleger. »Junge Ausländer und Drogen … das passt schon.«

Keiner kümmert sich um den Mann. Als ich, die Medizinstudentin, ihn etwas genauer in Augenschein nehme, bemerke ich, dass er nicht mehr ansprechbar ist. Ich untersuche seine Pupillen, beobachte seine Atmung und stelle fest, dass er offenbar etwas durchmachte, was ich bis dahin nur aus meinem Lehrbuch kannte: eine sogenannte Enthirnungsstarre. Diese tritt ein, wenn das Großhirn unseren Körper nicht mehr kontrollieren kann, weil durch ein Abdrücken des Mittelhirns die Verbindung zum Hirnstamm entkoppelt wird. Bei dem jungen Mann entdecke ich Symptome wie aus dem Lehrbuch: Der Körper streckt sich, weil die Muskulatur überaktiv wird und das Großhirn nicht mehr gegensteuern kann. Der Patient ist bewusstlos, aber die Reflexe, die über den Hirnstamm gesteuert werden, bleiben; die Pupillen verändern sich, der Blick geht ins Leere und kann nicht mehr fixieren. Bei Betroffenen bleibt der Schlaf-wach-Rhythmus erhalten, ebenso der Würge- und Hustenreflex. All das entwickelt sich vor meinen Augen über mehrere Stunden.

Immer wieder versuche ich, auf diese Veränderungen aufmerksam zu machen, doch niemand nimmt mich ernst. Vermutlich denken sie – wichtigtuerische Studentin. Also renne ich in die Radiologie in der Hoffnung, das inzwischen endlich angeordnete Gehirn-CT zu beschleunigen. Der Patient ist ganz klar ein absoluter Notfall, doch es dauert und dauert. Immer wieder spurte ich hin und her. Ich fühle mich machtlos und verzweifelt. Endlich, nach vier Stunden, erfolgt die Untersuchung, viel zu spät für ein Gehirn, das rasch schweren Schaden nimmt. Bei der Computertomografie stellt man fest, dass es sich bei diesem jungen Mann keineswegs um einen Drogenkonsumenten auf Überdosis handelt. Der Patient hat Lymphdrüsenkrebs im Kopf. Bösartige Zellen drücken seinen Hirnstamm ab, der steigende Hirndruck führt zusehends zu starken Ausfallerscheinungen.

Jetzt wird es hektisch, in einer Notoperation wird dem Patienten der Schädel eröffnet, um den Hirndruck zu verringern. Doch leider zu spät, viel zu spät. Mitten in der Nacht verlasse ich die Klinik. Mein Dienstschluss ist um viele Stunden überschritten. Am nächsten Morgen liegt der Patient auf »meiner« Station – im Wachkoma, mit schwersten Hirnschäden. Hätte man die Ursache für seinen Zustand und die später eintretende Bewusstlosigkeit eher entdeckt, hätte man ihn vielleicht retten können.

Würde das einem jungen Mann, der mit Mutter oder Vater oder redegewandten Freunden an der Seite in die Notaufnahme eingeliefert wird, auch so passieren? Hätte man den auch stundenlang liegen lassen, ohne sich wirklich zu kümmern? Vermutlich nicht. Die Angehörigen hätten Alarm geschlagen, sie hätten sich so ein Hinhalten und Abschieben nicht gefallen lassen und hätten damit das Leben ihres Sohnes oder Freundes gerettet und damit seine Chance auf Heilung gewahrt, denn auch der Lymphdrüsenkrebs des jungen Mannes wäre wahrscheinlich noch therapierbar gewesen. Der Dritte in der Arzt-Patienten-Beziehung ist also manchmal sogar überlebenswichtig.

Welche Rechte haben Patienten und Angehörige in so einer Situation? Wie kann und wie sollte man reagieren, wenn Hilfe offenbar verweigert wird? Dazu mehr in Kapitel 15.

Im Team intim

Auch wenn Arzt und Patient kein Liebespaar sind, gibt es vermutlich kaum eine intimere Beziehung zwischen zwei Menschen. Wir Ärzte blicken in jede Körperöffnung, in meiner Praxis für Haut- und Geschlechtskrankheiten lassen jeden Tag viele Frauen und Männer ihre Hosen herunter, und Patienten erzählen uns manchmal Dinge, die sie selbst ihrem Lebenspartner nicht anvertrauen würden. So viel Intimität braucht Vertrauen und vor allem eine Umgebung, in der sie auch gelebt werden kann. Nacktheit ist für viele Menschen noch immer mit Scham besetzt, nicht jeder ist am FKK-Strand groß geworden. Deshalb gehört es zur Verantwortung der Ärzte, peinliche und schambesetzte Gespräche und Untersuchungen so zu gestalten, dass der Patient sich aufgehoben und respektiert fühlt. Doch Sie ahnen schon, auch das gelingt nicht immer. Und so müssen Patienten manchmal Dinge erleiden, die mit Partnerschaft, Verständnis und Rücksichtnahme nur wenig zu tun haben.

Jens ist ein kräftiger und gut aussehender Handballer Ende vierzig. Als Sportler quälen ihn keine allzu großen körperlichen Tabus. Er schwimmt und badet gern nackt, geht in die Sauna, und an Selbstbewusstsein mangelt es ihm auch nicht. Eines Tages erleidet er einen unfassbar schmerzhaften Bandscheibenvorfall. Sein Arzt rät ihm zu einer Operation. Jens quält sich ins Krankenhaus und lässt sich stationär aufnehmen. Kurz vor dem OP-Termin muss er noch ein großes Geschäft erledigen; seit drei Tagen kann er vor Schmerzen nicht aufstehen und damit auch nicht auf die Toilette. Die erfahrene Stationsschwester erkennt sein Leid und motiviert ihn: »Das schaffen wir schon!« Sie dreht Jens in seinem Krankenhausbett auf die Seite mit Blick Richtung Fenster, gibt ihm beherzt einen Einlauf und hält ihm dann eine Windel unter den Hintern. Das ist Jens dann doch irgendwie peinlich, aber es funktioniert. Unter kräftigem Getöse verlässt ihn der braune Ballast der letzten drei Tage.

Vor Erleichterung und auch wegen des Bandscheibenvorfalls, der auf die Steuerungsnerven drückt, lässt Jens jedoch auch vorn locker. Leider hat die Schwester da keine Windel vorgehalten. Während der Patient die Windel im rückwärtigen Bereich zum Überquellen bringt, trifft sein Urinstrahl die Heizung des Krankenzimmers. Als wäre das nicht genug Schmach und Demütigung, öffnet sich genau in diesem Augenblick die Tür des Zimmers, ohne Klopfen und ohne Vorankündigung. Der perfekte Moment für den Besuch einer Studentengruppe, angeführt vom Assistenzarzt. Insgesamt 15 junge Menschen werden Augenzeugen dieses bizarren Spektakels, sofern sie vor lauter Scham nicht selbst die Augen verschlossen haben.

Was sich hier liest wie ein Comedy-Sketch, ist genauso passiert und leider bittere Wirklichkeit im Medizinalltag der Unikliniken und Lehrkrankenhäuser. Immer wieder wird die Intimsphäre der Patienten verletzt. Entweder ganz banal aus Unachtsamkeit oder tatsächlich aus Ausbildungsgründen. Der Medizinernachwuchs soll ja wissen, wie es in einem Krankenhaus zugeht, da sind die Schamgrenzen der Patienten eher nachrangig. Einfühlungsvermögen und Rücksichtnahme würden auch bei der Lösung dieses Ziel- und Beziehungskonfliktes helfen.

Die Verletzung von Intimsphäre und Schamgrenzen ist jedoch nicht nur ein Problem in Krankenhäusern. Auch in manchen Arztpraxen sind Begriffe wie Diskretion oder Persönlichkeitsrechte eher Fremdwörter. Diese Erfahrung machte auch Markus, dessen abenteuerliche Reise durch unser Gesundheitssystem schon im Kapitel »Allein unter Ärzten« skizziert wurde. Als er sich nach langem Hin und Her eine Chemotherapie erkämpft hatte, sollte er diese ambulant in einer darauf spezialisierten Praxis bekommen.

Der Mangel an Diskretion begann schon beim Aufrufen der Patienten mit vollem Namen über Lautsprecher: »Frau Lisa Meinert bitte!« … »Herr Dr. Markus Röder bitte.« Privatsphäre gleich null, das galt auch für den Raum, in dem die Patienten die Chemo bekamen: Die Stühle, auf denen man mit hochgelegten Beinen sitzen konnte, während das Medikament über einen Tropf in den Körper lief, standen dicht an dicht, ohne Sichtschutz oder andere Abgrenzung, als handele es sich um einen großen Friseursalon.

Der Patient neben Markus hatte die gleiche Erkrankung wie er. Dass dessen Prognose nicht gut aussah, erfuhr Markus aus erster Hand. Der Arzt stellte sich direkt vor seinen Stuhlnachbarn und diskutierte mit ihm die aktuellen Prostatawerte, die sich unter der Chemotherapie leider nicht verbessert hatten. Für Markus und die anderen im Raum keine leichte Situation. Das war nicht nur eine absolute Verletzung der Persönlichkeitsrechte seines Nachbarn, sondern auch absolut demotivierend. Würde Markus' Chemotherapie ähnlich erfolglos verlaufen?

Markus beschwerte sich. Das Pflegepersonal signalisiert ihm: Gut so! Den Helfern war schon lange aufgefallen, wie wenig sensibel und abgestumpft die Ärzte in dieser Spezialpraxis arbeiteten. Überall wurde Datenschutz großgeschrieben, nur hier offenbar nicht. Waren es Betriebsblindheit oder das Streben nach Effizienz und maximalem »Patientendurchfluss«, die keine Zeit ließen für individuelle und geschützte Arzt-Patienten-Gespräche? Gerade in einer Chemotherapie-Praxis, wo Patienten jeden Tag um ihr Leben kämpfen, muss Intimität, Diskretion und Mut machende Zuwendung möglich sein.

Patienten scheuen sich in solchen Situationen häufig, ihr Unbehagen zu äußern, weil sie sich abhängig fühlen. Doch nur Mut, trauen Sie sich! Sie dürfen und sollten Pfleger und Ärzte darauf hinweisen, wenn Sie sich in Ihren Rechten missachtet fühlen. Das kann für alle hilfreich sein, es rüttelt wach, es öffnet die Augen bei Betriebsblindheit und kann ein Umdenken auslösen. Wenn alle Patienten schweigen, kann sich nichts ändern. Wie in einer guten Paarbeziehung ist es also wichtig, dass Sie Ihre Bedürfnisse äußern können. Formulieren Sie diese im ersten Schritt vielleicht nicht gleich als Vorwurf, sondern sprechen Sie über Ihre Beobachtungen und Gefühle. Sinngemäß: »Ich habe bemerkt, dass Sie meinen Namen und meine Diagnose so laut aussprechen, dass alle zuhören können. Ich würde mir wünschen, dass Sie meine Privatsphäre respektieren, so fühle ich mich nicht gut.«

Oder Sie hauen einfach raus, was Sie belastet. Auch gut! Profis werden damit hoffentlich umgehen können.

TEIL II

Traumpartner gesucht

Obwohl sich Ärzte und Patienten nur höchstselten ineinander verlieben, hoffen beide Seiten dennoch auf den Traumpartner für das Date in der Praxis oder im Krankenhaus. Die Patienten sehnen sich nach »Mr. & Mrs. Right« im strahlend weißen Kittel, und wir Ärzte wünschen uns natürlich auch den perfekten Patienten. Doch gibt es ihn überhaupt, diesen Traumpartner? Und wenn ja, wie müsste er sein? Nicht nur in der Liebe, auch in der Arzt-Patienten-Beziehung sind die Geschmäcker durchaus verschieden. Die einen schmelzen dahin, wenn der Chefarzt bei der Visite wie George Clooney lächelt, andere bekommen Gänsehaut, wenn schroffe Jungs wie »Dr. House« an ihr Bett treten. Und auch wir Mediziner haben ganz verschiedene Vorstellungen davon, wie der ideale Patient beschaffen sein sollte …

Um herauszufinden, in welcher Situation und in welcher Kombination Ärzte und Patienten zum Traumpaar werden, sollten wir uns also zunächst ansehen, welche Charaktere und Typen auf beiden Seiten im Angebot sind, wer zu wem passt und bei welchen Paarungen ein Scheitern der Beziehung wahrscheinlich ist.

Kapitel 3

PATIENT SUCHT ARZT

»Vertrauenswürdig, verantwortungsbewusst, zuverlässig. Dazu gebildet, kommunikativ, nervenstark und empathisch. Und natürlich fachkundig.«

So könnte sie lauten, die Anzeige, mit der Patienten bei einer medizinischen Partnervermittlungsagentur nach Traumärzten suchen. Und vermutlich würden sich die meisten Ärzte von diesem Text sofort angesprochen fühlen: »Volltreffer! Genau so bin ich. Nimm mich!«

Aber sind wir Ärzte wirklich so? Stimmt unser Selbstbild? Und wenn ja, warum gibt es dann so viele Beispiele – auch in diesem Buch –, wo wir nicht gerade den Traumpartner für unsere Patienten abgeben? Die Gründe dafür sind vielfältig, manche sind Druck und Zwängen geschuldet, aber eben nicht nur. Wir mögen unser medizinisches Handwerk verstehen, über die nötigen »hard skills« verfügen, wie es so schön neudeutsch heißt, doch wie sieht es mit den »soft skills« aus? Mit Langmut, Verständnis, Leidenschaft für unseren Beruf, Kommunikationsstärke und der Fähigkeit, Zuversicht zu schaffen?

Sie alle kennen sicherlich den Satz: »Arzt ist kein Beruf, sondern eine Berufung.« Aber wie viele Mediziner sind wirklich Arzt aus Berufung geworden, und wie viele, weil der Beruf mit einem hohen sozialen Status und gutem Einkommen und Einsatzmöglichkeiten in verschiedenen Branchen verbunden ist oder, ganz simpel, weil die Familie es so wollte?

Wer in Deutschland Medizin studieren möchte, sollte ein ausgezeichnetes Abitur ablegen: nicht schlechter als 1,2. Dieser Numerus

Clausus ist aus Sicht der Universitäten ein maßgeblicher Fingerzeig, dass der Abiturient die hohen akademischen Anforderungen eines Medizinstudiums bewältigen und das lange, anspruchsvolle Studium auch durchhalten kann. Aber reicht das aus, um ein guter Arzt zu werden? Heißt gut lernen zu können auch, ein Gefühl für Menschen zu haben, sich in ihre Lage einfühlen zu können, Partner und Lotse zu sein für Patienten, die Schmerzen haben, Hilfe brauchen oder sogar um ihr Leben fürchten? Manche Mediziner wären tatsächlich besser im Labor aufgehoben mit der Pipette in der Hand als beim täglichen Umgang mit Menschen in einer Praxis oder Klinik. Mittlerweile gibt es zum Glück Alternativen zum alleinigen Auswahlkriterium Abiturnote. Einige Hochschulen führen mit ihren Studienbewerbern persönliche Eignungsgespräche, man kann an einem Medizinertest teilnehmen oder ein paar Jahre lang Wartesemester sammeln. Es ist auch möglich, im Ausland zu studieren oder sich eine Privatuni zu suchen und das Studium selbst zu finanzieren.

Wie wenig aussagekräftig der Blick *allein* auf die fachliche Leistung sein kann, zeigt die folgende Geschichte: Eine Medizinstudentin erzählte mir, dass die angehenden Ärzte an ihrer Uni die Möglichkeit hätten, an Unterrichtsstunden zum Thema Kommunikation teilzunehmen. Eine sehr gute Sache, die aus meiner Sicht deutlich ausgebaut werden sollte. Schon im vorklinischen Teil des Studiums, wo man noch Physik, Chemie, Anatomie und Biochemie paukt, durften sie Gespräche mit »echten Patienten« führen. Als die beiden Jahrgangsbesten an der Reihe waren – Ultracracks, Genies der Naturwissenschaften, Helden der Biochemie –, waren die Erwartungen entsprechend hoch. Doch gerade diese beiden topbenoteten Studenten versagten beim Patientengespräch. Sie vergaßen, sich vorzustellen, wussten nicht, ob sie die Hand der Patienten schütteln sollten, blickten ihnen nicht in die Augen und wirkten komplett überfordert mit der ganzen Situation. Weil sie nicht gut mit den Patienten kommunizieren konnten, gelang auch die Anamnese nicht, die Erhebung der medizinischen Vorgeschichte. So gingen in dieser Übung wichtige Hinweise auf die Ursache der Krankheit verloren.

Empathie und Kommunikation kann man bis zu einem gewissen Grad erlernen. Je früher angehende Mediziner mit diesem wichtigen Teil ihres Alltags konfrontiert und je besser sie darin geschult werden, umso größer die Chance, dass sie in der medizinischen Partnervermittlung tatsächlich von sich sagen können: »Volltreffer, so bin ich.« Und für manch anderen mögen Gesprächssituationen wie die oben geschilderte den Impuls liefern, vielleicht doch eine Karriere in der Forschung anzustreben. Denn wie sagte schon Voltaire: »Man soll vor allem Mensch sein und dann erst Arzt.«

Typen gibt es … (Arzt)

Es gibt unter Medizinern den Spruch: »Arzt ist ein schöner Beruf. Wenn nur die Patienten nicht wären …«

Das ist zwar ein Scherz, aber viele Patienten fühlen sich manchmal tatsächlich so, als würden sie stören, zur Last fallen, Ärger und Mühe verursachen. Die meisten Ärzte lieben ihre Arbeit, trotz langer Dienste und nerviger zeitraubender Bürokratie. Sie sind genau wie oben in der Annonce beschrieben: »Vertrauenswürdig, verantwortungsbewusst, zuverlässig. Dazu gebildet, kommunikativ, nervenstark und empathisch. Und definitiv fachkundig.« Gäbe es nur solche Mediziner, wäre die Geschichte von Ärzten und Patienten schnell erzählt, und wir könnten alle laut den Song »Hurra« der Band »Die Ärzte« (!!!) mitsingen: »Alle sind happy, alle sind glücklich, alle sind froh! Und überall, wo man hinguckt, Liebe und Frieden und so.«

Bei der Suche nach dem perfekten Match, dem Volltreffer, kann man als Patient aber so einiges erleben. Sehen wir uns also genauer an, wen diese besondere Partnervermittlung so alles im Angebot hat. Die Übergänge von einem Typus zum nächsten können dabei übrigens fließend sein. Niemand passt immer zu hundert Prozent in eine Schublade, und natürlich ist so eine »Typisierung« nie ganz frei von Klischees …

Der Kittelträger

Für Medizinstudenten ist es noch immer ein großer Tag, wenn sie zum ersten Mal in den weißen Kittel schlüpfen. Mittlerweile machen sich die Artenschützer in der Medizin jedoch langsam Sorgen um den Kittelträger, denn er wird immer seltener. Psychiater verzichten ganz auf die weiße Robe, Kinderärzte mögen es eher bunt, im OP-Saal würde zu viel Weiß blenden, und auch Orthopäden tragen mit Vorliebe farbige Poloshirts in einheitlicher Praxisfarbe. Das lässt ihnen mehr Bewegungsfreiheit beim Einrenken ihrer Patienten und bringt nebenbei auf vorteilhafte Weise den zumeist guten Trainingszustand des ärztlichen Oberkörpers zur Geltung.

So ein weißer Arztkittel galt lange Zeit als ein notwendiges und hilfreiches Bekleidungsstück. Denn auf dem weißen Stoff kann man selbst kleinste Verunreinigungen sofort erkennen, egal ob es sich dabei um Blutspritzer und Wundflüssigkeit handelt oder um Spuren der Speisenfolge des letzten Mittagessens. Auf jeden Fall muss ein solchermaßen besprenkelter Kittel dann sofort gewechselt werden. Schließlich ist das »Rein der ärztlichen Weste« durchaus im Wortsinn zu verstehen: Es zeigt, dass der Träger gewissenhaft auf Hygiene bedacht ist.

Inzwischen gelten allerdings langärmelige Arztkittel selbst als Hygienerisiko. Israelische Wissenschaftler haben bereits 2011 alarmierende Zahlen veröffentlicht: 60 Prozent der Arztkittel, deren Ärmel und Taschen sie im Labor untersucht hatten, trugen gefährliche Krankenhauskeime – darunter sogar multiresistente. In England und den Niederlanden ist das Tragen von langärmeligen

Arztkitteln in Krankenhäusern daher schon seit Jahren verboten. Und auch in Deutschland haben einzelne Krankenhauskonzerne die traditionellen Kittel aus den Kliniken verbannt und durch eine Kurzarmversion ersetzt. Der entscheidende Vorteil: Ärzte können sich so leichter ihre Unterarme desinfizieren, wenn sie den ganzen Tag von Krankenbett zu Krankenbett eilen.

Das sind nachvollziehbare Argumente, dennoch stößt die neue Kleiderordnung auch auf große Widerstände. Und das nicht nur, weil geschulte Beobachter am Füllstand der Kitteltaschen die Hierarchieebene des Trägers erkennen können: Je voller die Tasche, desto geringer der Ausbildungsgrad. Leere Kitteltaschen haben nur Chefärzte … und das Küchenpersonal. Der weiße Kittel symbolisiert für viele Menschen die weiße Weste, eine reine Seele, die Abwesenheit von Schmutz und Infektion und bietet als weiße Leinwand die ideale Projektionsfläche. Der Arzt, der einen Kittel trägt, wird zum beschützenden Vater, die Ärztin zur umsorgenden Mutter. Ein beruhigendes Gefühl.

Gerade erfahrene Ärzte – vor allem Chefärzte – hängen sehr am weißen Kittel, gewissermaßen die letzte Bastion des ärztlichen Standesbewusstseins. Außerdem sind viele Kittelträger überzeugt, dass allein von diesem weißen Kleidungsstück ein erster Heilimpuls ausgeht. Tatsächlich hat der Kittel eine erhebliche suggestive Wirkung, Patienten erwarten und lieben ihn, denn sie wissen: Da steht jetzt wirklich der Doktor vor ihnen, und der wird gleich helfen.

Umgekehrt kann der Kittel aber auch für Aufregung sorgen. Deutlich sichtbar wird dieser Effekt beim Blutdruckmessen: Kontrolliert der Arzt den Blutdruck in der Praxis, sind die Werte oft deutlich erhöht. Sind die Patienten zu Hause und messen selbst, sind die Werte häufig niedriger oder sogar im Normalbereich. Man schätzt, dass etwa ein Drittel der Menschen mit Bluthochdruck gar keine richtige Hypertonie haben, sondern am »Weißkittel-Phänomen« leiden. Deshalb ist bei einem entsprechenden Verdacht eine

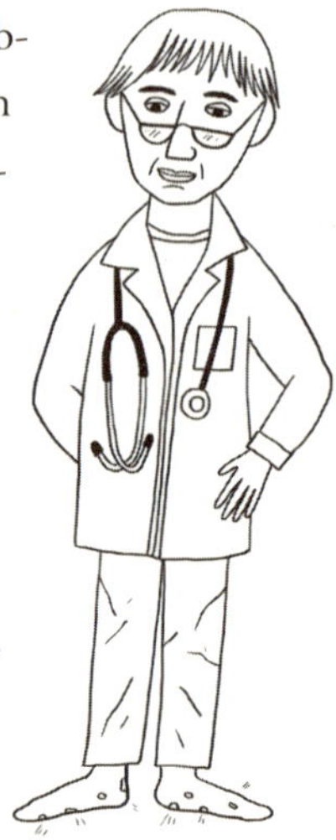

Langzeit-Blutdruckmessung immer sinnvoll. Übrigens gibt es eine Studie der Universität Exeter in Großbritannien, die nachweist, dass die Messwerte schon deutlich geringer ausfallen, wenn nur die Pflegekraft misst und nicht der Arzt …

Ich selbst oute mich hier freimütig als Kittelfan, weil ich immer wieder die Erfahrung gemacht habe, dass Patienten mir eher zuhören und auf meine Argumente eingehen, wenn ich nicht im bunten T-Shirt vor ihnen sitze. Selbst wenn Freunde und Bekannte, die mich sonst nur in Zivil kennen, in meine Sprechstunde kommen, finden wir uns schneller in die jeweilige Rolle ein, auch wenn wir kurz zuvor noch gemeinsam auf einer Party gefeiert haben.

In meiner Freizeit trage ich übrigens fast nie Weiß, da Kittel und Arzthose für mich Arbeitskleidung sind. Deshalb verbinde ich mit einem Dîner en blanc, bei dem sich alle Gäste weiß kleiden, auch kein Raffaello-artig leichtes Sommergefühl, sondern die gut gefüllte Mitarbeiterkantine eines Krankenhauses.

Fazit:

Unter den Kittelträgern gibt es zwei große Gruppen von Ärzten. Die einen wollen mit diesem Kleidungsstück die Patienten beeindrucken, die anderen eher sich selbst. Und selbstverständlich gibt es auch Ärzte, die einfach reinlich aussehen wollen. Aber für alle gilt: Kittel wirkt! Trägt der Arzt einen weißen Kittel, wird ihm geglaubt. Sollten Sie sich dennoch beklommen fühlen, wenn ein Weißkittel vor Ihnen auftaucht, stellen Sie sich den Mediziner einfach in Unterwäsche vor. Denken Sie daran, dass auch er aufs Klo muss, in der Nase popelt, Fußpilz haben kann und eines Tages auch sterben wird. Das sollte Sie erst einmal beruhigen …

Der Dino

Zuerst die gute Nachricht: Es gibt sie noch, die Ärzte vom alten Schlag, die erfahrenen Vollblutmediziner aus Leidenschaft, die ihrer Berufung folgen.

Die schlechte Nachricht: Wie einst die Dinosaurier ist auch ihre Art vom Aussterben bedroht.

Das Leben eines Dino-Arztes ist ein Leben voller Hingabe – an die Medizin und an die Patienten. Dinos schieben zusätzliche Nacht- und Notdienste, besuchen Kongresse und wälzen auch Jahrzehnte nach dem Studium noch regelmäßig Fachliteratur. Immer wollen sie ihr Wissen erweitern und auf den neuesten Stand bringen, selbst freie Wochenenden oder Urlaubsreisen werden der Aus- und Weiterbildung geopfert.

Die Dinos sind eine Mischung aus größtmöglicher Kompetenz und warmherziger Menschenliebe. Ein weiser, erfahrener und gütiger Typus Arzt, der immer auf den ganzen Menschen schaut, wenn ein Patient das Sprechzimmer betritt. Er blickt zum Beispiel auch auf die Schuhe. Wenn ein Dino dort bei einem Mann kleine helle Flecken auf den Schuhspitzen entdeckt, wird er ihn ganz sicher fragen, ob seine Prostata schon einmal genauer untersucht wurde. Denn diese Flecken sind möglicherweise Urinspritzer, die entstehen, wenn beim Wasserlassen der Harndruck nicht ausreichend stark ist und der Urinstrahl tröpfelnd kurz vor den eigenen Schuhen endet.

Dr. Wallroth, Leiter einer radiologischen Klinik, ist so ein Dino. Für ihn ist es selbstverständlich, auch außerhalb der regulären Arbeitszeit noch zu helfen, Zweitmeinungen einzuholen und diese auch selbst zur Verfügung zu stellen, einen Blick auf Röntgenbilder zu werfen und verzweifelten Patienten Mut zuzusprechen. Mit Sorge beobachtet er, wie seine Art zu arbeiten zum Auslaufmodell wird. Nicht die Patienten und ihre Leiden würden im Fokus vieler jüngerer Arztkollegen stehen, sondern die eigene Work-Life-

Balance, kritisiert er. Der Medizinernachwuchs der »Generation Y« arbeite, um zu leben – und nicht umgekehrt. Dreißig Stunden Wochenarbeitszeit, keine Überstunden. Die Abschaffung langer Einsatzzeiten sei einerseits nachvollziehbar, andererseits hätten gerade junge Ärzte nur so im Klinikalltag alles über einen Krankheitsverlauf lernen können, meint Dr. Wallroth.

Es genüge dem medizinischen Nachwuchs inzwischen leider auch, wenn man sich mit Teilkompetenzen auskenne, es müsse nicht mehr der Überblick über den ganzen Menschen sein, ja, nicht einmal mehr über das ganze Organ. Dafür gebe es schließlich Spezialisten. Aus Sicht von Arzt-Dinos wie Dr. Wallroth erleben wir gerade einen drastischen Wissensverlust in der Medizin. Wenn nur noch Spezialisten für kleine Felder der Medizin übrig blieben, verheiße das nichts Gutes für die Patienten. Schließlich werde unser Organismus nun einmal durch das Zusammenspiel verschiedenster Dinge am Laufen gehalten. Wer die Mechanismen des Gesamtkomplexes nicht mehr verstehe, so Dr. Wallroth, könne möglicherweise wichtige Symptome für die Diagnosestellung übersehen. Das hat Dr. Wallroth an einem Beispiel aus der eigenen Familie erlebt. (Dazu gleich mehr.)

Fazit:

Dinos sind immer eine gute Adresse. Es sind weise und erfahrene Ärzte, die ihren Beruf lieben und über fundiertes medizinisches Wissen verfügen. Sie haben ein hohes Ethos und werden ihre geballte Kompetenz immer in den Dienst ihrer Patienten stellen. In der Regel haben die Dinos schon ein paar Jährchen auf dem Buckel. Ob sie noch scharf sehen können und nicht zittern – bei Chirurgen nicht ganz unwichtig –, können Sie zur Sicherheit ja vorsichtig im Umfeld der Dinos erfragen. Im Zweifel dann doch lieber den OP-Tisch des jüngeren Oberarztes vorziehen, der sein Handwerk schließlich vom Dino gelernt hat. Grundsätzlich ist ein

Dino aber ein Arzt, dem man als Patient vertrauen kann. Ein gutes Gefühl!

Der »Spezialist«

Was heißt das, wenn sich Ärzte nicht mehr ganzheitlich für ihre Patienten interessieren, sondern sich nur noch auf Spezialgebiete, auf kleine Ausschnitte konzentrieren? Welcher Typus Arzt entsteht da? Ich selbst kenne Hautärzte, die sich nahezu ausschließlich mit schwarzem Hautkrebs beschäftigen und beim Thema Schuppenflechte mit den Schultern zucken. Es gibt den Universitäts-Gynäkologen, der von einer Studentin nach seiner Meinung zur Menstruationstasse gefragt wird, und antwortet: »Was ist denn das? Klingt ja eklig!« Und es gibt Urologen, die beim Thema Hormone nicht mehr weiterwissen, dafür aber alles über die Prostata erzählen können.

Wenn man freundlich ist, nennt man das hoch spezialisiert. In komplizierten Einzelfällen kann das ein Segen sein, aber auch hier gilt: Medizin ist komplex und kein Nebeneinander von Inselbegabungen. Für Dr. Wallroth, den Klinikchef und Arzt-Dino, sind Ärzte, die sich in einem Segment super auskennen, den Menschen und seinen Organismus als Ganzes jedoch nicht mehr auf dem Schirm haben, leider oft »Scheuklappen-Mediziner«. Ein ganzheitlicher Blick auf den Patienten, ein ganzheitlicher Therapieansatz ist von diesen Ärzten aus seiner Sicht nicht zu erwarten.

Als Beleg für seine Einschätzung erzählt Dr. Wallroth die Geschichte seiner Tochter: »Meine dreißigjährige Tochter litt seit sechs Tagen an einer fortschreitenden Sehstörung auf dem linken Auge. Sie ist medizinisch-technische Röntgen-Assistentin im Krankenhaus und musste schließlich ihren Dienst abbrechen, weil sie nicht mehr richtig sehen konnte. Noch am selben Abend suchte sie die Augenambulanz der Uniklinik auf. Nach sechs Stunden hatte sie immer noch keine gesicherte Diagnose. Es gab nur eine vage Vermutung: Möglicherweise hatte sich der Augennerv entzündet. Dafür kann es verschiedene Ursachen geben, die alle einer speziellen Diagnostik bedürfen. Meiner Tochter wurde jedoch nur Blut abgenommen. Quasi beim Hinausgehen wurde ihr noch empfohlen, ein MRT des Kopfes machen zu lassen, um eine Multiple Sklerose oder einen Hirntumor als Ursache auszuschließen.

Mit den MRT-Bildern stellte sie sich vier Tage später wieder in der Augenklinik vor. Mittlerweile ging es ihr noch schlechter. Sie fühlte sich unwohl, und auch die Sehstörung hatte sich verschlimmert. Trotz ihres Zustandes und trotz eines vereinbarten Termins musste sie erneut stundenlang warten. Im Sprechzimmer traf sie schließlich auf zwei unfreundliche und ziemlich desinteressierte Augenärzte. Der eine war mit seinem Computer beschäftigt, und der andere wischte den Hinweis meiner Tochter, dass nun auch ein MRT ihres Kopfes vorläge, barsch beiseite: Mit Radiologie habe er nichts zu tun.

Beim Blick auf den MRT-Befund hätten die Ärzte bereits zu diesem Zeitpunkt erkennen können, dass es keine Anzeichen für einen Tumor oder eine ausgeprägte Multiple Sklerose gab. Das wäre eine beruhigende Nachricht für meine Tochter gewesen. Stattdessen sagte man ihr, für eine gesicherte Diagnose könnte bis zu ein Jahr vergehen, bis dahin müsse sie mit den Sehstörungen und dem Unwohlsein irgendwie klarkommen. Dieser lange Zeitraum sei notwendig, weil sich erst weitere Beschwerden entwickeln müssten, um etwas Genaueres über die Ursache sagen zu können. Auf die Idee, mit weiteren diagnostischen Untersuchungen das Ursachenfeld einzugrenzen und die Quelle der mutmaßlichen Entzündung zu suchen oder meine Tochter einfach an die Kollegen der Neurologie zu überweisen, kamen die beiden Herren nicht. Sie vermuteten weiterhin eine Entzündung, weshalb alles Weitere doch jetzt der Hausarzt übernehmen könne. Schließlich sei das hier eine Spezialambulanz.

Meine Tochter war geschockt von so viel Kaltherzigkeit und Ignoranz und rief mich völlig aufgelöst an. Daraufhin erbat ich die fachärztliche Unterstützung einer befreundeten Neurologin, wir Mediziner sagen dazu ›Konsil‹. Glücklicherweise hatte sie gerade Dienst in der Klinik und konnte meine Tochter empfangen. Nach einer gründlichen und einfühlsamen Untersuchung schlug sie ihr vor, sich am nächsten Morgen stationär in der Neurologie aufnehmen zu lassen, damit eine Untersuchung des Nervenwassers aus dem Rückenmarkskanal durchgeführt werden konnte.

Noch in der Nacht entdeckte meine Tochter Bläschen um den Mund herum und vermutete nun eine Herpes-Infektion als Ursache. Ein Verdacht, der sich bei der neurologischen Untersuchung am nächsten Tag bestätigte. Eine Herpes-Infektion im Auge – so nah am Gehirn – ist eine gefährliche Erkrankung, die auch zu einer Erblindung führen kann. Deshalb muss hier schnell gehandelt werden.

Zum Glück war die Ursache für die Sehstörungen jetzt gefunden, und meiner Tochter ging es bald wieder besser. Doch mit Blick auf die Augenarzt-Spezialisten kann man nur fragen: Wie können Ärzte so desinteressiert agieren, nur fokussiert auf das eigene kleine Fachgebiet? Offenbar kannten sich diese Kollegen gut aus mit grauem und grünem Star, mit Netzhautablösung, Augenoperationen und Augenverletzungen, aber nicht mit Augenleiden, die Verbindungen zum Fach Neurologie haben.

Dabei ist gerade diese Verknüpfung eine beliebte Frage in Facharzt-Prüfungen: ›Der Patient sieht nichts, und der Arzt sieht auch nichts – was kann das sein?‹

Antwort: ›Vermutlich eine neurologische Erkrankung, eine Entzündung von Nerven, die wiederum verschiedene Ursachen haben kann.‹

Dass diese Ärzte meine Tochter einfach fallen ließen und weggeschickt haben, ohne bei einem so schwerwiegenden Symptom

›weiterzufahnden‹ und mit erprobten Diagnosemethoden die Ursache zu finden, kann ich nicht verstehen. Ich finde, diese Spezialisten haben dem Ansehen der Universitätsklinik schwer geschadet.«

Fazit:
Spezialisten sind wichtig. In kniffligen Einzelfällen verfügen sie über mehr Wissen und Kompetenzen als die Generalisten. Das ist für eine fachkundige Zweitmeinung von großer Bedeutung und sinnvoll bei komplizierten Operationen und Therapien. Ein Ersatz für den Arzt Ihres Vertrauens, der Sie ganzheitlich wahrnimmt und betreut, sind Spezialisten nicht. Wohl aber eine gute Ergänzung im Fall der Fälle. Aber auch hier erkennt man einen guten Spezialisten daran, dass er in der Lage ist, fachübergreifend zu denken und zu handeln.

Der Technikgläubige

Dr. Renner ist Lungenarzt. Und er liebt Computer und Medizintechnik. Wenn man ihn fragt, worauf es im Verhältnis Arzt-Patient ankommt, sagt er schon mal Sätze wie: »Miteinander reden ist wichtig und eine gute Beziehung zum Patienten auch.« Aber tief im Innern glaubt er, all das werde überbewertet. Medizinische Laien verstünden ohnehin nur die Hälfte von dem, was man ihnen mühsam erkläre, das koste letztlich nur Zeit und werde dann noch nicht mal richtig bezahlt. Für Dr. Renner zählen klare Fakten und Laborwerte. Der ganze »Seelenkram« interessiert ihn nicht wirklich. In seinem Praxisalltag sieht das dann so aus: Peter ist kaufmännischer Angestellter in einer größeren Firma. Seit einiger Zeit leidet er an starken Hustenanfällen, vor allem während der Arbeit. Er selbst vermutet eine allergische Reaktion und wendet sich deshalb auf Rat seiner Hausärztin an den Experten. Im Sprechzimmer beschreibt Peter dem Lungenarzt seine Beschwerden: Der Husten trete fast immer in geschlossenen Räumen auf. Vielleicht liege es am Staub aus dem Teppich, argwöhnt Peter, oder an anderen allergieauslösenden Stoffen. Häufig müsse er auch während Arbeitsbesprechungen oder Konferenzen husten und leider ausgerechnet immer dann, wenn er selbst etwas erläutern solle oder einen Vortrag halten müsse. Das sei ihm sehr peinlich, die Kollegen seien bestimmt schon genervt.

Während Peter all dies schildert, tippt der Lungenarzt die Krankengeschichte in den Computer, den Blick starr auf den Bildschirm gerichtet. Peter wird unruhig. Hört der Arzt ihm überhaupt richtig zu? Kein Nicken, kein Brummen, keine Frage, nur das Klackern der Tastatur. Peter bemerkt, wie ihm das Blut ins Gesicht schießt und sich hektische Flecken am Hals bilden. Er kennt das schon, das passiert ihm immer wieder. Es sind deutliche Zeichen von Stress und Verunsicherung, die der Arzt jedoch nicht wahrnimmt. Den Blick weiter auf die Patientenakte im Computer gerichtet, stellt er endlich einige Fragen. »Nehmen Sie Medikamente? Rauchen Sie? Ist auch jemand aus Ihrer Familie betroffen? Was arbeiten Sie? Hatten Sie in der letzten Zeit einen Infekt?«

Nachdem er die Antworten eingetippt hat, speichert der Arzt alle Informationen – und sieht Peter zum ersten Mal in die Augen. »Jetzt beginnt der praktische Teil der Diagnostik«, erklärt der Lungenspezialist. »Als Erstes machen wir einen Allergietest, eine Lungenfunktionsuntersuchung, eine Blutuntersuchung und dann ein Röntgenbild.« Kurz und knackig werden die einzelnen Schritte benannt, dann beginnen die Untersuchungen.

Nach Auswertung aller Ergebnisse zeigt sich, dass bei Peter organisch nichts Auffälliges zu finden ist. Es gibt weder Anzeichen für eine Allergie noch für ein Asthma oder gar für Lungenkrebs. Das ist zunächst beruhigend, doch warum Peter so stark husten muss, bleibt weiterhin unklar. Seine Lunge jedenfalls ist gesund.

Peter ist ratlos, der Arzt auch. Er hat alle notwendigen Untersuchungen gemacht, die komplette diagnostische Klaviatur bedient, er hat nichts ausgelassen. Oder vielleicht doch?

Dr. Renner hat zugehört, aber nicht verstanden. Er hat informiert, aber nicht erklärt. Er hat sich auf die Laborwerte konzentriert, aber den Patienten übersehen. Er hat die Lunge untersucht, aber nicht den Menschen, dem diese Lunge gehört. Denn Dr. Renner hat während der Anamnese wichtige nonverbale Signale seines Patienten übersehen. Seine Augen waren auf den Computer gerichtet, Peters Körpersprache konnte er – wenn überhaupt – nur aus dem Augenwinkel wahrnehmen, die hektischen roten Flecken waren ihm verborgen geblieben, und die wichtige Information, dass der Husten dann besonders heftig wird, wenn Peter bei Sitzungen vor anderen Menschen sprechen muss, hat er für sich in die Schublade »Seelenkram« einsortiert.

Kein Wunder, dass dieser Patient für den Lungenfachmann ein Rätsel bleibt. Dr. Renner hat alles technisch Mögliche versucht, er hat teure Untersuchungen durchgeführt – alle von der Krankenkasse bezahlt –, doch die Ursache für Peters Husten hat er nicht gefunden. Das Letzte, was ihm noch einfällt, ist eine Bronchoskopie, eine nicht sehr angenehme Lungenspiegelung. Das Ergebnis, Sie ahnen es schon: ohne pathologischen Befund. Damit ist Dr. Renner mit seinem Latein am Ende.

Peter, frustriert und ratlos, setzt nun alle Hoffnung in eine HNO-Ärztin, die ihm ein Freund empfohlen hat. Wieder beschreibt er in der Praxis seine Beschwerden, doch diesmal hört sein Gegenüber aufmerksam zu, den Blick auf den Patienten gerichtet, nicht auf die Akte. Die Ärztin nimmt die roten Stressflecke wahr, sie will wissen, ob Peter das auch in der Arbeit passiert, und wenn ja, in welchen Situationen. Schnell ist klar, dass der Husten psychosomatisch ist. Peter ist leicht depressiv, im Job läuft es gerade nicht gut, er hat Angst, Fehler zu machen. Wenn dann alle Augen auf ihn gerichtet sind, etwa während eines Vortrags oder eines Meetings, kommt es zu den nervösen Hustenanfällen. Die HNO-Ärztin schickt Peter zu einem Psychotherapeuten. Nach ein paar Monaten Therapie sind die Beschwerden verschwunden.

Natürlich muss ein Arzt abklären, ob ein Leiden organische Ursachen haben kann. Allerdings werden in Deutschland Jahr für Jahr Milliarden von Euro für eigentlich unnötige diagnostische Untersuchungen ausgegeben, unnötig deshalb, weil im Arzt-Patienten-Gespräch zuvor wesentliche Dinge übersehen wurden oder nicht zur Sprache kamen. Es wäre im Interesse aller, wenn sich Ärzte bei der Anamnese ganz auf ihre Patienten konzentrieren würden. Wenn sie ihnen in die Augen schauen, ihre Körpersprache, ihren Geruch, ihre Atmung, sichtbare Zeichen auf der Haut usw. wahrnehmen würden. All das sind ebenso wichtige Informationsquellen wie das gezielte Nachfragen im Gespräch. Die Dokumentation kann vielleicht ein Assistent oder eine Assistentin übernehmen, oder man macht sich handschriftlich ein paar Notizen, die später in die Patientenakte übertragen werden. Wer hingegen den intensiven Dialog mit Patienten scheut – weil er fatalerweise nicht gut bezahlt wird – und schematisch abhakt, was medizintechnisch möglich ist, der hätte eher Ingenieur werden sollen. Oder Pathologe …

Fazit:
Hier haben wir es mit einem schwierigen Arzttypus zu tun. Sie müssen als Patient ein dickes Fell haben, um sich mit Technikgläubigen gut zu verstehen. Vielleicht passt es, wenn auch Sie eher jemand sind, der technischen Werten mehr vertraut als menschlichen Urteilen. Doch wie so oft im Leben kommt es auch hier auf Ausgewogenheit, auf die goldene Mitte an. Ein Arzt, der sich nur auf technikgestützte Diagnostik verlässt und den Menschen hinter dem Patienten nicht wahrnimmt, ist für die meisten eher nix.

Der Narzisst

Es soll ja Leute geben, die behaupten, Narzissmus wäre eine Art Grundvoraussetzung für den Arztberuf. Das ist zweifelsohne übertrieben, aber so ein bisschen Glauben an die eigene Großartigkeit, gepaart mit Ehrgeiz und etwas Eitelkeit, kann durchaus hilfreich sein in einem Berufsalltag, der von Leid und Konflikten, von schnellen Entscheidungen, Stress und der verzweifelten Hoffnung mancher Patienten auf Unsterblichkeit geprägt ist.

Woran also denken wir beim ärztlichen Narzissten? Als Klischee fällt uns sofort der Chirurg ein, der durch die Krankenhausflure schwebt, gewaltig überzeugt von dem, was er jeden Tag am OP-Tisch vollbringt, und der deutlich fühlbar die Anerkennung genießt, die ihm von dankbaren Patienten und Angehörigen zuteilwird. Ein Geschenk Gottes an die Menschheit.

Oder nehmen wir das Auftreten mancher Notärzte. Ein Arztkollege hat das in einem Buch einmal so beschrieben: »Er kam, sah und … intubierte.« Ein befreundeter Notarzt erzählte mir einmal, wie er es mitunter genießt, wenn er zu einem Unfall gerufen wird und die Menschen bei seinem Anblick respektvoll zur Seite treten: Lassen Sie mich durch, ich bin Arzt! Wobei sich das in jüngster Zeit auch ein wenig gewandelt hat. Heute muss man als Notarzt ja schon froh sein, wenn man sich den Weg durch das Meer an Gaffern mit gezückten Handys noch bahnen kann. Aber das ist eine andere Geschichte …

Wenn solch eine kleine Überhöhung der eigenen Wichtigkeit dazu führt, dass Ärzte gute Arbeit leisten, auch unter Druck und Anspannung, dann ist das alles durchaus in Ordnung, und wir nehmen diesen Spleen, diese leichte Persönlichkeitsstörung, als Patienten, als Mitarbeiter oder Kollegen gerne in Kauf. Ein bisschen Narzissmus tut jedem gut, er hilft bei der Entwicklung eines starken Selbstvertrauens und dient als Antrieb und Motor. Narzissten streben nach Bestätigung und Bewunderung und fordern sich deshalb auf besondere Weise. Sie können sich und andere motivieren, mehr zu leisten als das Normale. Erfolg und sichtbare Anerkennung sind ihnen wichtig, deshalb streben narzisstische Ärzte häufig auch leitende Positionen an.

In der griechischen Mythologie ist Narziss ein schöner Jüngling, der sein Spiegelbild im Wasser entdeckt und sich über alle Maßen in sich selbst verliebt. Doch wer nur noch sich selbst sieht, wird irgendwann blind für die Liebe und die Gefühle der anderen, und genau da liegen die Gefahren des Narzissmus.

Bei krankhaft narzisstischen Ärzten ist das starke Selbstbewusstsein oft nur Fassade, der Glaube an das eigene Können und die eigene Wichtigkeit glatte Selbstüberschätzung. Das Gegenüber, egal ob Patient oder Mitarbeiter und Kollege, ist nicht mehr wichtig, höchstens als Spiegel der eigenen Unfehlbarkeit. Die Folgen sind fatal. Denn erntet ein Narzisst Applaus und Anerkennung, ist alles gut; sieht er sich hingegen nicht ausreichend gewürdigt oder wird er gar kritisiert, reagiert er gekränkt und kann sehr schnell wütend werden und jedes Maß verlieren.

So wie der Chefarzt der Kardiologie einer Universitätsklinik. Ein echter Tyrann, dem nie etwas gut genug war und der selbst bei kleinsten Fehlern laut und zynisch wurde. Umgekehrt duldete er nicht die geringste Kritik an der eigenen Arbeit. Eines Tages fühlte er sich von seiner Sekretärin attackiert. Sie hatte ihn nach einem wichtigen Termin gefragt, den er offenbar vergessen hatte. Der Chefarzt aber gab ihr die Schuld. Er begann zu toben und sperrte sie zur Strafe in einen Schrank. Geschadet hat ihm das nicht. Denn niemand traute sich, wirklich aufzubegehren.

Der Umgang mit Kritik und eigenen Fehlern ist eines der zentralen Probleme bei Ärzten mit einer narzisstischen Persönlichkeitsstörung. Zeigt eine Therapie keine Wirkung oder verschlechtert sich der Gesundheitszustand eines Patienten, ist niemals der Arzt schuld, sondern immer sind es andere und meistens der

Patient selbst. Besonders schwierig wird dies bei Behandlungsfehlern, sogenannten Kunstfehlern, die natürlich jedem Arzt passieren können. Ein Narzisst wird jede Schuld abstreiten, und das häufig auf sehr ruppige und unempathische Art. Sollte es wegen eines solchen Kunstfehlers zu einem Prozess kommen, treiben Narzissten das juristische Verfahren sehr gern durch alle Instanzen, denn unterliegen, verlieren und Verantwortung übernehmen für die eigene Fehlbarkeit sind Dinge, die in ihrer Vorstellungswelt keinen Platz haben.

Narzisstische Allmachtsfantasien können Patienten aber auch auf andere Weise treffen, wie das Beispiel von Mandy zeigt. Die junge Frau, Ende zwanzig, hatte beim Abtasten ihrer Brust einen Knubbel entdeckt und war deshalb von ihrer Hausärztin zu einem angesehenen Brustchirurgen überwiesen worden. Klar war Mandy voller Angst, als sie in dessen Praxis eintraf. Der Chirurg machte eine Ultraschalluntersuchung und konnte die junge Frau rasch beruhigen. Der Knubbel war nur Drüsengewebe und kein bösartiger Tumor. Mandy war überglücklich. Während sie sich wieder anzog, sagte der Chirurg plötzlich: »Wissen Sie was? Ihre linke Brust ist nicht so schön wie Ihre rechte, die Brüste sind asymmetrisch. Ich denke, wir könnten das operativ angleichen. Ihr Körperbau würde durchaus etwas größere Brüste vertragen.« Mandy, die gerade gefühlt dem Tod von der Schippe gesprungen war, sah ihn entgeistert an. Was zum Teufel dachte er sich dabei? Sie war froh, keinen Krebs zu haben, und jetzt wollte ihr dieser Arzt eine Schönheitsoperation aufschwatzen? Sie lehnte dankend, aber sehr verärgert ab.

Ärzte mit einem großen Gestaltungswillen gibt es in allen Fachbereichen. Sie sind regelrechte Fans der Schönheitsmedizin, und das nicht nur, weil sie damit Geld verdienen. Oft sind sie selbst ihre besten Kunden, legen Hand an sich und spritzen sich ihre Falten weg, bis man Schwierigkeiten hat, sich das Ursprungsgesicht vorzustellen. Manche haben hier jeden Maßstab verloren. Auch das kann die Folge einer narzisstischen Störung sein. Geballt treten diese Gesichtsmasken und Körperpolsterträger der Kollegenschaft auf Beauty-Kongressen auf. Wobei übrigens nicht nur Schönheitsärzte oder plastische Chirurgen mit Vorliebe in die eigene Botox-Kiste greifen. Viele Ärzte entwickeln eine ganz spezielle Leidenschaft für ihre Spezialdisziplin und nutzen ihre Kenntnisse für die Perfektionierung des eigenen Selbst. Es gibt Toxikologen, die entgiften sich regelmäßig mit harten Medikamenten, Radiologen gönnen sich häufig mal ein MRT, Kardiologen messen andauernd ihren Blutdruck, Zahnärzte bleichen und verblenden und, und, und … Also seien Sie vorsichtig, wenn Ärzte Ihnen plötzlich Untersuchungen und Therapien anbieten, die mit dem eigentlichen Anlass Ihres Arztbesuches gar nichts zu tun haben. Es könnte sein, dass Sie an einen Narzissten geraten sind, der nichts anderes sucht als einen Spiegel für seine eigene ärztliche Großartigkeit. Natürlich entsprechend großartig honoriert …

Fazit:
Vorsicht! Krankhafte Narzissten tun niemandem gut. Ärzte dieses Typus sehen ihre Patienten nicht als Menschen, die Hilfe brauchen, sondern als Mittel zum Zweck: als Fallbeispiel, an dem sich die eigene Überlegenheit demonstrieren lässt. Wer aber zu sehr mit der Pflege des eigenen Egos beschäftigt ist, wird

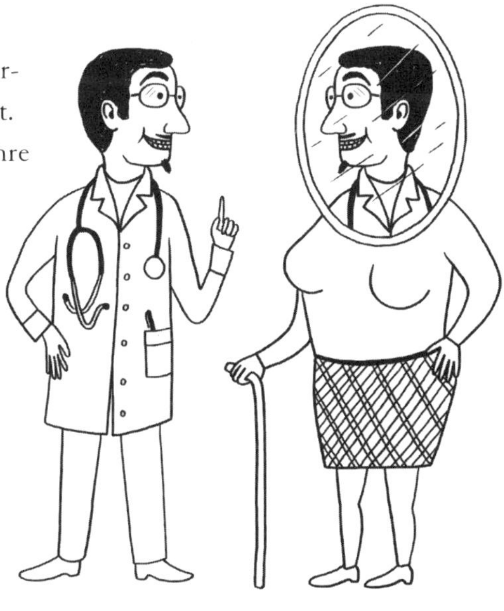

sein Gegenüber nur dann wahrnehmen, wenn es die eigene Herrlichkeit spiegelt.

Der Genießer

Echte Genießer sind gemütliche und lebensbejahende Typen wie Dr. Winkler, den ich noch aus meiner Studienzeit kenne. Er hat mittlerweile einen beeindruckenden Bauch, trinkt gern einen Wein und isst auch mal eine Schweinshaxe. Sein Übergewicht drückt beim Schlafen auf die Luftwege, weshalb er schnarcht, und Blutdrucktabletten muss er auch einnehmen. Wenn er am Montag in die Praxis kommt, dann klönt er gerne über die Fußballergebnisse vom Wochenende. Und sollte die Stimmung mal schlecht sein, hat er immer einen Witz auf Lager. Zum Beispiel den hier:

»Herr Doktor, ich nehme jeden Tag eine Tablette Vitamin D, aber die Halsschmerzen werden nicht besser.«

»Das ist ja auch keine typische Therapie gegen Halsschmerzen, nehmen Sie mal besser eine Schmerztablette!«

»Nein, nein. Es steht sogar auf dem Beipackzettel, dass das hilft!«

»Was steht denn da genau?«

»Vitamin D wirkt gegen Rachitis.«

Das ist freilich Knochenerweichung und keine Rachenentzündung …

Seine Patienten lieben Dr. Winkler. Sie wissen (und sehen), ihm ist nichts Menschliches fremd, er kämpft mit ähnlichen Schwächen wie sie. Da kann der erhobene Zeigefinger im Grunde gleich unten bleiben. Im Gegenzug erwartet Dr. Winkler Ehrlichkeit. Er will, dass seine Patienten Klartext mit ihm reden und nicht verheimlichen, dass die Lust auf Sahnetorte am Wochenende wieder stärker war als der Wunsch, gesünder zu leben. Der Vorteil von so viel Offenheit: Dr. Winkler muss nicht lange herumrätseln, wenn die Zuckertabletten einfach nicht wirken wollen. Der gemeinsame Pakt lautet: aufrichtig, glücklich, menschlich.

Psychologen geben Paaren, die in einer Beziehungskrise stecken, gerne folgenden Rat: Hört auf damit, zu hohe Erwartungen an den Partner zu haben. Macht nicht immer den anderen verantwortlich, wenn es euch nicht gut geht, kritisiert nicht ständig die Unzulänglichkeiten und Fehler des anderen. Schaut lieber auf euch selbst, nehmt euch an, wie ihr seid, und das auf liebevolle Weise. Dominiert den anderen nicht, sondern lasst ihn frei. Nur so kann eine entspannte Stimmung entstehen und der Raum, in dem sich beide entfalten können und gleichzeitig aufgehoben fühlen. Wer auf selbstbewusste Art mit sich im Reinen ist, kann auch den anderen leichter akzeptieren, und zwar so, wie er ist. Er wird eher verzeihen und länger geduldig sein.

Genau so denkt und fühlt auch Dr. Winkler. Seine Patienten danken es ihm mit Compliance, das ist der englische Fachbegriff für Therapietreue. Sie verhalten sich kooperativ und befolgen seine Empfehlungen, selbst wenn hin und wieder mal ein Eisbecher »Tropical« dazwischenkommt …

Für eine gute und aufrichtige Arzt-Patienten-Beziehung kann es auch mal passend sein, den jeweils anderen an ein paar persönlichen Dingen oder Erlebnissen teilhaben zu lassen. Da kann es um Privates gehen, die Kinder, den Urlaub oder interessante Hobbys. Das viele Jahre gepflegte paternalistische, bevormundende System, wo vom Patienten quasi Gehorsam eingefordert wurde, ist überholt und wird heute durch ein partnerschaftliches Miteinander mit aktiver Beteiligung des Patienten ersetzt. Es gilt: lieber anleiten statt anordnen. Das ist durchaus etwas aufwendiger, denn man muss mehr erklären. Aber letztlich ist es nachhaltiger, da der Patient so die Möglichkeit bekommt, auch das Warum einer Therapie zu verstehen.

Eine befreundete Kollegin ist Ärztin für Venenheilkunde. Sie verödet Krampfadern und arbeitet sehr akribisch. Sie macht Ultraschall, prüft Zu- und Abflüsse der Venen, entdeckt erkrankte

Gefäßabschnitte und behandelt diese dann mit großer Gründlichkeit. Schritt für Schritt befreit sie die strapazierten Beine ihrer Patienten von kranken Venen. Das ist eine oft recht zeitaufwendige Prozedur, eine Behandlung kann bis zu neunzig Minuten dauern; während des Eingriffs sind die Patienten die gesamte Zeit wach und ansprechbar.

Auch meine Kollegin ist eine Genießerin. Sie liebt klassische Musik und spielt selbst Horn im Ärzteorchester. Von dieser Leidenschaft für die Musik profitieren auch ihre Patienten: Gemeinsam hört man klassische Musik, spricht über Komponisten und Konzerte oder Anekdoten aus der Musikwelt und verkürzt so die lange Behandlungsdauer. Gern erklärt sie auch, warum gerade Blechbläser häufig Krampfadern haben, ein Thema, zu dem sie auch wissenschaftlich arbeitet: Die Patienten hören gespannt zu und erfahren, dass Bläser beim Musizieren häufig einen so starken Druck im Körper aufbauen, dass das Blut in den Venen nicht angesaugt, sondern eher vom Herzen weggedrückt wird und sich deshalb staut. Das überlastet Gefäße und Gefäßklappen und führt verstärkt zur Bildung von Krampfadern.

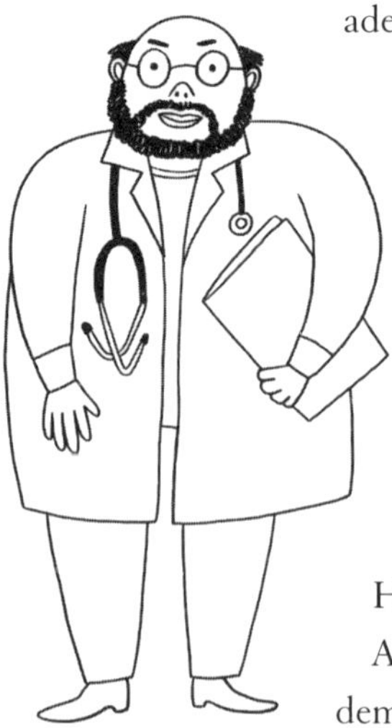

Einige ihrer Patienten sind auch meine, und wenn sie später zu mir in die Praxis kommen, erzählen sie mir immer wieder, wie schön die eigentlich nicht so schöne Behandlung bei meiner Kollegin war und wie angenehm die Atmosphäre. Genießen können heißt entspannen können, auch im Sprechzimmer. Stressreduktion ist wichtig und ein erster Schritt zur Heilung.

Apropos genießen – schnell noch ein Witz aus dem Repertoire von Dr. Winkler.

Ein Orthopäde rügt seinen Patienten: »Sie hätten sich vor der Untersuchung ruhig mal die Füße waschen können.«

»Das hat mein Hausarzt auch gesagt«, antwortet der Patient. »Aber ich wollte mir erst noch eine zweite Meinung einholen.«

Fazit:
Genießer sind gemeinhin eher sympathische Zeitgenossen. Wenn sie dann auch noch kompetente Ärzte sind und Sie sich gut betreut und aufgehoben fühlen, dann herzlichen Glückwunsch!

Der Hypochonder

Es gibt viele gute Gründe für den Berufswunsch Arzt oder Ärztin. Man kann Menschen helfen, Naturwissenschaften sind spannend, der Beruf ist angesehen und vergleichsweise gut bezahlt … EINE Motivation aber wird häufig vergessen: Es gibt eine ganze Reihe von Medizinern, die den Arztberuf vor allem deshalb gewählt haben, weil sie selbst furchtbare Angst vor Krankheiten haben: sozusagen Hypochonder auf der Suche nach Insiderwissen, das ihnen im Ernstfall das Leben retten kann.

Hypochonder beobachten ihren Körper sehr genau, horchen ständig in sich hinein und machen sich Sorgen: Ist das, was da im Bauch zwickt, vielleicht schon ein Magenkrebs? Und deutet der leichte Kopfschmerz links auf einen Hirntumor? Hypochonder werden von Ängsten gequält, die um Krankheiten und den Tod kreisen. Es gibt drei Möglichkeiten, mit diesen Ängsten umzugehen:

Entweder man wird zum Dauergast in den Sprechzimmern und Kliniken dieses Landes.

Oder man geht gar nicht zum Arzt, weil man die böse Diagnose einfach nicht hören möchte.

Oder man wird eben selbst Mediziner, um zu lernen, wie man all die fiesen Krankheiten rechtzeitig erkennen und dann auch behandeln kann. Dafür wird ausdauernd und fleißig gelernt, oft nächtelang. Gute Noten im Studium sichern schließlich das Überleben, vor allem das eigene …

Ihrem Umfeld gehen Hypochonder mit ihrer Macke ziemlich auf die Nerven, das wissen sie natürlich, deshalb suchen viele der betroffenen Ärzte recht ungern die eigenen Kollegen auf. Lieber vermeiden und verdrängen sie. Was aber heißt das für die Arzt-Patienten-Beziehung?

Eigentlich nur Gutes, denn ärztliche Hypochonder können ihre Patienten sehr gut verstehen. Sie wissen, wie sich Angst anfühlt, gerade wenn man mit einem unklaren Befund zum Arzt geht. Sie sind mitfühlend und motivierend, gründlich in der Diagnostik und empathisch im Umgang. Sie verhalten sich so, wie sie selbst gerne behandelt werden würden, sollten sie sich doch einmal zum Arzt trauen. Hypochondrische Ärzte können vor ihrem geistigen Auge sofort alle möglichen schlimmen und weniger schlimmen Differenzialdiagnosen aufrufen, also Krankheiten, die ähnliche Beschwerden hervorrufen und die ein guter Arzt ausschließen muss. Sie haben das alles für sich selbst in Gedanken schon tausendfach durchgespielt. Da sie immer wieder in sich hineinhören und sehr sensibel auf verräterische Symptome achten, können sie diese bei ihren Patienten ebenfalls recht schnell erkennen oder erspüren. Und natürlich ist auch das Lernen mit dem Ende der Ausbildung nicht vorbei. Arzt-Hypochonder sind geradezu wild auf neue Studien und Fachliteratur. Es könnte ja etwas dabei sein, was auch für sie einmal wichtig werden könnte.

Sollten Sie als Patient nun auf einen Arzt treffen, der Hypochonder ist, dann ist das keine schlechte Wahl. Geben Sie ihm eine Chance, denn er nimmt seinen Beruf wirklich ernst.

Außerdem sind solche Ärzte gute Vorbilder für ihre Patienten. Sie versuchen, ihr eigenes, potenziell »furchtbares Schicksal« durch einen vorbildlichen Lebensstil auszutricksen. Selbstverständlich rauchen sie nicht, sie nehmen keine Drogen, Alkohol gibt's maximal in kleinen Mengen, dafür aber viel Sport, besonders Joggen, Schwimmen, Yoga und Pilates; eine gesunde Ernährung und regelmäßiger Schlaf sind ihnen wichtig, und bei Bedarf füllen sie ihre Mineralstoff-Depots mit Nahrungsergänzungsmitteln auf. Hypochondrische Ärzte werden immer auch darauf achten, dass ihr Impfschutz aktuell und vollständig ist, und sie werden alle Vorsichtsmaßnahmen ergreifen, um schwere Infektionen, etwa mit Hepatitis oder HIV, zu vermeiden. Auch das ein Pluspunkt für die Patienten. Gesunder Arzt – gesunde Medizin. Das passt!

Ein weiterer Vorteil: Ärztliche Hypochonder sind häufig bestens vernetzt mit anderen guten Ärzten. Eine Art präventiver Selbstschutz. Denn falls es ihnen doch mal richtig schlecht gehen sollte, wollen sie genau wissen, wer ihnen dann das Leben retten kann. Und von diesem Wissen und diesen Kontakten profitieren ganz gewiss auch Sie als Patient. Offiziell darf ein Hausarzt ja keinen bestimmten Facharzt empfehlen. Aber er kann auf die freie Arztwahl hinweisen und dann sagen, mit wem er gut zusammenarbeitet, wenn der Patient gezielt danach fragt.

Der Begriff Hypochondrie leitet sich übrigens aus dem Griechischen ab: *hypo* bedeutet unter, *chondros* ist der Knorpel. Gemeint ist die Gegend unterhalb der Rippen, eine Region im Oberbauch. Die Menschen in der Antike nahmen an, dass dort in den Eingeweiden die Schwermut sitze, dass alle Gemütskrankheiten aus dem Bauch kämen, von der Galle etwa, die depressiv mache oder für Angstzustände sorge, wenn die Gallenflüssigkeit sich eindicke. Hauptverdächtiger war lange Zeit die Milz, die wir Ärzte, altgriechisch, *Splen* nennen. Daher kommt auch die Redewendung einen »Spleen haben«. Spleen hatte ursprünglich nichts mit einer Meise zu tun, sondern bedeutete: schlechte Laune haben.

Jedenfalls sind die Erklärungsversuche der alten Griechen nur allzu verständlich, denn Angst, Verunsicherung und Panik spüren wir genau in jener Region im Oberbauch, gleich unterhalb der

Rippen. Nicht umsonst spricht man hier auch vom Bauchgefühl. Ein Gefühl, das auch jenen Medizinstudenten durchaus zu schaffen macht, die vor Beginn ihrer Ausbildung noch keine Hypochonder waren. Wer in so kurzer Zeit so viel und so geballtes Wissen über unsichtbare Risiken und gefährliche Krankheiten serviert bekommt, muss schon sehr stark sein, um schwere Gruselattacken zu vermeiden. Das gelingt nicht immer. Dann lautet die Diagnose: »Medical School Syndrome« oder Phantomkrankheit.

Wer herausfinden will, was bei Medizinstudenten und angehenden Pflegekräften aktuell auf dem Lehrplan steht, muss nur darauf achten, welche Krankheitssymptome sie gerade an sich selbst entdecken …

Fazit:
Sollte der Arzt Ihres Vertrauens ein Hypochonder sein: gut für Sie!

Der Leidenschaftliche

Ärzte aus und vor allem Ärzte *mit* Leidenschaft geben uns Hoffnung. Es sind Ärzte, die das Beste verschiedener Arzttypen in sich vereinen. Sie sind zugewandt wie die Genießer, ganzheitliche Könner auf ihrem Spezialgebiet, und sie nutzen wie die Dinos ihr umfangreiches Erfahrungswissen, kombiniert mit dem Einsatz modernster Medizintechnik. Es sind Ärzte, die auch ich bewundere. Zweien davon – einem berühmten Herzchirurgen und einem auch international sehr gefragten Neurochirurgen – habe ich in Vorbereitung auf dieses Buch besonders aufmerksam zugehört. Beide erzählten voller Hingabe von der Faszination für das Organ, das im Zentrum ihres Berufslebens steht; aber sie sprachen auch offen von ihrer Angst vor dem Scheitern, von ihrer Angst, Fehler zu machen.

Die Chirurgen sagten sinngemäß: »Man muss einen hohen Anspruch in sich fühlen und den Wunsch, zu den Besten der Zunft zu gehören. Die Anspannung ist maximal. Man ist bei einer schwierigen Operation so konzentriert, dass man stundenlang nicht merkt, dass man eigentlich auf die Toilette muss. Und immer ist da die Angst vor Überraschungen, vor schwerwiegenden Komplikationen. Nicht alles lässt sich vorher exakt planen, die Biologie schlägt uns da manchmal ein Schnippchen. Als Chirurg kann man sich nicht vor der Verantwortung drücken, man muss für das Ergebnis einstehen. Unser Beruf gleicht dem eines Bergsteigers: Es ist eine tägliche Gratwanderung zwischen Gipfelglück und Abgrund.«

Wie echte Bergsteiger achten leidenschaftliche Ärzte auf ihre Fitness, denn sie wissen, wer zum Beispiel am OP-Tisch konzentriert arbeiten will, braucht eine gute Kondition. Nach vielen Stunden ist das Gehirn leer und der Körper verspannt, und dennoch darf kein Fehler passieren. Leidenschaftliche Mediziner investieren auch einen großen Teil ihrer Lebenszeit in ihr Fach, sie bilden

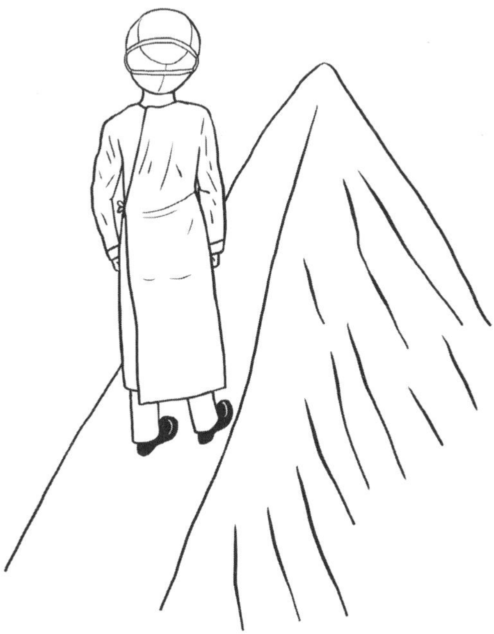

sich fort und arbeiten Tage, Nächte und Wochenenden durch. Nur so lernt man aus ihrer Sicht den Verlauf und die Stadien einer Krankheit genau kennen. Davon sind auch die beiden oben erwähnten Chirurgen überzeugt: Wer konsequent nach acht Stunden Dienst Feierabend mache, versäume viel. Das sei gut fürs Familienleben, aber weniger gut für die Patientenversorgung. Ein offenbar unlösbares Dilemma.

Ähnlich wie die Medizin-Dinos beobachten die beiden Chirurgen kritisch, dass der durchaus berechtigte Wunsch nach ausgewogener Work-Life-Balance bei den nachfolgenden Arztgenerationen zur Folge hat, dass es weniger ganzheitliche Operateure gibt. Also solche etwa, die das gesamte Herz operieren können. Heute gibt es Spezialisten für Herzklappen oder Herztransplantationen, es gibt Chirurgen nur für Erwachsenen- oder nur für Kinderherzen, Spezialisten nur für Bypässe oder nur für Herzrhythmusstörungen. Es kommt zu immer stärkerer Subspezialisierung und damit zum Verlust der Ganzheitlichkeit.

Ärzte, die ihren Beruf mit Leidenschaft leben, machen sich häufig Gedanken über das, was einen guten Mediziner – abgesehen vom ganzheitlichen Blick auf den Patienten – ausmacht. Viele nennen als Erstes ein »gutes Verhältnis« zum Patienten. Doch wie definiert man das? Bei der Antwort auf diese Frage sind sich beide Spitzenchirurgen einig: Es sei wichtig, direkt und offen auf den Patienten zuzugehen und ihm zu zeigen, dass man mitfühlt und sich Gedanken macht. Für diesen Typ Arzt ist der Patient eine eigene Persönlichkeit, ein Individuum und eben nicht nur eine Nummer, eine Diagnose, eine Milz oder eine Schilddrüse. Der leidenschaftliche Arzt zeigt seinem Beziehungspartner Patient, dass man an einem Strang zieht, den Weg der Diagnose und der Therapie gemeinsam geht. Das beruhigt und macht stark.

Nicht alle Chirurgen sind so gestrickt. Es gibt Ärzte, die einfach nur operieren wollen. Es ist eine berufliche Herausforderung für sie, wenn ein zertrümmertes Bein oder ein verschlossener Darm zu reparieren sind. Sie wollen keine emotionale Bindung an den Patienten, sie wollen nicht an den Menschen hinter der Diagnose denken. Diese Distanz hilft ihnen, in brenzligen Situationen kühl und sicher die richtigen Entscheidungen zu treffen. Gleichzeitig aber fällt es genau diesen Ärzten schwer, auf ihre Patienten zuzugehen und ihnen zu erklären, was sie tun wollen oder getan haben. Sie sind zwar hervorragende Operateure, schaffen es aber nur selten, eine vertrauensvolle, den Heilungsprozess unterstützende Beziehung aufzubauen.

Ärzten, die ihren Beruf mit Leidenschaft ausüben, kann man überall in der Medizin begegnen. Ihre Zugewandtheit ist gerade in Bereichen, bei denen Patienten eine gewisse Scham empfinden, ein echter Pluspunkt. Wobei diese Scham eigentlich unnötig ist. Denn die meisten Ärzte suchen sich genau die Fachrichtung aus, die zu ihnen passt. Zu ihrem Wesen, ihren Vorlieben und ihrer psychischen Struktur. Wer also einen Termin beim Proktologen hat, kann sicher sein, dieser Arzt macht das richtig gern, was er da tut. Kein Grund für Scham oder Peinlichkeit – Proktologen lieben die vielen kleinen Po-Löcher, die sie wieder gesund machen können.

Eine besondere Gruppe unter den leidenschaftlichen Ärzten sind all jene, die zusätzlich ehrenamtlich im Einsatz sind. Ärzte mit einer Mission, Ärzte ohne Grenzen, Ärzte, die Obdachlosen, Flüchtlingen und anderen Menschen ohne Krankenversicherung medizinisch helfen. Hier in Deutschland, aber auch überall in der Welt. In Kriegs- und Krisenregionen und genau dort, wo diese selbstlose Hilfe dringend notwendig ist. Oft nutzen diese Ärzte dafür ihren Urlaub, eine menschliche Geste, neben ihrem normalen Berufsalltag. Es sind mutige Frauen und Männer, aufopfernd, abenteuerlustig und fast immer bescheiden. Sie kennen Demut. Es sind Ärzte, die nicht wahnsinnig zimperlich sind und die in der heimischen Praxis vermutlich kein allzu großes Verständnis für die Angst ihrer Patienten vor Cellulite oder Dehnungsstreifen haben. Auch heftige Klagen über unser Gesundheitssystem werden sie eher mit Kopfschütteln oder gar Protest quittieren. Denn im Vergleich zu dem, was sie in den meisten anderen Ländern dieser Welt vorfinden, geht es Patienten und Ärzten hier bei uns beeindruckend gut.

Fazit:
Hören Sie auf Ihr Bauchgefühl: Wenn Sie bei einem Arzt Leidenschaft spüren, dann sind Sie da bestimmt gut aufgehoben. Dieser Arzt lebt und liebt sein Fach. Er ist garantiert ein aufmerksamer und guter Gesundheitspartner. Auf jeden Fall ausprobieren.

Der Heiler

Ein Freund – 45 Jahre alt, von Beruf Banker und in ständiger Angst vor Krankheiten – wurde immer ganz andächtig, wenn er von Daniel berichtete. Daniel ist sein Arzt. Angeblich der beste überhaupt, ein Medizinmann, ein Heiler. Und offenbar einer der Ärzte, die sich von ihren Patienten duzen lassen. Das sorgt aus ihrer Sicht für Nähe und gibt den Patienten das Gefühl, gewissermaßen zum medizinischen »Inner Circle« zu gehören.

Ich wurde dem Kollegen bei einem Dinner vorgestellt. Ich war neugierig, über welche besonderen Qualifikationen er verfügte, und auf die entsprechende Nachfrage zählte er bereitwillig auf, was er alles kann: Hausarzt, Naturheilkundler, Chinesische Medizin, Anti-Aging, Sportmedizin, Internist, Psychologe, Chirurg, Reise-/Tropenmedizin … Ach ja, und ein großartiger Palliativmediziner sei er auch. Jedenfalls habe er für jedes Leiden eine Lösung, es gebe keine Frage, auf die er keine Antwort wüsste. Daniel war komplett von sich überzeugt und dabei sehr charismatisch. Ein blendender Blender?

Mein Freund, Daniels Patient und Jünger, platzte jedenfalls vor Stolz. Er fühlte sich gegen jegliche Unbill gefeit, mit seinem Zauberarzt an seiner Seite, und erklärte mir, wie total gesund, schlank, fit und in der Blüte seines Lebens er nun stehe, seit er bei Daniel eine Bioresonanztherapie gemacht habe. Auch die Energiesteine und das Magnetarmband hätten eine super Wirkung. Nicht zu vergessen das Auspendeln; seitdem verzichte er bewusst auf einige Lebensmittel, andere wiederum verspeise er in rauen Mengen. Spezielle Pilze, Curcuma, MSM (Schwefelverbindung), OPC (sekundärer Pflanzenstoff, Traubenkernextrakt) und andere Nahrungsergänzungsmittel … Gut, die seien schon etwas teuer, die Kassen würden das ja leider nicht bezahlen, aber der Erfolg würde Daniels Therapievorschlägen recht geben. Der solchermaßen gerühmte »Doktor Placebo« grinste zufrieden in die Runde

Placebo ist lateinisch und heißt »ich werde gefallen«. Tatsache ist, dass jede Art von Zuwendung in der Medizin bereits einen Heilimpuls auslösen kann und damit einen Placeboeffekt. Zuckerpillen ohne jeden Wirkstoff, die aber mit wichtiger Miene als Medikament verabreicht werden, können bei einem Menschen eine Wirkung erzielen, allein weil er daran glaubt. Die Psyche hilft dabei. Sie löst immunologische oder neurobiologische Effekte im Körper aus, die man messen kann und die durch die Zuckerkugel oder durch andere wirkstofffreie Medikamente angestoßen werden. Besonders gut ist dieser Effekt bei Schmerzmitteln, Antidepressiva, Antiallergiemedikamenten und Schlaftabletten erforscht: In zahlreichen Studien konnte belegt werden, dass auch Testpersonen, denen man ein wirkstofffreies Präparat verabreicht hatte, eine Besserung ihrer Beschwerden feststellten.

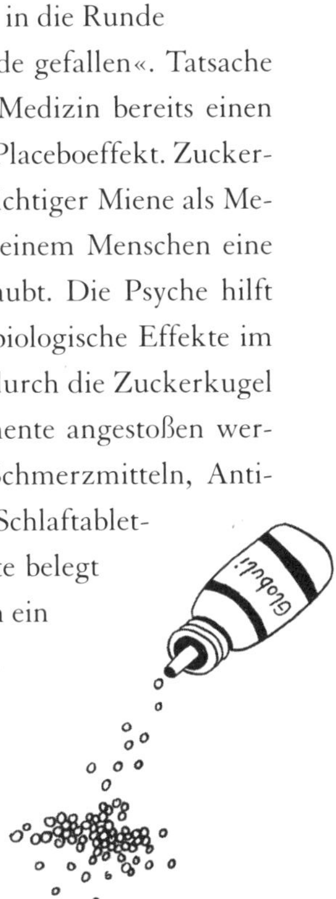

Die Homöopathie basiert auf diesem Effekt. In Globuli ist kein messbares

Wirkstoffmolekül mehr nachweisbar, aber viele Menschen schwören trotzdem auf die Heilkraft der Kügelchen und erzählen dazu packende Geschichten, wie die Globuli bei ihnen, bei Bekannten oder ihrem Hund bestens gewirkt hätten.

Die Homöopathie hat eine lange Geschichte. Sie wurde bereits um das Jahr 1800 von Christian Friedrich Samuel Hahnemann begründet, aber erst in der Zeit des Nationalsozialismus gewann sie gesellschaftlich an Bedeutung. Sie wurde als »neue deutsche Heilkunde« der »verjudeten Schulmedizin« entgegengesetzt und mit Hunderten Millionen von Reichsmark staatlich gefördert. An vielen Universitäten gab es Lehrbeauftragte für Homöopathie, es wurden homöopathische Krankenhäuser und Klinikabteilungen gegründet, und das Reichsgesundheitsamt gab Untersuchungen zur Wirksamkeit in Auftrag. Diese Forschungsarbeiten wurden 1939 ohne offiziellen Abschlussbericht eingestellt, weil die klinischen Untersuchungen keinerlei Erfolge gezeigt hatten. Im Gegenteil: An der Studie beteiligte Ärzte wie der Homöopath Fritz Donner sprachen von einem »totalen Fiasko« für die Homöopathie.

Bis heute gibt es keine allgemein anerkannte Untersuchung, die eine über den Placeboeffekt hinausgehende Wirksamkeit homöopathischer Arzneimittel belegen kann. Deshalb werben Kritiker dafür, dass homöopathische Präparate und Behandlungen nicht mehr von den gesetzlichen Krankenkassen bezahlt werden. Betriebswirtschaftlich fällt das kaum ins Gewicht; die Kritiker bemängeln allerdings, dass die Homöopathie durch die Kostenübernahme quasi geadelt und in den Rang einer wirksamen Behandlung gehoben würde, wofür jeder Beleg fehle.

Auch »klassische« Medikamente erzielen übrigens einen Placeboeffekt. Der kann 10 bis 60 Prozent der Wirksamkeit betragen, je nach Krankheit und zum Beispiel Alter des Patienten. Aus diesem Grund ist eine seriöse Arzneimittelstudie immer »placebokontrolliert« und »doppelt blind«. Das heißt: Ein gutes Medikament muss immer besser wirken als ein Placebomittel, und weder die an der Studie teilnehmenden Patienten noch die Ärzte dürfen wissen, welches der beiden Testprodukte der Proband erhalten hat. Das erfahren die verabreichenden Ärzte erst am Ende der Versuchsreihe.

Wussten Sie, dass auch eine vorgetäuschte Operation Placeboeffekte erzielen kann? Dafür wird die Haut des Patienten nur eingeritzt, ohne den Körper zu öffnen, und dennoch so getan, als hätte eine vollständige OP stattgefunden. Auch hier stellen sich Heilungserfolge ein. In vielen Studien gab es sogar keinen Unterschied zwischen einer Placebo-Operation und einem echten chirurgischen Eingriff.

Geht ein Patient fest davon aus, dass eine medizinische Maßnahme hilft, ist der Placeboeffekt besonders groß. Das ist auch die Erklärung dafür, warum so viele pseudowissenschaftliche Verfahren in der Medizin und Paramedizin vermeintlich erfolgreich sind, obwohl kein ausreichender wissenschaftlicher Nachweis ihrer Wirksamkeit vorliegt. Neben der Homöopathie sind das – und jetzt vor dem Weiterlesen bitte einmal kräftig Luft holen – Bioresonanz- und Vitalfeld-Therapie, Orgonstrahler und Orgonakkumulatoren, Abschirmmatten mit Erdung gegen Elektrosmog, Magnetplättchen zur Energetisierung von Multivitaminprodukten, Magnetfeld-Therapien für Muskelentspannung, Bachblütentherapie, Pneumatische Pulsationstherapie, intraperitoneale Ozontherapie, Mentalfeldtherapie, Frischzellentherapie, Reinkarnationstherapie, Intraossäre Neuraltherapie nach Rau, Quantenheilung, Lateralitätstraining nach Fred Warnke, Sensorische Integrationstherapie, Neurotropische Kochsalzinjektionen nach Desnizza, Heilsteintherapie, Aromatherapie und, und, und …

Besonders deutlich wird der Placeboeffekt bei Arzt- oder Heilertypen, die über ihre Aura und ihr Auftreten sehr überzeugend wirken. Wie der Schamane Daniel, der viele dieser Methoden in seinem Repertoire hat. Er war so glaubhaft in dem, was er sagte, dass ich mir vorstellen konnte, dass viele Patienten ihm zuliebe irgendein Symptom, irgendein Leiden entwickeln wollten, nur damit ER es behandelte. In meinem Kopfkino entstanden Bilder von Daniel bei der Arbeit, wie er mit zauseliger Langhaarfrisur in seiner Praxis herumschwebte und Patienten mit Rauchzeichen in sein Heilerzelt lockte, um ihnen dann mit viel Tamtam den einen oder anderen Euro zu viel aus der Tasche zu ziehen. Mir ging der Typ schlicht und ergreifend auf die Nerven. Was bei solchen Arzt- oder Heilertypen wirkt, ist also keinesfalls nur die Behandlung X oder die Methode Y, es ist offenbar der Dreiklang von Vertrauen, Zuwendung und heilenden Händen.

Der Placeboeffekt ist allerdings etwas, das auch »klassische Mediziner« sinnvoll nutzen und einsetzen sollten, und da geht es um mehr als die »magische Wirkung« des weißen Arztkittels. Es tut einem Arzt gut, wenn er sich nicht nur um molekulare Mechanismen, die Biochemie der Zellen, um messbar Körperliches und den Verstand kümmert, sondern auch die Seele und das Gefühl der Patienten im Blick hat. Damit bekommt man einen ganzheitlichen Blick auf seine Patienten, und Heilen wird etwas Erhabenes: Man behandelt nicht nur eine Krankheit, sondern einen Menschen. In der Sehnsucht nach einem solchen Ansatz liegt übrigens auch das »Erfolgsgeheimnis« der Homöopathie, weniger in der Kraft ihrer Globuli.

Gute »Heiler« und Ärzte wissen um ihre Wirkung auf die Patienten. Sie wissen, jeder Blick, jedes Wort kann wichtig sein und auch die Art und Weise, wie sie etwas sagen. Formuliert man etwas positiv oder negativ? Wenn wir Ärzte zum Beispiel sagen: »Sie müssen keine **Angst** haben, das **tut** nicht **weh,** ich hoffe, Sie haben keine **Schmerzen**«, lösen wir genau das Gegenteil aus. Das Gehirn achtet auf Signalwörter, nicht auf den Zusammenhang.

Negativ besetzte Worte wie Angst, wehtun oder Schmerzen wirken als negative Suggestion. Die Folgen: Angstgefühl, die Untersuchung tut weh, und der Patient hat Schmerzen. Hier spricht man auch vom Noceboeffekt.

Besser wäre es zu sagen: »Sie können ganz **gelöst** sein, das dient Ihrer **Sicherheit,** ich mache es ganz **zart,** ich bin **vorsichtig,** wir können **optimistisch** sein, es wird **leicht** zu **verkraften** sein, das **kriegen** wir **hin.**« (Der Satz »Wir schaffen das!« war also in dieser Hinsicht gar nicht sooo schlecht … ☺)

Dass das Gehirn oft nur einzelne Worte mitbekommt, herausgelöst aus dem Kontext, erleben Ärzte täglich. Ein Klassiker aus dem Praxisalltag ist das folgende Beispiel: Wenn ein Arzt seinen Patienten auffordert, sich auf den Rücken zu legen, drehen sich Patienten in einer Vielzahl der Fälle auf den Bauch und kehren dem Arzt den Rücken zu. Sie hören nur »Rücken«, der Rest der Aussage verschwindet irgendwo im Nirgendwo.

Worte lösen Emotionen oder Reaktionen aus. Deshalb ist es wichtig, sie bewusst zu wählen. In unserem Gehirn ist das Limbische System für die Verarbeitung von Emotionen zuständig. Auch die Wahrnehmung des Schmerzes und dessen Bewertung wird hier beeinflusst. Forscher konnten beweisen, dass es wichtig ist, positive Erwartungen in einem Patienten zu wecken. Sie untersuchten das beim Thema Schmerzen. Die können effektiver gelindert werden, wenn der Patient an die Wirksamkeit einer medizinischen Intervention glaubt. Mit funktioneller Magnetresonanztomografie (MRT) konnten die Wissenschaftler die Antworten des Gehirns auf verschiedene Schmerzreize ermitteln, nachdem sie gesunden Probanden Placeboschmerzmittel verabreicht hatten. Wenn die Probanden durch ein positives Arzt-Patienten-Gespräch eine hohe Erwartung an den Nutzen des Medikaments hatten, aktivierten sie in ihrem Gehirn die Belohnungszentren; eine niedrige Erwartung zeigte dagegen eine Aktivierung in den klassischen Schmerzzentren.

Wer als Arzt diesen Effekt nutzen möchte, sollte seinem Patienten gegenüber also die positiven Seiten einer Behandlung betonen. Etwa, dass er ihm gerade ein sehr effektives Medikament verordnet, das auch schon vielen anderen gut geholfen hat. Mögliche Nebenwirkungen sollten im Aufklärungsgespräch nicht verschwiegen werden, aber der Fokus sollte eher auf den hoffnungsvollen Aspekten liegen. Wer den Schwerpunkt auf das mögliche Versagen einer Therapie legt, würgt die suggestiven positiven Verstärker beim Heilungsprozess von vornherein ab.

Wenn Menschen über Sprache oder direkte Zuwendung nur noch schwer zu erreichen sind, vermindert sich der Placeboeffekt. Bei Alzheimerpatienten etwa ist die Vernetzung verschiedener Gehirnzentren beeinträchtigt. Deshalb ist es bei ihnen manchmal erforderlich, Schmerzmittel höher zu dosieren, weil der verstärkende Glaube an die Wirksamkeit des Medikaments entfällt.

Aber zurück zu unserem Heiler Daniel: Für seine Patienten ist er wohl vor allem deshalb ein großartiger Mediziner, weil er neben all seinen Spezialisierungen und Zusatz-Facharztbezeichnungen vor allem ein guter Intuitivmediziner ist. Er spürt, wie es seinen Patienten geht, und sie spüren seine Zuwendung und Hingabe. Ein solch vertrauensvolles Arzt-Patienten-Verhältnis kann die Heilungschancen deutlich verbessern, das belegen zahlreiche Untersuchungen. Insofern würde ein bisschen mehr »Heiler« allen Ärzten guttun und den Patienten natürlich auch.

Weil Patienten genau das bei ihren Ärzten häufig vermissen, suchen viele Rat und Unterstützung bei Heilpraktikern. Auch wenn die meisten Angehörigen dieser Berufsgruppe es sicher gut meinen – ihre Ausbildung ist nicht mit der eines Arztes oder Psychotherapeuten zu vergleichen. Ein »Antrag auf Erteilung einer Heilkundeerlaubnis« klappt formlos mit den folgenden Voraussetzungen: Der zukünftige Heilpraktiker muss über einen Hauptschulabschluss verfügen, das Alter von 25 Jahren vollendet haben,

»sittlich zuverlässig sein« (amtliches Führungszeugnis) und ausreichend gesund. Die Ausbildung ist weder standardisiert oder reguliert, noch gibt es orientierende Leitlinien oder gar eine Qualitätskontrolle. Sogar ein Selbststudium ohne jeden Patientenkontakt wird akzeptiert. Am Ende muss nur eine vergleichsweise kurze Prüfung abgelegt werden, die bestätigt, dass man keine Gefahr für die Bevölkerung darstellt und über medizinisches Basiswissen verfügt. Besteht man die Prüfung nicht, darf man sie so oft wiederholen, wie man möchte, muss dafür aber jedes Mal eine Gebühr zahlen. Die staatliche Anerkennung wiegt Patienten in falscher Sicherheit.

Heilpraktiker nehmen sich in der Regel viel Zeit, Patienten fühlen sich dort gesehen und wahrgenommen, aber leider kommt es immer wieder zu gefährlichen Heilversprechen: oft aus einer Mischung aus falscher Bewertung von Symptomen, Ahnungslosigkeit, Ignoranz und manchmal auch Hybris. Ich hatte eine Patientin, die mit einem fortgeschrittenen schwarzen Hautkrebs zu mir kam. Sie hatte sich bis dahin von einer Heilpraktikerin behandeln lassen, die die bösartigen Hauttumoren durch das Auflegen von Edelsteinen besiegen wollte. Leider kam nun jede Hilfe zu spät, die Patientin starb. Ein anderer meiner Patienten wollte seinen Blutkrebs nicht von einem Hämatologen, sondern lieber von einem »Spezialisten für Quantenmedizin« therapieren lassen. Quantenmedizin erinnert stark an den Begriff »Quantenphysik«, nicht wahr? Das klingt sehr wissenschaftlich, ist aber ein erfundenes Konstrukt, das Menschen mit unverständlichen Wissenschaftsvokabeln beeindrucken soll. Es ist einfach nur Quantenquatsch.

Fazit:

Wer heilt, hat recht – dieser Satz stimmt, aber nur solange nicht wegen irgendeines Hokuspokus die richtige Therapie verschleppt wird oder gar ausbleibt. Ein bisschen ärztliches Chichi stärkt die

Beziehung und schafft eine gute Verbindung. Nett und zugewandt zu sein ist wichtig, aber für sich genommen kein ausreichendes Kompetenzsiegel. Bleiben Sie also auch bei »Heiler«-Typen wachsam, fragen Sie kritisch nach und informieren Sie sich ruhig bei anderen Ärzten, denen Sie vertrauen, über die Qualität und den Ruf des Kollegen. Meiden Sie Quacksalber, die wirksame Therapien verzögern oder verhindern. Das kann lebensgefährlich sein! Ansonsten viel Spaß mit dem Aluhut.

Der Chaot

Er ist auf den ersten Blick recht gut zu erkennen: Die weiße Hose ist oft ungebügelt, der Kittel schon etwas vergilbt. Der Chaot kommt häufig zu spät zur Arbeit – man sitzt also gern etwas länger im Wartezimmer –, denn er hat immer viel zu tun. Privat ist er ein Abenteurer, er liebt das menschliche Miteinander, auch im Beruf, braucht dabei aber immer seine Freiheit. Er ist eine schillernde Persönlichkeit und zugleich ein echter Sympath, weshalb die Patienten ihm gar nicht ernsthaft böse sein können, wenn sie mal wieder zu lange auf die Untersuchung warten mussten. Mit Charmealarm gewinnt er sie immer wieder für sich.

Der Psychoanalytiker Fritz Riemann beschreibt in seinem Buch »Grundformen der Angst« vier verschiedene Persönlichkeitstypen: schizoide, depressive, zwanghafte und hysterische Persönlichkeiten. Der Chaot zählt für Riemann zu den Hysterikern. Solchen Charakteren erscheint es pedantisch und kleinlich, immer pünktlich zu sein, sich die Zeit gut einzuteilen und zu planen. Chaotisch-hysterische Ärzte werden getrieben von kreativem Wahnsinn und haben starke Suggestivkräfte. Ihre Patienten hängen an ihren Lippen und glauben gerne jedes Wort – die perfekte Voraussetzung für einen Placeboeffekt. Diese Ärzte möchten lieben und geliebt werden und tragen somit auch narzisstische Züge.

Ich hatte selbst einmal eine Kollegin, eine unglaublich sympathische Frau, man war augenblicklich schockverliebt, wenn man ihr begegnete. Auch ihre Patienten verehrten sie. Das Wartezimmer war voll von liebenswerten kleinen Details, die sie für ihre Patienten erdacht hatte. Und – Sie ahnen es schon – das war auch gut so, denn häufig verbrachten die Patienten hier etwas mehr Zeit. Hin und wieder passierte es, dass die Ärztin selbst zwei Stunden zu spät zur Sprechstunde kam. Das war ihr selbstverständlich unangenehm, und sie wollte auf jeden Fall vermeiden, dass die Patienten das mitbekamen, wenn sie an ihnen vorbei in »Zivil« durch die Praxis lief. Also kraxelte sie heimlich von außen über eine extra bereitgestellte Leiter die Hauswand hoch und schlüpfte im ersten Stock durchs Fenster in ihr Sprechzimmer. Dort angekommen, wurden schnell die Haare sortiert, der Kittel übergezogen, und dann ging's ins Wartezimmer, um endlich den nächsten Patienten aufzurufen, der eigentlich der erste war …

So charmant und entwaffnend chaotische Ärzte sein können, man braucht als Patient schon eine gehörige Portion Gelassenheit und Nachsicht, um nicht zu verzweifeln. Im Kollegenteam sind sie oft eine Zumutung. Sie lassen Arztbriefe undiktiert, kommen mit der Sprechstunde nicht hinterher, nehmen aber immer noch mehr Patienten an, weil sie irgendwie allen helfen wollen. Sie sind sprunghaft, räumen die Behandlungszimmer dauernd um, und auch mit dem Geld nehmen sie es nicht immer so genau. Abrechnungsregularien, Steuervorschriften, Bilanzen – all das ist ihnen ein Graus.

In einer Praxisgemeinschaft können solche Chaoten nur mit einem zwanghafteren Kollegen überleben, der ihre Defizite ausgleicht. Leicht ist so ein Miteinander nicht, immer wieder kommt es zu Kämpfen, manchmal auch zum Bruch der Gemeinschaft: Logik versus bunten Blumenstrauß, da brauchen beide Parteien ein dickes Fell.

Der Chaot liebt Spontanität und hasst Struktur, heilen ist für ihn ein kreativer Prozess, er fühlt seine Patienten und hat gleichzeitig so viel um die Ohren, dass er manchmal leider nur mit einem zuhören kann. Aber es gibt ja soooo viel Wichtiges zu tun: Hier die Welt retten, da noch eine WhatsApp-Beratung über einen unklaren Befund, hier einen netten Plausch halten und da noch schnell nebenbei eine Fortbildungsveranstaltung planen. Der Chaot ist immer in Eile und der Tag um viele Stunden zu kurz. Während sich auch dieser Typus Arzt wie viele seiner Kollegen als Halbgott in Weiß fühlt, erleben ihn seine Patienten oft als Halbgott in Schweiß. Vor allem zwanghafte Patienten sind bis zu einem gewissen Grad von diesem Wesen angezogen oder fasziniert, weil es so gegensätzlich zu dem ist, was sie leben. Treibt das Chaos jedoch allzu wilde Blüten, bevorzugen sie lieber einen etwas strukturierteren Charakter.

Fazit:
Chaoten sind oft gute Ärzte, weil sie ihre Patienten lieben und auch von ihnen geliebt werden möchten. Sie sind kreativ, spontan, engagiert und empathisch. Gleichgültigkeit kennen sie nicht. Als Patient sollte man allerdings immer mitdenken, damit im Chaos nichts Wichtiges vergessen wird.

Wenn Sie mit solchen Typen klarkommen, dann ist das fachlich und menschlich sicher ein Gewinn, nur gute Nerven und etwas mehr Zeit müssen Sie schon mitbringen …

Ärzte-Klischees

Nach all diesen verschiedenen Charakteren und Typen kann es nicht schaden, sich noch ein paar Berufsbilder aus der Ärzteschaft anzuschauen. Schließlich wollen wir genau wissen, auf wen wir uns da im Fall des Falles einlassen. Ich hoffe nur, dass jetzt kein Arzt mitliest, denn wie bei allen Stereotypen und Schubladen wird es immer Kollegen geben, die sagen: ICH pass da nicht rein, ICH bin ganz anders. Vielleicht fühlt sich der eine oder andere aber auch ein wenig ertappt. Ich glaube, das ist gar nicht so unwahrscheinlich …

Apropos Klischees, was halten Sie von den folgenden?

Der Internist weiß alles, kann aber nichts.

Der Chirurg kann alles, weiß aber nichts.

Der Pathologe kann alles, weiß alles, aber zu spät.

Der Psychiater kann nichts, weiß nichts, aber hat für alles Verständnis.

Klischees hin oder her, in der Regel gibt es durchaus Gründe, warum sie überhaupt in die Welt kommen. Auf unser Thema übertragen heißt das: Es ist nur selten Zufall, dass Arzt und Fachrichtung sich gefunden haben.

Beginnen wir mit den **Chirurgen,** über die wir ja schon ein wenig erfahren haben. Chirurgen sind nicht zimperlich. Sie sind fasziniert von der Schönheit der menschlichen Anatomie. Was andere Menschen erschreckt, das lieben sie. Abgetrennte Gliedmaßen, geöffnete Bauchhöhlen oder Schädeldecken, alles kein Problem. Ein Chirurg ist gern handwerklich tätig und mag das Quäntchen Action, wenn zum Beispiel überraschend eine Blutung gestillt werden muss. Das Austreten jeglicher Arten von Körpersäften ist nichts, was ihn aus der Ruhe bringen würde. Ich traf im Ausland mal einen Kollegen, der stand (hygienisch unzulässig) gerne barfuß am Operationstisch, vor allem wenn er Hüftknochen sägte. Seine Begründung: Es lohne sich einfach nicht, Schuhe anzuziehen, weil man die nach der OP wieder aufwendig vom Blut säubern müsse. Das Abduschen der nackten Beine gehe da einfach schneller …

Das lange Stehen beim Operieren und das spontane Reagieren auf unvorhersehbare Schwierigkeiten erfordert körperliche Fitness, Ausdauer, mentale Stärke und eine hohe Belastbarkeit. Und auf die ist man stolz. Ein befreundeter Chirurg verglich seine Zunft einmal ganz bescheiden mit der Delta Force, einer US-amerikanischen Spezialeinheit der Armee.

Für das Bauchknurren OP-Haken haltender Studenten hat der Chirurg nur Spott übrig: »Gehören Sie etwa auch zu diesen Typen, die tagsüber etwas essen müssen?«

Chirurgen hören während der Arbeit gern Musik, so wie Mechaniker in der Autowerkstatt, der Patient schläft ja eh. Weshalb man am OP-Tisch auch so schön Zoten reißen kann. Da Männer in dieser Berufsgruppe dominieren, sind die durchaus mal sexistisch. Während meiner Ausbildung hielt ich bei vielen Operationen die Haken, badete meine Arme dabei gezwungenermaßen in austretenden Körperflüssigkeiten und musste die derben Scherze meiner männlichen Kollegen erdulden. Ich konnte ja nicht empört die Haken loslassen und wegrennen.

Als zarte Seele ist man unter Chirurgen jedenfalls nicht gerade gut aufgehoben. Aber wir lieben sie trotzdem irgendwie.

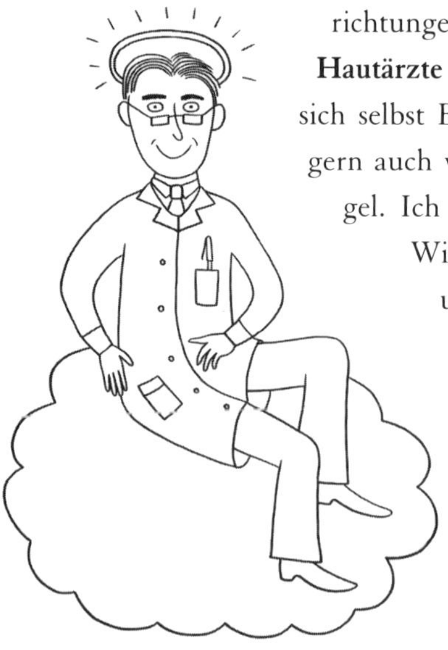

Natürlich haben auch Vertreter anderer Fachrichtungen ihre typischen Besonderheiten. Viele **Hautärzte** mögen es ästhetisch. Einige spritzen sich selbst Botox und Hyaluronsäure ins Gesicht, gern auch vor dem heimischen Badezimmerspiegel. Ich vermute, dass sie ähnlich wie Oscar Wildes Dorian Gray auf ewige Jugend und Schönheit hoffen und Alter und Tod einfach wegspritzen wollen, indem sie am eigenen Körper Fassadenarbeiten vornehmen – manchmal mit barockem Ergebnis.

Übertroffen werden sie darin nur noch von **Schönheitschirurgen,** die sich gelegentlich zum gottgleichen

Schöpfer aufschwingen, wenn sie Gestalt und Aussehen eines Menschen verändern und dabei oft dem eigenen Schönheitsideal anpassen. Nicht immer erschließt sich dem Betrachter dieser Kunstwerke das zugrunde liegende Ideal … Es ist nur ein schmaler Grat zwischen Kunst und künstlich, und am Ende lässt sich die Natur ja doch nicht so einfach überlisten. Umso schräger die tiefe Enttäuschung eines Schönheitschirurgen, dem ich einst verriet, dass ich mir die Haare färbe.

Kardiologen zeigen auf andere Weise, wie göttlich und wichtig sie sind, sie inszenieren sich gern als die Könige der Herzen. Das unterstreichen sie bevorzugt durch schicke Autos, stilvollen Sport wie Tennis oder Golf und einen gehobenen Lebensstil. Gemeinsam mit den **Zahnärzten** gelten sie aufgrund ihres Kleidungsstils und ihres Erscheinungsbildes als die Juristen unter den Ärzten. Apropos Zahnärzte – die sind oft zwanghaft genau, gut organisiert, strukturiert und sehr pragmatisch. Entgegen allen Klischees ist ihnen Sadismus eher fremd. Also, den meisten zumindest …

Radiologen sagt man gerne nach, dass sie vor allem aufs Geld schauen würden. Das stimmt so nicht ganz. Es sind eher diejenigen, die im Medizinertest besonders gut beim Thema Schlauchfiguren abgeschnitten haben. Als Kinder liebten sie Wimmelbilder.

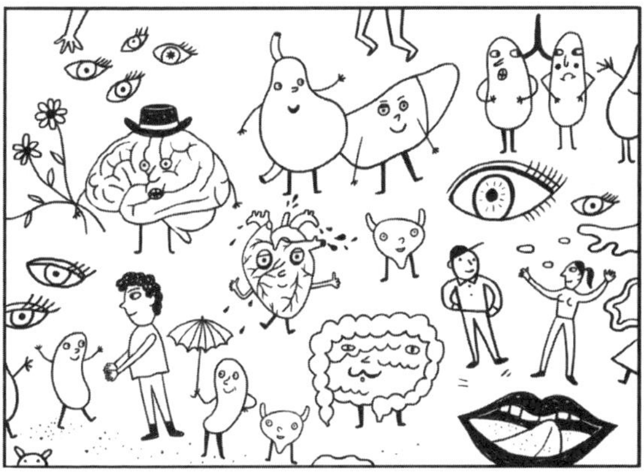

Sie verbringen einen Großteil ihrer Arbeitszeit im Dunkeln und suchen nicht unbedingt das Gespräch mit den Patienten. Wenn sie dann aber doch mal direkt gefragt werden, dann lieben sie es, MRT-Aufnahmen und Röntgenbilder mit großer Leidenschaft und Detailverliebtheit zu beschreiben.

Toxikologen schauen recht misstrauisch auf ihre Umwelt. Sie wittern überall Gifte und testen auch ihre eigenen Lebensmittel und Leitungsrohre auf mögliche Belastungen. Kleidung wird erst getragen, wenn sie drei Mal gewaschen wurde, damit alle Pestizide raus sind. Schwermetalle werden mit starken Medikamenten ausgeleitet. Dann erst fühlen sie sich frei und entgiftet.

Hausärzte müssen mit einem großen Widerspruch leben. Denn ihr Selbstbild entspricht leider häufig nicht der Wahrnehmung durch die Außenwelt. Viele Allgemeinmediziner verstehen sich als die wahren Könige der Medizin, schließlich müssen sie irgendwie alle Disziplinen beherrschen und Patienten in allen Lebenslagen beraten. Die wissen das allerdings oft nicht zu schätzen und vertrauen eher einem Spezialisten als ihrem hausärztlichen Alleskönner. Dabei ist ein guter ganzheitlich denkender Hausarzt wirklich Gold wert.

Psychiater finden zu große Sakkos angenehm, können kein Blut sehen und gelten als die Intellektuellen unter den Medizinern. Die Tatsache, dass Kollegen aus anderen Bereichen immer die Psyche vergessen, macht sie fassungslos. Psychotherapeutische Psychiater erläutern deshalb gern, dass man Herzbeschwerden nicht immer mit Tabletten behandeln müsse, sondern auch mal an eine Psychotherapie denken solle. So wie bei jenem Herz-Patienten, dessen Mutter gerade einen Schlaganfall hatte und der selbst schwer an Liebeskummer litt. Klar, dass beides aufs Herz schlägt.

Die neurowissenschaftlichen Psychiater dagegen lieben Tabletten, besonders Antidepressiva. Es fasziniert sie, Gefühle chemisch zu beeinflussen und zu verändern. Leider nicht immer zum Vorteil ihrer Patienten, finden die psychotherapeutisch veranlagten Kollegen.

Zum Abschluss noch ein kleiner Schnelldurchlauf: **Augenärzte** lieben familienfreundliche Arbeitszeiten, **Kinderärzte** sind die Netten unter den Kollegen. **Neurologen** geben sich gern verkopft und analytisch, **Urologen** tragen alles irgendwie mit Humor. **Gynäkologen** lieben es, Kinder auf die Welt zu bringen, und Frauen sind ihnen eine Herzensangelegenheit. **Orthopäden** finden Sport gut und tragen gerne Popper-Poloshirts. **HNO-Ärzte** wären auch gerne große Chirurgen, es macht ihnen nichts aus, dass sie ihre Patienten regelmäßig zum Würgen bringen. Auf der anderen Seite sorgen sie für Glücksgefühle, wenn sie fast »Ertaubte« wieder zu Hörenden machen, indem sie einen großen Pfropfen Ohrenschmalz aus dem Gehörgang entfernen. **Endokrinologen** wiederum fühlen sich wie Detektive, denn hormontechnisch ist unser Körper eine große Blackbox. Niemand weiß genau, was da wie zusammenwirkt, aber sie finden es heraus. **Palliativmediziner** sehen jeden Tag dem Tod ins Auge und haben deshalb eine besonders große Lebenslust. Sie versuchen alles, was geht, solange es geht.

So, nachdem wir jetzt alles über den Beziehungspartner Arzt wissen, schauen wir uns im nächsten Kapitel die andere Seite an. Denn auch Patienten haben ihre Besonderheiten, ihre Macken und Neurosen – und natürlich ihre liebenswürdigen Seiten.

Kapitel 4

ARZT SUCHT PATIENT

Zugegeben, auch wir Mediziner haben unsere Lieblingspatienten und solche, bei denen der Tag schon gelaufen ist, wenn man nur den Namen im Praxiskalender liest. Gleichzeitig kann es sehr interessant und herausfordernd sein, innerhalb einer Sprechstunde mit kurzer Taktung ganz unterschiedliche Typen vor sich zu haben. Jedes Mal stehen wir vor der spannenden Frage, ob es gelingt, mit dem Patienten eine tragfähige Verbindung, eine vertrauensvolle Beziehung, aufzubauen und so zum Erfolgsgespann zu werden. Ein Erfolgsgespann, das gemeinsam eine Therapie entwickelt und wirksam werden lässt und damit Gesundheit und Heilung bringt.

Typen gibt es … (Patient)

Doch wie sieht der ideale Patient aus ärztlicher Sicht aus und wie ist die Wirklichkeit? Wie sehr beeinflusst die Patienten-Psyche den Therapieerfolg?

In diesem Kapitel erfahren Sie, was wir Ärzte über Sie denken, was wir uns wünschen und welche Patiententypen wir jeden Tag so erleben. Übrigens: Sollten Sie sich auf den nächsten Seiten wiedererkennen – gut so! Nicht nur für uns Ärzte, auch für Patienten gilt: Es ist immer gut zu wissen, wer wir sind und wie uns andere Menschen wahrnehmen …

Beginnen wir mit einem Patiententyp, der Ärzten in der Praxis erstaunlich häufig begegnet und der ebenso angenehme wie unangenehme Seiten hat.

Der Zwanghafte (Listenschreiber)

Zwanghafte Persönlichkeiten haben große Angst vor Kontrollverlust. Sie versuchen sich abzusichern, wo es nur geht. Sie finden es angenehm, wenn sie in festen Routinen leben, wenn alles immer gleich bleibt. Wenn das Bekannte, Vertraute verändert wird, befällt sie Angst. Zwanghafte Menschen mögen daher unumstößliche Regeln und Gesetze und haben ein sehr großes Sicherheitsbedürfnis. Das Festhalten an Traditionen führt bei ihnen zu einem eher konservativen Weltbild und manchmal auch zu Dogmatismus oder sogar Fanatismus und Intoleranz.

Das alles klingt erst einmal nicht sehr sympathisch, doch für Ärzte haben zwanghafte Patienten durchaus viele positive Seiten. Je nach »Schweregrad« der Zwanghaftigkeit sind sie fast immer sehr zuverlässig und pünktlich. Sie kommen regelmäßig zur Vorsorge und verfassen vor dem Besuch in der Praxis kleine Merkzettel. So vergessen sie nichts und können im Gespräch mit dem Arzt alle Punkte abarbeiten, die ihnen wichtig sind.

Sollten auch Sie gerne solche Listen schreiben, hier ein kleiner Tipp: Für uns Ärzte ist es sehr hilfreich, wenn Sie gleich zu Beginn Ihres Termins ankündigen, dass Sie so eine Liste vorbereitet haben. Dann können wir uns darauf einstellen, genug Zeit einplanen und gemeinsam alle Fragen und Probleme systematisch abarbeiten. Weniger Relevantes kann bei Zeitnot auf einen Folgetermin vertagt werden, ist aber schon einmal kurz angerissen worden.

Doch nicht nur der Zeitfaktor spricht für eine Präsentation Ihrer Problemliste gleich zu Beginn eines Termins. Denn möglicherweise hängen ja all die Beschwerden, die Sie plagen und die Sie gewissenhaft notiert haben, zusammen – auch wenn es für Sie als medizinischen Laien auf den ersten Blick gar nicht danach aussieht. Wer in der Hautarztpraxis beispielsweise über schuppige Stellen neben der Nase klagt, der leidet vielleicht an einem »fettigen Ekzem«, hervorgerufen durch eine Überproduktion von Talg. Ein gefundenes Fressen für Hefepilze, die sich auf einer solchen Gesichtshaut besonders wohlfühlen. Die sonst eher unauffälligen Hefen beginnen nun, aggressive Fettsäuren abzusondern, die am Ende das schuppige Ekzem auslösen. Wenn jetzt auf Ihrer Merkliste steht, dass auch die Augenbrauen, die Ohren, die Kopfhaut, die Brust oder der Rücken jucken oder schuppen oder Sie dort Pickel haben, dann hängt das tatsächlich alles zusammen und hilft mir als Ärztin bei der Diagnosefindung. Auch das Krankheitsbild kann man dann im Anschluss quasi in einem Aufwasch erklären, denn für all diese Beschwerden gibt es denselben Grund: überaktive Talgdrüsen und dauerhungrige Hefepilze. Gewiss kann ein Arzt all diese Symptome auch einzeln abfragen, aber wenn Sie das schon vorbereitet haben, umso besser. Die eingesparte Zeit kann für die Erläuterung der Therapie oder Ihre Nachfragen genutzt werden.

Meistens erkundige ich mich schon selbst zu Beginn der Sprechstunde, ob der Patient eine Problemliste dabeihat, gerade bei den Zwanghaften kann ich mir da ziemlich sicher sein. Aber manchmal vergesse ich das auch, und dann kann das so enden: Eine Patientin erklärte mir, dass sie sich sehr an den Pigmentflecken in ihrem Gesicht stören würde. Normalerweise hätte ich an dieser Stelle nachgehakt und gefragt, ob sie noch weitere Beschwerden oder Anliegen hat. Das tat ich diesmal nicht, sondern stürzte mich gleich auf die Untersuchung und setzte dann zu einer Erörterung zum Thema Pigmentflecken an. Am Ende nickte die Patientin zufrieden, und ich wollte mich verabschieden, da die geplanten dreißig Minuten für unseren Termin abgelaufen waren. Meine Stimme ging nach unten, ich rollte mit dem Stuhl etwas zurück und richtete mich auf. Da protestierte die Patientin: »Moment, das ist längst nicht alles.« Sie habe noch viel mehr Beschwerden. Schwere Beine zum Beispiel. Außerdem Heuschnupfen, Warzen und, ach ja, Haarausfall. Eigentlich wolle sie auch noch eine Hautkrebsvorsorge. Und, wo sie schon mal da sei, möge ich doch bitte noch eine

Frage beantworten. Sie kramte ihr Handy hervor und hielt es mir vor die Nase. »Hier, das ist die Tochter einer Freundin. Sehen Sie das? Dieser Fleck da, was könnte das sein?«

In solchen Momenten – ich gebe es offen zu – ist man ein bisschen stinkig auf seine Patienten. Man fühlt sich dominiert und in die Ecke getrieben. Aber genau genommen ist der Ärger über sich selbst viel stärker. Ich hätte von vornherein den anstehenden Termin gemeinsam mit meiner Patientin planen und strukturieren müssen. Es war in diesem Fall also vor allem meine Schuld. Eine zuverlässige Struktur im Arzt-Patienten-Kontakt ist unerlässlich.

Zwanghafte Patienten sind überwiegend höflich und korrekt im Umgang. Doch manchmal, vor allem wenn Angst und Sorgen sehr groß sind, können sie auch ausfallend und zynisch werden: »Man muss ja hier so lange auf einen Termin warten! Sie sind wohl zu oft auf dem Golfplatz unterwegs!« Zum Glück sind das meist nur kurze verbale Entgleisungen, Ärger und Aggressionen halten nicht allzu lange an. Dann wird wieder auf freundlich umgeschaltet. Sollten Sie selbst einen Partner dieses Typus zu Hause haben, werden Sie dieses Wechselspiel kennen: Auf einen heftigen Ausbruch, auf ein Wegstoßen des Gegenübers, folgt das Wieder-Heranziehen des Partners, die emotionale Annäherung, manchmal in letzter Sekunde, bevor die Beziehung ernsthaft Schaden nimmt. Das kann mitunter recht belastend und anstrengend sein. In der privaten Partnerschaft genauso wie in der Beziehung zwischen Arzt und Patient. Aber ein bisschen zwanghaft sein kann in manchen Situationen nicht schaden …

Fazit:

Wenn Sie ein sehr korrekter Mensch sind, pünktlich, genau und strukturiert, dann finden wir Ärzte das angenehm. Bitte denken Sie jedoch immer daran, am Anfang der Sprechstunde all Ihre Themen anzukündigen. Und seien Sie nachsichtig, wenn Ihnen die

Praxis Ihres Arztes zu wenig aufgeräumt ist oder Sie Abläufe nicht optimal organisiert finden. Sie sollten das, was Ihnen auffällt, durchaus ansprechen, aber versuchen Sie, konstruktive Kritik zu üben. Manchmal – aber nicht immer – sind wir Ärzte sogar dankbar für Ihre Anregungen.

Der Ängstliche I – Angst vor Schmerzen

Sieht man einem Menschen sofort an, ob er ängstlich ist und ob der Arztbesuch bei ihm vielleicht Horror auslöst? Uns Ärzten fällt diese Einschätzung oft schwer, denn viele Menschen verstecken ihre Gefühle – und damit auch ihre Ängste – zunächst hinter einer Fassade. Die kann laut und poltrig sein, sanft und leise oder zynisch. Es dauert eine Weile, bis wir dahinterschauen können. Psychiater und Psychologen haben da einen leichteren Zugang als »Körperärzte«. Sie haben mehr Zeit für ihre Patienten und haben Fragetechniken erlernt, um herauszufinden, wie ihr Gegenüber wirklich fühlt und denkt. Erfahrene Therapeuten haben zudem eine besondere Intuition entwickelt und spüren förmlich, wie es ihrem Patienten geht. Sie erleben ihn nicht nur in Einzelgesprächen, sondern auch in Gruppentherapien, in der Interaktion mit anderen Menschen. Das ist für eine sichere Diagnose oft besser, als etwas nur in einer 1:1-Situation zu besprechen.

Wir »normalen« Ärzte haben solche Möglichkeiten kaum. Wir haben das auch nicht gelernt. Uns bleibt nur das klassische Gespräch im Behandlungszimmer. Wir werden daher vor allem dann wachsam, wenn die Fassade bröckelt, wenn ein Patient körperliche Zeichen von Angst zeigt. Rötliche Flecken am Hals oder im Gesicht, eine auffällige Blässe, kalte, feuchte oder zitternde Hände, krampfhaft ineinander verschränke Finger, eine schnelle und flache Atmung …

Die meisten Menschen haben vor allem Angst vor Schmerzen, die wird bei einigen bereits beim Anblick einer Spritze ausgelöst.

Das erkennen wir an einem angespannten Gesichtsausdruck und einem Zurückzucken, obwohl es noch gar nicht gepikst hat. Manche Patienten beginnen zu stöhnen oder zu schreien, sie winden sich oder schlagen sogar um sich. Da kann einem Arzt schon mal die Spritze aus der Hand gepfeffert werden.

Sind solche Reaktionen der Situation oder der gefühlten Gefahr nicht mehr angemessen – etwa weil der Patient heftig reagiert, obwohl man gerade nur desinfiziert –, dann hat man es eindeutig mit einem Angstpatienten zu tun. Es gibt eine ganze Reihe von Menschen, die Ärzten gegenüber zu besonderem Misstrauen und Angst neigen. Betrachtet man dieses Phänomen über die Landesgrenzen hinweg, wird man feststellen, dass Angst nicht nur mit persönlichen negativen Erfahrungen zu tun hat, sondern auch mit der Bewertung von Schmerz und Medizin in der Erziehung und der Gesellschaft als Ganzes. Wer bei einem Arzt eher an helfende Hände und Heilung denkt, wird gelassener in eine Praxis gehen als jemand, der sofort die ganze Bandbreite an Katastrophenszenarien im Geiste durchgeht.

Wenn wir Ärzte merken, dass wir einen ängstlichen Patienten vor uns haben, dann versuchen wir als Erstes, ihn zu beruhigen. Dabei sind positiv besetzte Worte wichtig und eine ruhige Stimmlage, vielleicht auch entspannende Musik. Man kann versuchen, den Patienten so komfortabel wie möglich zu lagern, etwa auf einem gemütlichen Kissen, und einen Helfer bitten, dem Patienten die Hand zu halten. Zur Ablenkung während einer Behandlung eignet sich übrigens ein Hartgummiball mit Stacheln sehr gut, den man sonst für Massagen einsetzt. Wenn man so einen »Igelball« kräftig drückt oder über die Haut rollert, muss das Gehirn erst einmal einen anderen Reiz verarbeiten und hat weniger Kapazitäten für die Reize frei, die während der eigentlichen Behandlung entstehen.

Ich selbst kneife meine Patienten, kurz bevor ich die Nadel in die Haut steche, auch das lenkt ab. Oder ich kündige an, wann der

Schmerz kommt: drei, zwei, eins, jetzt. Dann eine Pause machen und fragen, ob es weitergehen darf. Gerade bei längeren Behandlungen habe ich damit gute Erfahrungen gemacht. Wenn Patienten die Kontrolle über eine Situation haben, nimmt das die Angst. Manchmal ist eine Behandlung aufgrund massiver Gegenwehr des Patienten nicht durchführbar. Dann hört man besser auf, verabredet einen neuen Termin und vereinbart, dass es beim nächsten Mal schon klappen wird. Händeschütteln (natürlich nicht in Corona-Zeiten), tiefer Blick in die Augen, verständnisvolles und aufmunterndes Lächeln.

Hin und wieder aber reichen auch diese kleinen Tricks nicht, und zwar dann, wenn die Ängste sehr tief sitzen. Eine Ursache können traumatische Erfahrungen sein, die Patienten entweder selbst erlebt haben oder die ihnen gewissermaßen vererbt wurden. Mittlerweile ist durch Forschungen im Bereich der Epigenetik bekannt, dass schwere Traumata unsere Gene chemisch so verändern können, dass auch die nachfolgenden Generationen damit leben müssen. Das wurde beispielsweise bei Nachkommen der Schoah-Überlebenden untersucht und auch bei anderen Menschen, die schlimme Dinge erlebt haben, etwa im Krieg. Hier wurden die epigenetischen Veränderungen über die Eizelle der Mutter oder das Sperma des Vaters an die nächsten Generationen weitergegeben. Das ist eine Erklärung dafür, warum auch Kinder und Enkel von Schoah-Überlebenden gehäuft unter Ängsten, Panikattacken oder Depressionen leiden, obwohl sie Konzentrationslager und Krieg nie persönlich erlebt haben. Offenbar hat die Natur ein Interesse daran, wichtige Erfahrungen weiterzugeben.

Diese Erfahrungen werden in der Arztpraxis nicht an der Garderobe abgegeben. Nachkommen traumatisierter Menschen sind oft sehr misstrauisch und ängstlich oder wünschen eine besonders zugewandte Behandlung durch den Arzt, die deutlich über das normale Maß hinausgeht.

Weil man als Arzt, gerade bei einer Erstkonsultation, in der Regel kaum etwas über die Lebensumstände seines Patienten weiß, kann das zu schwierigen Situationen führen. So wie im folgenden Fall:

Ein älterer Herr kam in Begleitung seiner Gattin in die Sprechstunde eines Arztes für Venenleiden. Er hatte ein verschmitztes, freundliches Lächeln, seine Frau strahlte Wärme aus. Der Mann klagte über Beschwerden in seinen Füßen und vermutete Krampfadern als Ursache. Die Anamnese aber zeigte, dass es womöglich eher ein Nervenleiden war. Missempfindungen in beiden Füßen, Kribbeln, Taubheitsgefühle. Nach einem Ultraschall, der Krampfadern als Diagnose ausschloss, schlug der umsichtige Arzt eine Untersuchung des Blutes vor, denn für solche Nervenschäden kann es eine ganze Reihe von Ursachen geben: von Diabetes über Borreliose (bedingt durch einen Zeckenbiss), Vitamin-B12-Mangel bis hin zu Syphilis. Dies erklärte der Arzt dem Ehepaar und fügte hinzu, der Mann möge die Syphilis-Untersuchung bitte nicht persönlich nehmen. Sie sei normaler Bestandteil des Diagnose-Algorithmus. Das Ehepaar nickte verständig.

Als die Laborwerte eintrafen, stellte sich heraus, dass der Patient einen bis dahin unerkannten Diabetes hatte, der für die Nervenschäden verantwortlich war. Trotz der nun gefundenen Ursache begann der ältere Herr kurze Zeit später in der Praxis des Arztes anzurufen und immer wieder Mails zu schreiben. Darin beschimpfte er den Arzt als unverschämt. Er habe ihn gedemütigt, und das auch noch vor seiner Frau. Jetzt würden alle denken, der Arzt halte ihn für einen Fremdgeher.

Der Arzt erklärte dem Patienten, dass eine Syphilis erstens gar nicht vorläge; bei einem positiven Befund hätte diese, zweitens, schon vor Jahrzehnten erworben sein können, auch vor der Eheschließung. Und drittens könne diese Krankheit in seltenen Fällen auch über einen Handschlag übertragen werden oder sogar über unbelebte Gegenstände. Leider überzeugte das den Patienten gar nicht. Er drohte nun mit Anwälten und einer Meldung bei der Ärztekammer. Außerdem würde er an die Presse gehen. Doch damit nicht genug: Der Patient recherchierte im persönlichen Umfeld des Arztes und rief sogar dessen Eltern an. Wenn sich der Sohn nicht für diese »Demütigung« entschuldigen würde, könne er für nichts garantieren.

Aus ärztlicher Sicht hatte der Kollege alles richtig gemacht. Er hatte offen und höflich kommuniziert, er wollte für seinen Patienten die maximale Sicherheit, und er befolgte die ärztlichen Leitlinien. Außerdem hatte er bereits Erfahrung mit dieser Diagnose: Er kannte einen ehrenwerten Richter, der an einer lange unentdeckten Nervensyphilis gestorben war.

Wie aber ist das aggressive Verhalten des Patienten zu verstehen? Vermutlich haben wir auch hier zunächst nur die Fassade gesehen. Ein anfangs freundlicher älterer Herr mit einem medizinischen Problem. Doch hinter der Fassade steckte offenbar eine tief sitzende und verdrängte Angst, eine Angst vor einer lebensbedrohlichen Infektionskrankheit, die Syphilis in jedem Fall wäre, und vielleicht damit verbunden auch eine Angst vor der eigenen Sexualität. Wenn das zutraf, hatte der arme Venenspezialist keine Chance, als der Patient in seine Sprechstunde kam. Er konnte nicht ahnen, was daraus folgen würde. In solch einem Fall können am Ende nur Psychologen helfen …

Wenn Sie also Geheimnisse haben oder nicht jedes Thema mit Ihrem Lebenspartner teilen wollen, gehen Sie allein ins Sprechzimmer oder warnen den Arzt im Vorfeld, dass Sie gewisse Dinge nur unter vier Augen besprechen wollen.

Fazit:

Gerade für ängstliche Patienten gilt: Schweigen ist Silber. REDEN ist Gold. Haben Sie den Mut, Ihrem Arzt zu sagen, wenn Sie sich fürchten, wenn Sie Angst haben vor Schmerzen, Spritzen oder bestimmten Untersuchungsmethoden. Lassen Sie uns hinter Ihre Fassade schauen, zeigen Sie uns Ihre wahren Gefühle, dann finden wir für jedes Problem auch eine Lösung. Geben Sie uns Ärzten eine Chance.

Der Ängstliche II – Angst vor Ansteckung

Im Fall des älteren Herrn können wir nur vermuten, dass es versteckte Ängste waren, die ihn so wütend und aggressiv gemacht haben. Viel häufiger aber sind Situationen, wo es für alle sichtbar ist, dass hier jemand Angst hat. Die Sache mit dem Anblick der Spritze hatten wir ja schon. Darüber hinaus gibt es aber eine Form der Angst, die nichts mit konkreten Dingen wie einem gefährlich anmutenden Instrument zu tun hat. Es ist die Angst, sich anzustecken, die viele Menschen in ihrem Alltag – und besonders beim Arztbesuch – quält, und das nicht erst seit Corona. Es gibt Leute, die ohne einen ausreichenden Vorrat an Desinfektionstüchern nicht aus dem Haus gehen; die Sitzflächen in Zügen mit Sagrotan einnebeln, bevor sie sich setzen, oder auch im Hochsommer Handschuhe tragen, um nicht in Kontakt mit verkeimten Oberflächen zu kommen.

Eine ähnliche Angst, oder sagen wir einen ähnlichen Ekel, empfindet auch jene Patientin, die sich bei ihrer Psychotherapie auf der grünen Ledercouch ihres Psychoanalytikers ausstrecken soll. Bevor sie ihr Haupt bettet, breitet sie ein kleines Handtuch am Kopfende aus. Schließlich haben auch alle anderen Patienten ihren speckigen Kopf an genau derselben Stelle auf das Sofa gelegt.

Und dann ist da noch der folgende Klassiker: Patienten, die Praxistüren nur mit dem Ellbogen öffnen und den Griff vom Patienten-WC nur mit dem Schuh, vorausgesetzt, sie sind elastisch genug dafür … Bloß nicht in die Intimkeime der Vorderleute greifen, die da bestimmt überall herumwimmeln.

Ein gesundes Maß an Hygiene ist auch jenseits von Grippewelle und Corona-Pandemie wichtig. Wer sich aber zwanghaft aus Angst vor Erregern ständig mit Desinfektionsmittel die Hände schrubbt, macht so Keimen den Weg erst richtig frei (dazu gleich mehr). Ich erinnere mich in diesem Zusammenhang an einen Patienten, der nicht nur beim Betreten und Verlassen des Sprechzimmers resolut den Hebel des Desinfektionsmittelspenders betätigte, sondern auch während der Untersuchung, wenn ich ihn angefasst hatte. Ich fühlte mich in diesem Moment, als ekle er sich vor mir. Er wollte meine Keime, die der Praxis und die der anderen Patienten loswerden. Dabei ist eine gut desinfizierte Hautarztpraxis ja keine Tuberkulose-Station …

Bei Menschen, die sich krankhaft vor Erregern fürchten, vermuten Psychoanalytiker Angst vor Verdrängtem, vor Sexuellem, Angst vor der schmutzigen Lust. Mikrobiologen vermuten, dass hier wirklich eine verstärkte Furcht vor Ansteckung besteht – in den meisten Fällen aber ohne Grund, denn auf glatten, trockenen Flächen oder auch Türklinken aus Edelstahl bleiben Keime nicht gern kleben.

Die krankhafte Angst vor Ansteckung nennt man Mysophobie. Sie kann sogar Panikattacken auslösen, wenn Betroffene überraschend die Hand geschüttelt bekommen. Es wird angenommen, dass die Ursachen für diese Angst und den damit verbundenen Sauberkeitswahn in der Kindheit liegen. Wenn es daheim zum Beispiel ein übertrieben reinliches Elternhaus gab, wenn ein Kind zu überbehütet mit ritualisierten und rigiden Abläufen aufgewachsen ist oder wenn generell ein zu hoher Leistungsanspruch bestand. Auch traumatische Ereignisse wie etwa sexueller Missbrauch können Auslöser sein.

Zwangssymptome sind häufig eine Strategie der Psyche, um sich vor dem Erleben anderer belastender Gefühle und Probleme zu schützen, sich quasi abzulenken. Wer fünfzig Mal am Tag seine

Hände oder seine Kleidung wäscht, hat keinen Raum mehr für qualvolles Erinnern, Selbstzweifel oder Einsamkeit. Typisch für solche Patienten sind trockene Haut und Handekzeme, weil die eigene Hautbarriere durch zwanghaftes Waschen und Desinfizieren erheblich geschädigt wird. Gründliches Händewaschen ist natürlich wichtig, aber bitte: nicht übertreiben. Nach dem Klogang, vor dem Essen und wenn man nach einem langen Arbeitstag nach Hause kommt – das sind Situationen, in denen Händewaschen angezeigt ist. Sorgfältiges Händewaschen zur Grippe- und Corona-Saison bedeutet: zwanzig bis dreißig Sekunden mit Seife und warmem Wasser waschen, und zwar Handfläche, Handrücken, Fingerzwischenräume und unter den Nägeln (Nägel kurz halten). Wer ganz sichergehen will, streift Juwelen, Eheringe und sonstige Klunker vor dem Händewaschen von den Fingern. Denn darunter können sich Schmutz und Keime festsetzen.

Den größten Schutz vor fiesen Krankmachern bietet eine intakte Hautbarriere. Sie bewahrt uns vor dem Eindringen von Erregern und schützt unser Immunsystem vor Überlastung. Keime und Erreger gehören zu uns, sie sind ein Teil von uns. Viele moderne probiotische Therapien setzen genau auf die Hilfe von lebenden Bakterien, die in unserem Körper, in unserem Darm und auf unserer Haut unser Mikrobiom stärken.

Fazit:

Sollten Sie sich von Ansteckungsängsten gequält fühlen, wirkt hier am besten eine kognitive Verhaltenstherapie. Sie hilft auch dabei, die Funktionalität der Störung zu erkennen: Was verändert sich beim/ermöglicht sie dem Betroffenen bzw. was wäre, wenn die Störung nicht mehr da wäre? Über diese Fragestellung kommt man auf das, was damit vermieden wird: zum Beispiel der Kontakt mit anderen Menschen oder auch eine lustvolle Körperlichkeit.

Der Hypochonder

Wer hat nicht schon mal von sich behauptet, er wäre ein Hypochonder, und dann hinterher leicht geschmunzelt? Ertappt! Dabei können *echte* Hypochonder über ihre Ängste nur selten lachen. Denn die Sache ist ernst, todernst. Hypochonder sind felsenfest davon überzeugt, eine schwere und bedrohliche Krankheit zu haben, die nur noch nicht richtig diagnostiziert worden ist.

Hypochonder wollen von ihren Ärzten stets übergründlich und umfassend untersucht werden, sie verlangen geradezu danach, dass in alle Richtungen und so lange »ermittelt« wird, bis am Ende die erwartete Bestätigung der schweren Erkrankung erfolgt. Es ist relativ klar, dass bei jedem irgendetwas gefunden werden kann, wenn man nur lange genug danach sucht. Nicht immer wird ein etwas zu hoher oder zu niedriger Wert in einem Laborbefund in Zusammenhang mit einem aktuellen Problem stehen. Dem Hypochonder ist das egal, er hat, was er wollte, nämlich die Bestätigung, dass »etwas« nicht stimmt.

Hier besteht das Risiko, dass am Ende viel zu viel diagnostiziert und sogar operiert wird. Für die Krankenkassen sind Hypochonder teure, für die Ärzte gute Stammkunden. Da es auch unter Medizinern viele Hypochonder gibt, haben sie Verständnis für diesen Patiententypus. Beziehungstechnisch würde man sagen: It's a match. Das passt!

Hypochonder leben insgesamt recht diszipliniert und gesundheitsbewusst. Manche haben aber auch eine so große Angst vor der potenziell schlimmen Diagnose, dass sie sich zu Hause verkriechen und gar nichts tun und damit im Ernstfall ein Problem verschleppen. Andere versuchen, sich täglich mit hartem Training zu beweisen, wie gesund ihr Körper ist. Wenn dann aber im Freundes- oder Familienkreis die Einschüsse näher kommen, sich also Krankheiten häufen oder jemand stirbt, dann versagen ihre Nerven. Die aktuellen Krankheitsgeschichten aus dem Umfeld im Kopf, werden sie ihren Arzt aufsuchen und verlangen, sie auf ebendiese scheinbar grassierenden Erkrankungen abzuklopfen. Und zwar bitte pronto. Die Hypochonder-Psyche ist dabei so stark, dass sogar echte körperliche Symptome erzeugt werden können, wie diffuse Bauchbeschwerden, Herzrasen, Schwitzen oder Schwindel. Vergesslichkeit wird schnell zur Demenz, Muskelzuckungen zu einer degenerativen Nervenerkrankung, und das leichte Stechen in der Brust ist freilich ein Herzinfarkt ... Wenn der Arzt keine organischen Ursachen findet, zweifeln sie an seiner Kompetenz und gehen zum nächsten. So leidet der Hypochonder innerhalb nur weniger Monate gefühlt an Lymphdrüsenkrebs, Brustkrebs und ALS, einer fortschreitenden spastischen Muskellähmung. Er hat einen Schlaganfall oder eine Lungenembolie und vielleicht auch noch Darmkrebs. Profi-Hypochonder bauen mit großer Leidenschaft ein Netzwerk aus verschiedensten Arztfreunden auf, die man jederzeit – auch nachts – über WhatsApp um Hilfe bitten kann.

Nina ist eine sportliche Frau Mitte vierzig, sie joggt regelmäßig und macht Pilates, sie isst ausgewogen und trinkt noch dazu Vitamin- und probiotische Bakterienmischungen. Als Hypochonderin tut sie alles, um gesund und fit zu bleiben. Das scheint auch zu funktionieren. Die Blutwerte sind perfekt, die Organe arbeiten eins a, alle Mikronährstoffe sind im Normbereich, keine Gicht- oder Diabetesmarker, keine erhöhten Blutfette, exzellenter Trainingszustand von Herz, Kreislauf und Lunge. Doch mit einem Mal ist alles anders: Seit Tagen hat sie Schleim im Rachen, der irgendwo hinten aus dem Nasenraum hinabläuft, dazu Kopfschmerzen und einen muffigen Atem, auf den ihr Mann sie freundlicherweise hingewiesen hat. Ein Schock, denn Nina achtet peinlich genau auf Mund-, Zahn- und Zungenhygiene. Sie hat engen Kundenkontakt und muss immer frisch und appetitlich riechen – auch aus dem Mund. Zum Glück hat sie einen HNO-Arzt im Bekanntenkreis.

Der Arzt reagiert für seine Verhältnisse sehr empathisch auf Ninas großen Kummer und hat nach einem ersten Blick in den Mund der Patientin bereits einen Verdacht: »Das könnte von den Mandeln kommen, sie sind vernarbt, als wären sie chronisch entzündet.« Dabei hatte Nina noch nie eine Mandelentzündung. Der Arzt streicht mit einem Wattestäbchen über die Mandel, schnuppert danach am Stäbchen und sagt: »Ja, das riecht in der Tat nicht gut. Da kann man aber kaum etwas machen – vielleicht die Mandeln mit einem Laser operativ wegbrennen und dann hoffen, dass sich danach nichts Stinkendes mehr in den Nischen sammelt.«

Eine gruselige Vorstellung! Nina fühlte eine leichte Panik aufsteigen. Was soll sie nun bei ihren Kundenterminen tun? Eben noch war ihr Atem frisch wie ein Minzbonbon, und nun ist er plötzlich eine olfaktorische Zumutung. Der HNO-Arzt ist ihr in dieser Situation keine Hilfe. »Ist wirklich eklig«, sagt er und öffnet in diesem Augenblick auch noch das Fenster. »So schlimm riecht es?«, fragt Nina entsetzt. Das »Nein, natürlich nicht« nimmt sie schon gar nicht mehr wahr …

Nina will eine Lösung, eine RICHTIGE Untersuchung. Ein MRT muss her! Der HNO-Freund schickt sie zu einem Radiologen, um die Nasennebenhöhlen checken zu lassen. Vielleicht hat sich da ja ein Infekt versteckt, der den Schleim im Hals und die Kopfschmerzen erklären könnte. Es folgt unendliches Warten auf einen Termin, taaaagelang. Unerträglich für eine Hypochonderin. Artig befolgt Nina in der Zwischenzeit alle Anweisungen des HNO-Freundes, sie tropft, sprayt, spült und schluckt ätherische Öle. Am Vorabend der MRT-Untersuchung nimmt sie einen Wundertrunk ein, den ihr eine andere Ärztin aus dem Netzwerk empfohlen hatte. Einen probiotischen Cocktail aus 33 lebenden Bakterien und Hefen, ein Fermentationsgetränk aus Japan. Diese »effektiven Mikroorganismen« sollen in kürzester Zeit alle Gerüche und vor allem Infekte beseitigen.

Am nächsten Morgen, pünktlich zum MRT, sind die Beschwerden so gut wie abgeheilt. Kopfschmerzen, Schleim und muffiger Atem – alles weg. Aber wenn man schon mal beim Radiologen ist, kann man die Zeit ja sinnvoll nutzen. Wie wäre es also, wenn der Arzt nicht nur die Nasennebenhöhlen untersuchen würde, sondern gleich auch noch das Gehirn dazu? Immerhin leidet Nina öfter mal unter Kopfschmerzen, und da weiß man ja nie … Außerdem ist vor acht Jahren ein erweitertes Gefäß im Hirnstamm entdeckt worden – damals als komplett harmlos eingestuft –, aber das muss doch bestimmt mal wieder überprüft werden. Als Hypochonderin hat man ja gleich die schlimmsten Fantasien …

Und es kommt, wie es kommen musste. Die Nasennebenhöhlen waren abgeheilt, aber der Radiologe findet zwei rätselhafte Stellen im Gehirn, die vor acht Jahren noch nicht da gewesen waren. Wiedervorstellung in drei Monaten, um dann noch einmal gründlicher nachzusehen, mithilfe eines Kontrastmittels. Nina starrt den Arzt entsetzt an. Sie hatte es gewusst, immer, die ganzen letzten acht Jahre lang. Von wegen harmlos! Und jetzt sagte dieser Arzt auch noch, sie müsse sich keine Sorgen machen, sie solle entspannt bleiben. Waaaas? Keine Sorgen machen? Entspannt bleiben mit zwei Stellen im Kopf, die sich ganz sicher als bösartige Hirntumoren entpuppen werden? Und wie sollte sie die drei Monate bis zum nächsten MRT-Termin überleben? Ständig würde sie an diese zwei Stellen denken müssen …

Hypochonder tun, was Hypochonder tun müssen. Nina ruft einen weiteren Arztfreund an, einen Neuroradiologen in einem Krankenhaus, und bittet inständig darum, dass sie jetzt noch, am Abend, zu ihm nach Hause kommen dürfe, um ihm die Aufnahmen zu zeigen – für eine zweite Meinung. Der Neuroradiologe ist müde, aber seiner Freundin Nina kann er diese Bitte nicht abschlagen. Während der Computer hochfährt, versucht er mit Nina zu plaudern, doch sie ist so angespannt, dass sie ihm kaum zuhört.

Hatte sie nun einen Tumor im Kopf oder waren es gar schon Metastasen? Hatte sie einen Hirninfarkt oder vielleicht Multiple Sklerose?

Dann, endlich, betrachtet der Arzt die Bilder. Quälende Minuten später gibt der Neuroradiologe halbwegs Entwarnung. Das »kleine Gebüsch« unter dem Knochen, das man auf den Bildern sieht, ist ein Auslass für Nervenwasser. Das gibt es häufig, bei zwei von drei Menschen, und das ist überhaupt nicht krankhaft. Die andere Stelle ist nicht genau zuzuordnen, hat aber keinerlei Ähnlichkeit mit irgendeiner dramatischen Diagnose. Doch sicher ist sicher – auch er rät dazu, das alles in einiger Zeit noch einmal zu überprüfen.

Zwei Ärzte und beide sagen das Gleiche. Nina ist einigermaßen beruhigt, vielleicht muss sie doch nicht gleich morgen sterben. Das Leben kann ja sooo schön sein …

Wenn man sich in ärztliche Diagnostik begibt, werden häufig Dinge gefunden, die von der Norm abweichen, aber eigentlich völlig unproblematisch sind. Dennoch müssen sie nun – einmal entdeckt – weiter beobachtet werden, um zu schauen, ob sie auch harmlos bleiben. Für Hypochonder ist das ein Dilemma. Um sicher zu sein, dass sie kerngesund sind, lassen sie sich immer wieder durchchecken. Und damit steigt zweifellos die Wahrscheinlichkeit, dass die Ärzte tatsächlich etwas entdecken, das abgeklärt werden muss. Oft führt das zu panischen Mehrfachuntersuchungen. Für solche Fälle wäre eine zentrale Datenspeicherung gut, damit alle von einem Patienten konsultierten Ärzte jederzeit nachprüfen können, was schon gemacht worden ist und was nicht.

Für einen Hypochonder ist das größte Geschenk, das ihm ein Arzt machen kann: Entwarnung. Dann sind Erleichterung und Freude riesengroß. Man fühlt sich wie der glücklichste Mensch auf Erden, und für einen kurzen Augenblick fast unsterblich …

Fazit:
Leider hält das Hochgefühl, wenn alle Ergebnisse gut waren, nicht lange an. Hypochonder werden schnell rückfällig. Deshalb ist Patienten, die ernsthaft unter ihrer Ängstlichkeit leiden, eine Psychotherapie zu empfehlen, die nach den Ursachen für diese Attacken fahndet. »Hypos« müssen verstehen lernen, dass sie viele Dinge des Lebens nicht zwanghaft kontrollieren können. Und sie müssen akzeptieren lernen, dass auch sie endlich sind. Dann erst wird es ihnen möglich sein, sich nicht dauernd panisch mit dem Vermeiden des Sterbens zu beschäftigen, sondern endlich freudvoll zu leben.

Also liebe Hypochonder, Heilung ist möglich. Setzt euch mit den Themen hinter der vordergründigen Angst vor Krankheit und Tod auseinander und meidet die Internetrecherche. Denn die kann sogar bei weniger ängstlichen Menschen zu Cyberchondrie führen.

Der Übergriffige

Das Gegenteil von ängstlichen Patienten sind Menschen, die sich absolut sicher fühlen, und zwar so sicher, dass sie auch über Grenzen hinweggehen, die man in jeder Arztpraxis, aber auch im sonstigen Leben unbedingt beachten sollte.

Ein entfernter Bekannter aus meiner Nachbarschaft ist so ein Patient ohne Grenzen. Ein erfolgreicher Unternehmer Mitte vierzig, der eine unangenehme Dornwarze am Finger hatte. Zunächst schickte er mir ein Foto mit einer Textnachricht, in der er nachfragte, was er sich da wohl eingefangen habe. Ich antwortete, es sei eine Warze und er könne gerne zur Behandlung in meine Praxis kommen. Das tat er auch, und zwar gleich am nächsten Morgen. Die Behandlung war erfolgreich, der Patient zufrieden, doch als ich ihn verabschieden wollte, rückte er plötzlich an mich heran, legte seinen Arm um meine Hüfte (!) und fragte: »Warum arbeitest du eigentlich? Warum bleibst du nicht zu Hause und lässt deinen Mann arbeiten, oder mich?«

Ich war fassungslos und fühlte mich gleich doppelt ausgenutzt. Aus einer »schnellen Nachbarschaftshilfe« war eine sehr unangenehme Situation geworden. Der feministische Teil in mir antwortete: »Ich arbeite, weil ich es kann – und da ist die Tür!«

Gerade Ärztinnen erleben immer wieder Dinge, auf die sie gern verzichten würden. In meiner Praxis rief einmal ein Patient an, der einen Termin für eine Hautkrebsvorsorge vereinbaren wollte. Wortreich erklärte er meiner Mitarbeiterin am Telefon, dass so eine Untersuchung ganz nackt für ihn immer etwas Besonderes sei und er dabei auch schon mal abge… hätte. Nach diesem vulgären Wort für ejakuliert machte er eine kleine Kunstpause. Dann schob er die Frage nach, wie wir in unserer Praxis mit einem solchen Fall umgehen würden. Die Mitarbeiterin versprach, sich zurückzumelden, und wandte sich hilfesuchend an mich. Ich riet ihr, den Anrufer freundlich, aber bestimmt an einen männlichen Hautarzt weiterzuempfehlen …

Auch unsere Berufskleidung erregt hin und wieder die besondere Aufmerksamkeit von Patienten – und damit meine ich nicht die therapeutischen Effekte des weißen Kittels, über die ich schon berichtet habe. Nein, hier geht es um sehr spezielle Projektionen, die ich als Ärztin gleich zweimal erlebt habe. In der Fantasie eines Patienten wurde mein weißer Arztkittel zum Schwesternkittel. Er schrieb mir in einer E-Mail, wie sehr er sich wünsche, dass sich während der Behandlung die Druckknöpfe öffnen würden und er unter dem Kittel eine leicht bekleidete Person entdecken könnte. Diese, so hoffte er, würde ihn dann sehr schmerzhaft impfen.

Ein anderer Patient schickte mir gleich den Kontakt eines Lack-und-Leder-Ladens. Hier sollte ich mir extra für ihn neue Berufskleidung auswählen, einen weißen Lackkittel etwa, und solchermaßen gewandet dann vermutlich seine ganz privaten Sadomaso-Fantasien bedienen. Es versteht sich von selbst, dass diese beiden Arzt-Patienten-Beziehungen von mir sofort beendet wurden.

Schwieriger für mich als Ärztin sind Annäherungsversuche, bei denen es um rein freundschaftliche Kontakte geht. Sollten Ärzte dies zulassen oder ist auch das schon in gewisser Weise übergriffig? Bei Psychotherapeuten ist die Situation klar. Hier wird bereits im Vorfeld jeder private Kontakt ausgeschlossen, weil zu viel Verbundenheit das Prinzip von Übertragung und Gegenübertragung stört und den professionellen Blick trübt. Mehr dazu später.

Wie aber ist das in der Körpermedizin? Gerade hier vertrauen Menschen gern Ärzten, die sie auch privat kennen, in der Hoffnung auf eine besonders zugewandte Arzt-Patienten-Beziehung. Was jedoch passiert, wenn der Arztfreund einen Fehler macht? Wenn es Meinungsverschiedenheiten über Behandlungswege gibt oder diese therapeutische Beziehung in einer Enttäuschung endet? Ist dann die Freundschaft ebenfalls gefährdet? Braucht eine gute Arzt-Patienten-Beziehung neben aller Nähe und Vertrautheit nicht vielleicht auch eine gewisse Distanz?

Wenn Arzt und Patient bereits vor ihrer medizinischen Verbindung Freunde waren, können beide entscheiden, wie sie am besten damit umgehen. Was aber ist, wenn erst im Sprechzimmer freundschaftliche Gefühle entstehen, weil sich zum Beispiel Patienten so wohl und geborgen fühlen, dass sie spontan das Du anbieten? »Ich bin die Ute …«, »ich bin der Heinz …« und dann zum Abschied am besten noch eine Umarmung oder ein Küsschen? Andere werden plötzlich zum Brieffreund und schreiben ständig Mails, um ein schönes Wochenende zu wünschen. Auch über die sozialen Netzwerke werden die neuen Arztfreunde gern kontaktiert und bekommen sogar manche Liebeserklärung. Was also tun?

Für die meisten Ärzte sind dies klare Grenzüberschreitungen, sie finden zu viel persönliche Nähe übergriffig. Sie werden wie die Psychotherapeuten trotz aller Vertrautheit auf der Einhaltung eines Mindestabstands bestehen. Ein Du? Ausgeschlossen! Private Mails ebenso. Andere Kollegen finden diese klare Abgrenzung eher schwierig. Sie fühlen sich durch die plötzlichen Gefühlsausbrüche ihrer Sprechzimmergäste möglicherweise überrumpelt, wollen ihre Patienten aber gleichzeitig nicht verletzen. Also wird das Du zugelassen und mancher private Kontakt auch. Wenn die neuen »Freunde« trotzdem ausreichend Distanz halten und nicht plötzlich eine Vorzugsbehandlung verlangen, kann das sogar funktionieren.

Prinzipiell aber sollte man die Freundlichkeit eines Arztes nicht als Freundschaft missdeuten, sondern als Zeichen von Menschenliebe verstehen. Und umgekehrt fahren die Ärzte am besten, die es bei einer warmherzigen, aber professionellen Distanz zu ihren Patienten belassen. Ausnahmen bestätigen die Regel. Ich habe im Freundeskreis einige Kollegen, die sich in ihre Patienten verliebt haben. Aus der Arzt-Patienten-Beziehung sind glückliche Familien entstanden.

Fazit:
Alle Ärzte sind froh, wenn sich Patienten aktiv für sie entscheiden und sich gern von ihnen behandeln lassen. Umgekehrt können sich Ärzte ihre Patienten nicht aussuchen. Sie versuchen, alle gleichermaßen freundlich und aufmerksam zu behandeln, und empfinden übergriffiges Verhalten deshalb als besonders unfair. Sollten Sie also für Ihren Arzt oder Ihre Ärztin plötzlich wilde Gefühle hegen – am besten erst denken und dann sprechen und vor allem: Hände weg!

Der »Clevere«

Auch dieser Charaktertyp gehört nicht gerade zu den Lieblingen in Arztpraxen und Krankenhäusern. Patienten oder auch deren Angehörige, die sich selbst für absolut ausgefuchst und clever halten, dabei aber nur auf ihren eigenen Vorteil bedacht sind – und das vor allem auf Kosten anderer. Gerade Notärzte und Rettungssanitäter können davon so manches Lied singen:

Es ist kurz vor Weihnachten, die Familie von Oma Hilde will in den Skiurlaub fahren. Hilde ist schon etwas klapprig und müsste eigentlich auch in der Urlaubszeit betreut werden. Nun könnte die Familie eine befristete Pflege organisieren, Angebote dafür gibt es fast überall. Natürlich wäre das mit etwas Aufwand und Papierkram verbunden und würde Zeit kosten. Deshalb wird kurzerhand der Notarzt alarmiert. Oma Hilde sei plötzlich verwirrt, auch das Sprechen falle ihr auf einmal schwer, die Familie sei in großer Sorge.

Ein solcher Zustand kann bei alten Menschen viele Ursachen haben: zu wenig getrunken, zu viele Tabletten geschluckt, ein Schlaganfall oder Diabetes. Klar kommt der Notarztwagen sofort, und die alte Dame wird in die benachbarte Klinik gefahren. Da man sich bei neurologischen Symptomen wie Sprachstörungen nie ganz sicher sein kann, was die Ursachen angeht, muss Hilde ein paar Tage zur Diagnostik und weiteren Beobachtung im Krankenhaus bleiben. Sie wird auf die neurologische Station verlegt, dort wird sie gepflegt und bekommt jeden Tag eine warme Mahlzeit. Bingo!

Es ist schon erstaunlich, dass sich gerade über die Feiertage oder in der Ferienzeit solche und ähnliche »Notfälle« häufen. Ein Krankenhaus voller Senioren. Verhinderungspflege mal anders …

Rettungssanitäter werden aber auch aus anderen »cleveren« Gründen alarmiert. Zum Beispiel, wenn der Verband am Finger gewechselt werden soll. Das wird am Telefon geschickterweise nicht verraten. Wenn dann der Wagen mit Blaulicht vor der Tür steht, erklärt man mit ernster Miene, der Verband sei nun schon 24 Stunden alt und müsse jetzt und sofort erneuert werden. Da spielt es auch keine Rolle, dass die Uhr 0:45 zeigt. Schließlich zahlt man regelmäßig Krankenkassenbeiträge, so viel Service muss da schon drin sein.

»Mein ganzes Bein ist aufgerissen!«, wird auch gern am Telefon gejammert, am Ende ist es eine zwei Zentimeter lange Schürfwunde. Sie glauben, ich übertreibe? Keineswegs, eine Vielzahl solcher

Fälle ist dokumentiert. Es gibt Schätzungen, wonach ein Drittel bis zur Hälfte aller Notrufe, die bei 110 und 112 eingehen, keine echten Notfälle sind. Doch Vorsicht, wer wissentlich den Notruf missbraucht, kann jederzeit für die Kosten des Einsatzes zur Kasse gebeten oder sogar bestraft werden. War der Notruf aber nur »unangebracht«, muss man keine straf- oder zivilrechtlichen Konsequenzen fürchten.

Es gibt eine ganze Reihe von Patienten, die glauben, man müsse vieles nicht so genau nehmen, irgendwer wird das schon bezahlen. Hauptsache, sie bekommen das, was sie möchten und was ihnen aus ihrer Sicht irgendwie auch zusteht. Die Anspruchshaltung ist oft sehr groß. Viele Patienten erwarten, dass das Fitnessstudio, die Ultraschall-Zahnbürste oder auch die Beautybehandlung von der Kasse bezahlt werden. Dass solche Forderungen zulasten aller Versicherten – also der Solidargemeinschaft – gehen, spielt hier offenbar keine Rolle.

Immer wieder bitten gesetzlich versicherte Patienten darum, dass Leistungen, die von der gesetzlichen Kasse nicht bezahlt werden, einfach einem privat versicherten Verwandten oder Freund zugeordnet werden. Dann könne man das ja einfach unter dessen Namen abrechnen.

Andere verlangen, dass sich Ärzte für reine Schönheitsbehandlungen wie das Spritzen von Botox gegen die Zornesfalte eine medizinische Indikation ausdenken. Man solle doch einfach aufschreiben, dass das Nervengift zur Behandlung einer Migräne, einer Depression oder von übermäßigem Schwitzen eingesetzt worden sei, dann bestünde die Chance, dass die Kasse die Kosten übernehme. Auch die Bezahlung von ärztlichen Leistungen ohne Rechnung wird angeboten, so wie man das vielleicht bei Schwarzarbeiten im Handwerk kennt. Diese kreative Buchführung zielt ganz klar auf Steuerhinterziehung und ist auch für Ärzte strengstens verboten. Ein Zahnarztkollege reagiert auf solche Aufforderungen zu kriminellen Handlungen stets mit der Frage: »Können Sie gut Kuchen backen? Ja? Gut! Dann können Sie mir ja regelmäßig einen leckeren Kuchen im Gefängnis vorbeibringen. Und vergessen Sie nicht, eine Feile reinzutun.«

Nicht nur bei der Abrechnung von ärztlichen Leistungen versuchen manche Patienten zu tricksen. Einige fangen damit schon viel früher an, und zwar beim Kampf um einen Termin. Auch wenn es manche Verantwortliche in der Politik nicht gern hören mögen: Wir haben in Deutschland tatsächlich eine Zwei-Klassen-Medizin, vor allem wenn es NICHT um Notfälle geht. Bei einem Notfall ist es egal, ob jemand privat oder gesetzlich versichert ist, hier wird nach Dringlichkeit und medizinischer Indikation behandelt. Etwas anders sieht es bei weniger dringenden Untersuchungen aus. Hier kommt es häufiger vor, dass Privatversicherte eher einen Arzttermin beim Spezialisten bekommen als Kassenpatienten. Eine Ursache dafür ist ganz sicher die Art und Weise, wie Mediziner ihre Leistungen abrechnen können und müssen. Mehr dazu später, wo ich auch auf die Frage eingehen werde, inwieweit das im Mai 2019 in Kraft getretene Terminservice- und Versorgungsgesetz hier Abhilfe schaffen kann.

Besonders »clevere« Patienten versuchen nun, diese Ungleichheit für sich zu nutzen, indem sie das »System« austricksen wollen. Das passiert zum Beispiel, wenn sich gesetzlich versicherte Patienten beim Facharzt als Privatversicherte oder Selbstzahler anmelden, um so schneller einen Termin zu bekommen. Gelingt das nicht sofort, wird hinzugefügt, dass es sich um einen Notfall handelt. Notfälle müssen, siehe oben, immer behandelt werden, unabhängig von der Versicherungsart. Wenn diese Patienten dann zum Termin kommen und ihren Überweisungsschein vom Hausarzt vorlegen, wird klar, dass sie geflunkert haben. Was sie nicht wissen: Der Überweisungsschein bedeutet, dass die Leistung ganz normal über die gesetzliche Krankenkasse abgerechnet werden muss. Das heißt, ein Arzt darf einem solchen Patienten gar keine Privatrechnung stellen und ihn deshalb auch nicht als Selbstzahler behandeln.

Auch sonst wird alles versucht, um möglichst clever an anderen Termin-Mitbewerbern vorbeizuziehen. Da wird dann auch schon mal mit einer schlechten Bewertung auf Ärzteportalen gedroht oder mit der lokalen Presse.

Eine andere Unart: Patienten machen vorsichtshalber fünf Termine in fünf Praxen gleichzeitig aus und nehmen dann den nächstmöglichen. Leider wird dabei oft »vergessen«, die anderen Termine wieder abzusagen. Das ist unfair, weil viele andere Patienten, die ebenfalls einen Termin benötigen, so keine Chance haben und noch längere Wartezeiten in Kauf nehmen müssen.

Wiederum andere »Clevere« verzichten ganz auf den »Terminstress« und nutzen den 24-Stunden-Service der Notaufnahme, ohne ein Notfall zu sein. Auch ein Grund dafür, dass viele Notaufnahmen überfüllt sind … wenn, ja wenn nicht gerade Corona-Angst herrscht.

Tatsache ist: Die Ungleichbehandlung bei der Terminvergabe ist ein systemisches Problem, das die Politik gemeinsam mit Versicherern und Vertretern der Ärzteschaft und der Patienten lösen muss. Als Arzt allein kann man nur versuchen, selbst keine Unterschiede zu machen und auf eine faire Mischung von gesetzlich Versicherten und Privatpatienten zu achten. Mehr dazu später.

Fazit:
Unsere wichtigste Aufgabe als Ärzte ist es, Menschen zu helfen und ihre Krankheiten auf bestmögliche Weise zu behandeln. Gleichzeitig aber müssen wir auch viele andere Anforderungen ausbalancieren. Gesetzliche Auflagen, Regularien von Krankenversicherungen und wirtschaftliche Aspekte.

Wenn jetzt Patienten in Schnäppchenjägermentalität versuchen, besonders clever zu sein und sich persönliche Vorteile zu verschaffen, ist das nicht nur im Arzt-Patienten-Verhältnis beziehungsgefährdend. Es ist vor allem unfair all denen gegenüber, die wirklich schnelle Hilfe brauchen. Ehrlich währt am längsten, auch in der Medizin.

Der Schmerzfreie

Einer meiner Patienten beschrieb seine Vision fürs Alter einmal so: »Oben klar und unten dicht, lieber Gott, mehr will ich nicht!«

Über Patienten wie diesen können wir Ärzte manchmal nur staunen: Sie haben die entsetzlichsten Krankheiten und Schicksalsschläge hinter sich und dennoch weiter viel Spaß am Leben. Sie hadern nicht, scheinen selbst größere gesundheitliche Einschränkungen gut wegzustecken, haben keine Ängste, wenig Sorgen und Stress und können vor allem einiges aushalten. Wir nennen diese Patienten die »Indolenten«.

Einmal habe ich eine alte Dame in der Notaufnahme erlebt, die ruhig und würdevoll mit abgeknicktem Unterschenkelknochen auf den Arzt wartete, während eine Dreißigjährige neben ihr mit einem eingewachsenen Nagel stöhnte und schrie, als wäre ihr gerade der Zeh abgehackt worden. Die arme alte Dame wurde leider lange übersehen, weil sie ihre Situation einfach ruhig erduldete.

Die Psyche solch tapferer oder indolent-schmerzfreier Menschen ist offenbar stabil wie ein Fels. Sie sind unempfindlich, manchmal auch gleichgültig gegenüber körperlichen und seelischen Schmerzen, Belastungen, die für viele andere nur schwer auszuhalten wären. Sätze wie »Mehr Achtsamkeit!« oder »Ich brauche mal eine Auszeit!« kämen ihnen vermutlich nur schwer über die Lippen. Wenn solche »schmerzfreien« Patienten zum Arzt kommen, beteuern sie häufig, dass sie völlig gesund seien. Es ist zunächst nur schwer nachvollziehbar, warum sie um einen Sprechstundentermin gebeten haben. Als Arzt stürzt man sich deshalb zunächst dankbar auf das Thema Vorsorge und checkt alle

Basiswerte ab. Doch dann entdeckt man plötzlich Befunde, die durchaus behandlungsbedürftig sind. Ein typisches Beispiel dafür, dass Menschen »gesund sein« und »krank sein« ganz unterschiedlich bewerten. Manche fühlen sich bereits in großer Gefahr, wenn sie ein gutartiges Hautanhängsel am Hals haben. Andere halten sich für absolut fit, obwohl sie an Diabetes leiden, einen Herzinfarkt hatten und noch dazu eine große Krebsoperation überstanden haben. Hauptsache, sie leben, und die von der Medizin definierte Erkrankung ist keine allzu große Beeinträchtigung. Selbst wenn man von außen betrachtet ganz klar sagen würde, mein Gott, das ist ja furchtbar, gibt es Menschen, die sich klar auf der Seite des Lebens, der Gesunden fühlen. So erzählte mir ein Taxifahrer in Österreich einmal von seinem Vater, der 96 Jahre alt sei und sich »bester Gesundheit« erfreue. Ich war beeindruckt und fragte nach, wie er das denn geschafft habe. Lag es an der gesunden Bergluft oder der gesunden regionalen Kost? Der Taxifahrer erwiderte: »Ja mei, er hat immer viel gearbeitet. Und vierzig Jahre lang sechzig Zigaretten am Tag geraucht. Gut, er bekommt nicht so gut Luft. Er hat eine chronisch obstruktive (verstopfende) Lungenkrankheit. Er hatte auch mal Darmkrebs, der ist sogar durchgebrochen. Später hatte er Prostatakrebs, seitdem funktioniert es untenrum nicht mehr. Jetzt hat er Lungenkrebs. Aber er brauchte nur zwanzig Bestrahlungen. Doch alles in allem geht es ihm gut!«

Schmerzfreiheit und Unempfindlichkeit gegenüber Krankheiten sind aus ärztlicher Sicht nicht immer von Vorteil. Viele dieser Patienten missachten ernsthafte Warnsignale ihres Körpers und kommen erst in letzter Minute zum Arzt, wenn die Beschwerden wirklich nicht mehr zu ertragen sind. Ein solcher Patient klagte in meiner Praxis einmal über Schmerzen auf der rechten Rückenseite. »Nicht schlimm, vielleicht ein bisschen viel Stress in letzter Zeit, das verschwindet schon wieder.« Dass seine Leberwerte schwindelerregend hoch waren und seine Blutwerte eine starke Entzündung offenbarten, beunruhigte ihn auch nicht weiter. Als ich ihn dringend ermahnte, nun wirklich zu handeln und all das genauer untersuchen zu lassen, meinte er nur, dafür habe er jetzt keine Zeit. Einige Monate nach unserem Gespräch kam er ins Krankenhaus. Allerdings nicht freiwillig. Er war im Büro bei der Arbeit zusammengebrochen. Die Diagnose: eine entzündete und stark geschrumpfte Leber. Unbehandelt eine tödliche Erkrankung.

Das Komplizierte bei solchen Patienten ist, dass sie sich in einer Art Abwehrmodus befinden. Sie wiegeln ab, spielen Beschwerden herunter und missdeuten das als Zeichen von Stärke. Nach dem Motto: Was mich nicht umbringt, macht mich nur härter. Dumm nur, dass es tatsächlich so einiges gibt, was einen umbringen kann, wenn man es unbehandelt lässt. Wenn man mit ihnen über eine unbequeme Diagnose sprechen möchte, versuchen sie abzulenken, brausen auf und überdröhnen das, was der Arzt ihnen gerade erklären möchte. Sie wollen es einfach nicht hören, wie ein Kind, das sich die Finger in die Ohren steckt und laut »lalala« singt.

Auch deutliche Hinweise zu einem sinnvollen und für die Heilung wichtigen Verhalten nach oder während einer Behandlung werden gern nicht wahrgenommen oder sogar bewusst missachtet, auch hier häufig mit fatalen Folgen: Einer meiner Patienten hatte sich seinen Bauch von einem plastischen Chirurgen operativ verschönern lassen. Straffen und Fett absaugen in einem Aufwasch. Leider entwickelte er danach eine dramatische Wundheilungsstörung, eine tiefe klaffende und faulende Wunde, die erst nach monatelanger Therapie abheilte und schlimme Narben hinterließ.

Was war passiert? Der Patient war Raucher. Der Chirurg hatte ihn mehrfach aufgefordert, auf das Rauchen zu verzichten, am besten schon einige Wochen vor der Operation, vor allem aber danach. Denn Rauchen kann zu ernsten Komplikationen bei der Wundheilung führen, weil die Blutgefäße verengt sind und damit weniger sauerstoffreiches Blut herbeitransportiert wird, das dringend für eine gute Wundheilung benötigt wird. Der Patient aber hielt sich nicht an diese klar formulierte Bitte, er überhörte sie, mit den oben genannten Folgen. Problematisch ist, dass indolente Patienten selbst nach so einem schlimmen Verlauf fest daran glauben, das habe nichts mit ihrem Verhalten zu tun. Auch in diesem Fall wies der Patient alle Schuld von sich und behauptete steif und fest, der Chirurg hätte einen Fehler gemacht oder unsauber gearbeitet.

Die Psychoanalyse beschreibt, dass so etwas immer dann passiert, wenn jemand verdrängen möchte, wenn persönlich tabuisierte Gedanken, Wünsche und Sachverhalte aus dem eigenen Leben herausgehalten werden sollen. So wie in der »Fledermaus« von Johann Strauß: »Glücklich ist, wer vergisst, was doch nicht mehr zu ändern ist.«

Verdrängt wird bei diesen Patienten die eigene Vergänglichkeit, der Tod, der unweigerlich eines Tages kommt. Jeder Gedanke daran wird mit einem Tabu belegt. Das Problem daran ist, dass im Ernstfall auf diese Weise das Unvermeidliche noch viel schneller in ihr Leben tritt. Weil eigentlich vermeidbare Komplikationen auftreten, heilbare Krankheiten chronisch werden oder gar tödlich enden. Manchmal sind diese Patienten nicht nur eine Gefahr für sich selbst, sondern auch für ihr Umfeld. So können sie andere Menschen anstecken, wenn beispielsweise eine Infektionskrankheit nicht oder nicht rechtzeitig behandelt wird.

Es gibt Patienten, die haben tatsächlich ein weniger ausgeprägtes Schmerzempfinden als der Durchschnitt. Das hat mit der genetischen Ausstattung zu tun. So haben beispielsweise Rothaarige eine geringere Schmerztoleranz gegenüber Hitzereizen und benötigen auch häufig mehr Betäubungsmittel bei operativen Eingriffen. Bei einigen Menschen kann die Mutation bestimmter Gene sogar zu einer kompletten Schmerzunempfindlichkeit führen. Das Gleiche kann nach Krankheiten oder Unfällen passieren, wenn Nervenzellen oder Nervenfasern geschädigt wurden. Wichtig jedoch bleibt vor allem die Bewertung des Schmerzes im Gehirn, und die wiederum wird durch die Erziehung beeinflusst, durch eigene Schmerzerfahrungen und die allgemeine psychische Verfassung. So haben etwa Borderline-Patienten häufig ein gestörtes Schmerzempfinden.

Bei vielen Indolenten hat der besondere Umgang mit Belastungen und Krankheit tatsächlich eher psychische und soziale Ursachen. Oft sind es ältere Menschen, die schon als Kinder zu Härte gegen sich selbst erzogen wurden, die immer wieder in schwierigen Zeiten funktionieren mussten und dabei keine Schwäche zeigen durften. Was immer weggedrückt wird, kann irgendwann auch nicht mehr wahrgenommen werden.

Abgesehen davon gibt es aber auch eine neurologische Störung, die zu einem Negieren oder Vernachlässigen von Warnsignalen des Körpers führt. Der Fachbegriff dafür heißt *Neglect.* Dieses Phänomen kann so weit gehen, dass Betroffene ihren Körper oder auch Gegenstände im wahrsten Sinne des Wortes nur noch teilweise wahrnehmen: Betroffene rasieren sich nur die eine Hälfte des Bartes oder erkennen nur eine Hälfte des Ziffernblattes einer Uhr. Die Ursache dafür sind Hirnschäden, zum Beispiel nach einem Schlaganfall oder einer Hirnblutung. Die Patienten sind sich dieser Einschränkungen nicht bewusst und empfinden ihre Wahrnehmungen als völlig normal.

Fazit:

Optimismus und Lebensfreude stärken unser Immunsystem. Wer auch in schwierigen Lebenslagen und bei schweren Erkrankungen die Hoffnung und die Zuversicht nicht verliert, ist zu beneiden. Anders sieht es aus, wenn man Problemen mit Ignoranz begegnet, sie verdrängt oder negiert. Gleichmut ist etwas anderes als Gleichgültigkeit. Letztere kann auch negative Effekte haben und das

Leben verkürzen. Wer bemerkt, dass Angehörige oder Freunde klare Warnsignale des Körpers verdrängen oder negieren, sollte sie darauf ansprechen und gegebenenfalls ärztlichen Rat einholen. Denn auch das kann bereits Symptom einer Erkrankung sein.

Der Krankheitsgewinnler

Ein Arzt kann nur dann helfen und heilen, wenn sein Beziehungspartner das auch will, wenn der Patient also mitarbeitet und kooperiert. Diese sogenannte Compliance wird am besten noch kombiniert mit einer guten Adhärenz, ein Begriff, der für das Befolgen und Einhalten gemeinsam verabredeter Therapiewege und -ziele steht.

Man sollte meinen, diese Kombination aus Compliance und Adhärenz wäre eigentlich normal in der Arzt-Patienten-Beziehung, denn schließlich will ja jeder so schnell wie möglich gesund werden oder auch gesund bleiben. Doch es gibt für einige Patienten auch gute Gründe, lieber krank zu sein. Die Bandbreite dieser Gründe ist groß, manche zeugen von besonderer Kreativität, andere eher vom Charakterzug »Kollegenschwein«. Jeder kennt Mitarbeiter, die bevorzugt am Anfang oder am Ende der Woche krank werden und auf diese Weise das Wochenende verlängern. Es gibt Leute, die einen sicheren Job haben und sich ohne größere Bedenken etwas länger krankschreiben lassen, schließlich muss man sich ja richtig auskurieren, und die Kollegen werden die Arbeit schon irgendwie miterledigen. Schüler lassen sich von den Eltern entschuldigen, wenn die Gefahr besteht, am nächsten Tag die Prüfung zu versemmeln, Sportmuffel lassen sich vom Schwimmen oder Bodenturnen befreien, und wer schon mal einen Umzug oder eine Party mit Freunden organisiert hat, wird festgestellt haben, dass der Anblick einer massiven Schrankwand oder von zehn Kästen Bier zu akuten Rückenproblemen führen kann, wenn klar wird, dass die hinauf in den fünften Stock müssen, leider ohne Fahrstuhl …

In jeder dieser Situationen gibt es einen konkreten Gewinn: einen freien Tag für den Blaumacher, eine zweite Prüfungschance für den Schüler, das »Schleppen der anderen« … Wer aber wirklich schon einmal krank war – und das dürfte ausnahmslos auf jeden von uns zutreffen –, wird wissen, dass auch echtes Kranksein mit guten Erlebnissen verbunden sein kann. Man wird umsorgt, erfährt mehr Aufmerksamkeit als sonst, bekommt von den Eltern vorgelesen oder das Lieblingsgericht serviert, man ist von der Hausarbeit befreit, bekommt einen Tee ans Bett und darf sich ausruhen. Das Mitleid und Wohlwollen der anderen sind einem sicher. Schön zu beobachten ist diese Form des Krankheitsgewinns bei der Diagnose »Männerschnupfen«, für die Betroffenen eine offenbar äußerst bedrohliche Sache. Den »Männerschnupfen« gibt es übrigens tatsächlich. Wissenschaftler haben nachgewiesen, dass das starke Geschlecht ein schwächeres Immunsystem hat und deshalb viel heftiger an einer Erkältung leidet als die Damenwelt.

Doch zurück zum Ernst und damit zu noch mehr Theorie und Forschung: Wissenschaftlich gesprochen ist Krankheitsgewinn der Vorteil, den ein Mensch aus einer tatsächlichen oder vermeintlichen Erkrankung ziehen kann. Dabei wird zwischen einem Innen und einem Außen unterschieden. Der innere, primäre Krankheitsgewinn beschreibt, dass der Kranke seine Patientenrolle bereitwillig annimmt und damit bewusst oder unbewusst seelische oder psychische Konflikte löst, Spannungen reduziert und Schuldgefühle abwehrt: »Ich kann das Problem jetzt nicht lösen, ich bin krank.« Auch eine Art Selbstversicherung, dass es gerade legitim ist, nicht wie gewohnt zu funktionieren.

Der äußere, sekundäre Krankheitsgewinn beschreibt die Rolle des Kranken in der Gesellschaft. Als Kranker wird er von alltäglichen Verpflichtungen entlastet und erfährt von seinem Umfeld Aufmerksamkeit, Mitleid, Zuwendung und Anteilnahme. Das streichelt die Seele. Vielleicht fühlt der Kranke sich an Situationen in der Kindheit erinnert, als die Eltern plötzlich mehr Zeit hatten für ihn und er krank im Bett liegend von Mutter oder Vater umsorgt wurde.

Einer meiner Patienten hatte ein sehr strenges und forderndes Elternhaus. Nur wenn er krank war, entkam er dem Druck der Eltern und wurde ausnahmsweise fürsorglich und liebevoll behandelt. Kaum war er gesund, nahmen der Druck und der Anforderungsstress der Eltern wieder zu. Seither gönnt sich der Patient auch als Erwachsener immer wieder gesundheitlich bedingte Auszeiten mit Krankheitssymptomen, die stark psychosomatische Zeichen tragen. Es sind Auszeiten, in denen er zur Ruhe kommt und emotionale Zuwendung erfährt.

Diese positiven Effekte des sekundären Krankheitsgewinns können zu zwei Phänomenen führen: zur Simulation und zur sogenannten Aggravation, also Übertreibung. Ein Simulant täuscht bewusst Krankheitssymptome vor, ohne dass diese tatsächlich vorlägen. Bei der Aggravation werden tatsächliche Symptome bzw. Erkrankungen überbetont. So gibt es Patienten, die selbst nach erfolgreicher Therapie an ihrer Diagnose festhalten, um weiterhin mit emotionaler Zuwendung oder auch mit wirtschaftlicher Unterstützung durch die Familie oder die Sozialversicherungsträger rechnen zu können. Und wie wir bereits gesehen haben, kann die Psyche auch hier stark wirken: Wer sich immer wieder einredet, krank zu sein, wird sich irgendwann auch krank fühlen, selbst wenn organisch alles in Ordnung ist.

Fazit:

Wer krank ist, kann aus diesem eher negativen Umstand auch einen Gewinn ziehen. Das kann bewusst und unbewusst ablaufen. Je größer der Krankheitsgewinn, umso kleiner ist bei einigen die Lust, schnell wieder gesund zu werden. Das hat selbstverständlich nicht nur Auswirkungen auf das Umfeld des Betroffenen, auf

Familie und Kollegen, sondern auch auf das Verhältnis von Ärzten und Patienten. Denn wenn der eine nicht will, kann der andere auch nicht viel bewegen. Für den Beziehungspartner Arzt fühlt sich deshalb alles an wie vergebene Liebesmüh.

Übrigens: Die größten Krankheitsgewinnler sind natürlich wir Ärzte selbst und alle, die im Bereich Medizin und Pflege arbeiten. Denn ohne Krankheiten gäbe es unsere Berufe nicht.

Der Anhimmler

In jeder Beziehung gibt es Momente, wo einer den anderen vergöttert oder gar anbetet. Das schmeichelt und das verbindet. Es sollte nur nicht einseitig sein und vor allem kein Dauerzustand bleiben, denn wenn sich zwei Partner nicht (mehr) auf Augenhöhe begegnen, wird es schnell langweilig und gefährlich. Die Beziehung gerät aus dem Gleichgewicht. Auf die Enttäuschung über den Partner folgt dann meist dessen Entthronung.

Ärzte haben in ihrer Arbeit mit Patienten öfter mit dem Phänomen der Überhöhung zu tun. »Ich will nur zu Ihnen, Frau Doktor, nur Sie können mir helfen. Sie sind doch die Beste! Ich bin einen sooo langen Weg gegangen, sehen Sie hier, meine Krankenakte!« Und schon werden dicke Ordner auf den Tisch gewuchtet. Solche Vorschusslorbeeren mögen auf den ersten Blick sehr verlockend für uns Ärzte sein. Schließlich wussten wir insgeheim schon immer, dass keiner es besser kann als wir selbst … Geschmeichelt widmen wir uns diesem Patienten, der uns weiter umgarnt, um uns zu Höchstleistungen anzuspornen. Doch Achtung! Hochmut kommt vor dem Fall, nach dem Thron lauert die tiefe Grube. Denn: Wie wahrscheinlich ist es, dass zwanzig Ärzte vor uns allesamt versagt haben und erst wir endlich diejenigen sind, die das Wunder vollbringen? Patienten, die bei dem Versuch, eine Diagnose oder Therapie für ihr Leiden zu finden, reihenweise Ärzte verschleißen, nennt man übrigens »Koryphäenkiller«. Und: Wird hier nicht geradezu Übermenschliches verlangt? An dieser Stelle sollte der erfahrene Arzt die Hoffnung und das entgegengebrachte Vertrauen wertschätzen, aber gleichzeitig deutlich machen, dass Wunder eher nicht in den ärztlichen Zuständigkeitsbereich fallen. Denn Wunderheiler gibt es genauso wenig wie den Weihnachtsmann, auch wenn das Internet uns anderes glauben machen will. Dort finden sich unzählige Geschichten über unglaubliche Genesungen, oft im Zusammenhang mit unwissenschaftlichen magischen Heilverfahren, durchgeführt von Medizinmännern und -frauen, die mit Symbolen, Amuletten und allerlei undurchsichtigen Methoden hantieren. Vielleicht wäre das schmerzhafte Leiden ja nach einem halben Jahr ohnehin von selbst verschwunden, vielleicht hat auch die »klassische« Therapie angeschlagen, aber nun gilt eben derjenige als Wunderdoktor, der zuletzt ein neues Pülverchen hinzugefügt hat.

Aus meiner Sicht ist für das glückliche Ende einer langen Arzt-Odyssee oft Folgendes entscheidend: dass sich der Patient von seinem neuen Arzt endlich wirklich verstanden fühlt, dass die Beziehungsebene stimmt, innere Mauern fallen und der Patient seine eigenen Abwehrkräfte so in Fahrt bringen kann, dass die Krankheit am Ende besiegt oder in Schach gehalten wird.

Eine andere Form von Arzt-Anbetung ist die Unmündigkeit, das komplette Weggeben von Verantwortung in die Hände der Mediziner. Egal ob bei der OP-Aufklärung oder beim Besprechen eines Therapieablaufs, manche Patienten winken an dieser Stelle gleich ab: »Ach, Herr Doktor, Sie machen das schon. Ich will gar nichts weiter hören, ich vertraue Ihnen zu hundert Prozent!«

Jetzt werden Sie sich fragen: Ist das nicht genau das, wovon ein Arzt eigentlich träumt? Ein klares Nein! Ärzte wünschen sich eine vertrauensvolle Partnerschaft mit einem mündigen Patienten. Ein unmündiger Patient knipst das Hirn aus und gibt jegliche Eigenverantwortung für das Gelingen des Heilungsverlaufes ab. Der Arzt wird es schon richten, und wenn es nicht klappt, liegt der Fehler bei ihm. Dann ist der Arzt ganz schnell einer, der sein Handwerk nicht versteht. Erst bedenkenlos anhimmeln und dann enttäuscht vom Sockel stoßen. Wir Ärzte fühlen uns von solch einer Haltung unter Druck gesetzt und entwickeln hier Fluchtreflexe.

Nein, auch Sie, liebe Leserinnen und Leser, tragen Verantwortung. Hören Sie zu, informieren Sie sich, bereiten Sie sich vor, lassen Sie das Rauchen, ernähren Sie sich gesund, treiben Sie Sport und versuchen Sie Ihr Leben in Eigenverantwortung selbst zu gestalten. Und wenn dann doch eine Krankheit zuschlägt, dann arbeiten Sie mit am Gelingen der Therapie, befolgen Sie die Regeln und nutzen Sie alle Möglichkeiten, auch wenn vielleicht nicht alle Kosten von den Krankenkassen übernommen werden. Es lohnt sich immer, in die eigene Gesundheit zu investieren. Viele Menschen geben viel Geld für Alkohol, Zigaretten und teure Reisen aus. Aber beim Thema Gesundheit wird gespart. Die Solidargemeinschaft springt ein, wenn es um die Behandlung von Erkrankungen geht, sie ist aber nicht dafür verantwortlich, dass wir eine vernünftige Zahnbürste benutzen, einen Sportklub besuchen oder mit Nahrungsergänzungsmitteln einen Mangel ausgleichen. Wenn die Kassen auch dafür zur Kasse gebeten würden, käme das System schnell an seine Grenzen.

»Es gibt tausend Krankheiten, aber nur eine Gesundheit« – dieser Satz wird wechselweise Ludwig Börne oder Arthur Schopenhauer zugeschrieben. Wer auch immer der Urheber war: Dieser Satz stimmt! Deshalb sollten wir dieses wertvolle Gut Gesundheit schützen und höchstpersönlich unseren Teil dazu beitragen.

Fazit:
Ärzte taugen nicht zum idealisierten Superhelden, sie sind schließlich nur Halbgötter … Sie können helfen und heilen, aber nicht zaubern und keine Wunder vollbringen und schon gar nicht ohne

die Mithilfe ihrer Patienten. Unkritisches Vergöttern führt oft zu Enttäuschung und Hoffnungslosigkeit und der Suche nach immer neuen Wunderheilern oder der Hinwendung zu zweifelhaften Methoden. Wie in jeder guten Partnerschaft sollten sich auch Ärzte und Patienten auf Augenhöhe begegnen. Beide haben Verantwortung. Für das eigene Handeln, aber auch für das Gelingen der gemeinsamen Beziehung.

Der Besserwisser

Kein Arzt würde es offen zugeben, aber untereinander sind sich doch alle einig: Es gibt eine Patientengruppe, für die planen die meisten von vornherein etwas mehr Zeit ein. Es sind … na klar, die Lehrer. Lehrer haben immer besonders viele Fragen. Und Lehrerinnen mit Doppelnamen, das ist gewissermaßen die Champions-League … Klingt sehr nach Klischee, aber viele Arztkollegen werden jetzt zustimmend nicken.

Besserwisser-Patienten gibt es sicher auch in anderen Berufsgruppen. Doch vielleicht fällt es einigen Pädagogen einfach besonders schwer, ihre »Ich erkläre dir die Welt«-Haltung abzulegen, wenn sie außerhalb der Schule unterwegs sind.

Damit jetzt kein Missverständnis entsteht: Ein Besserwisser ist nicht jemand, der nachfragt (das ist wichtig!), sondern jemand, der alles in Zweifel zieht und in jeder Suppe ein Haar findet, und das gern mit kritisch belehrendem Unterton. Besonders viele und vor allem fundamentalistische Besserwisser entdeckt man bei Impfgegnern und erklärten Medikamentenfeinden.

Ich selbst bin eine ganzheitliche Medizinerin, ich liebe die Naturheilkunde und empfehle Prävention durch einen gesunden und eigenverantwortlichen Lebensstil. Aber ich weiß auch, ganz ohne Pharmaindustrie, ganz ohne Medikamente können wir viele Krankheiten nicht heilen und natürlich: Ja, Impfungen retten Leben. Den äußerst seltenen Impfschäden steht millionenfach geschütztes Leben gegenüber. Da gibt es für mich als Ärztin gar keine Diskussion.

Ein Patient, der es besser zu wissen glaubte, behauptete kürzlich, man müsse nur ausreichend Vitamin D nehmen, dann würde man schon keine HPV-Infektion bekommen. Er verweigerte seinen Kindern die allgemein empfohlene Impfung gegen Gebärmutterhalskrebs, Mundbodenkrebs, Analkarzinom und Peniskrebs durch HPV (Humane Papillom-Viren). Es wäre wirklich toll, wenn Vitamin D allein diesen Schutz gewährleisten könnte. Das klappt aber leider nicht. Der Vater verstieg sich sogar zu der Behauptung, man sei persönlich schuld daran, wenn man sich mit HP-Viren infizierte. Das könne man alles durch seinen Lebensstil – und eben Vitamin D – beeinflussen. Eine falsche und gefährliche Sichtweise!

Egal was ich in diesem Gespräch mit dem Patienten an Argumenten vorbrachte, sie wurden abgeschmettert. Mein Gegenüber beharrte so massiv auf der Richtigkeit seiner Einschätzung, dass ein konstruktives Miteinander nicht mehr möglich war. Der Schweizer Theologe Walter Ludin sagte einmal: »Wer alles besser weiß, kann nicht eines Besseren belehrt werden.«

Vielleicht aber gerät beim Thema Impfung derzeit doch noch einiges in Bewegung. Begriffe wie Herdenschutz und Immunität werden auch von medizinischen Laien mittlerweile sehr ernsthaft diskutiert. Kleine Anekdote dazu:

Sagt der Impfgegner zum Arzt: »Mein Sohn ist 24 Jahre alt und noch nie krank gewesen. Er wurde übrigens nie geimpft.«

Antwortet der Arzt: »Wenn im Schwimmbad und in der Sauna alle Badelatschen anhaben und Sie gehen als Einziger barfuß, bekommen Sie auch keinen Fußpilz!«

In der nächsten Geschichte hatte ich es wirklich mit einem Lehrer zu tun. Ein Herr Mitte fünfzig, der wegen rätselhafter Missempfindungen an der Haut zu mir in die Praxis kam. Er war seit Längerem krankgeschrieben und schon bei einigen Ärzten gewesen, ohne Erfolg: Anti-Allergie-Mittel oder Juckreiz stillende Cremes – nichts hatte funktioniert. Ich nahm dem Mann deshalb eine größere Menge Blut ab, um herauszufinden, ob etwas im Stoffwechsel oder in den Organen aus dem Gleichgewicht geraten war, was die Beschwerden erklären könnte. Tatsächlich lag ein schwerer Vitamin-B12-Mangel vor, der durch ein paar Spritzen ausgeglichen werden konnte. Ich war froh, dass ich das Rätsel gelöst hatte und dem Patienten mit so einfachen Mitteln helfen konnte, denn das Hautkribbeln würde jetzt sehr schnell verschwinden.

Vor unserem nächsten Treffen schickte ich dem Herrn schon einmal die frohe Kunde per Post, verbunden mit den Laborwerten, die ich handschriftlich kommentiert hatte: Gute Werte hatte ich mit Häkchen versehen, und Werte außerhalb des gewünschten Bereiches ergänzte ich um Vorschläge zum weiteren Verfahren. Außerdem verwies ich noch einmal auf unseren ausführlichen Besprechungstermin in der folgenden Woche.

Als ich kurz darauf in meinem Postfach eine Mail von meinem Lehrer-Patienten entdeckte, nahm ich an, er würde sich für die Vorabinformationen bedanken wollen. Doch das Gegenteil war der Fall. Er beschwerte sich ausführlich darüber, dass ich ihm die Blutwerte *vor* der gemeinsamen Befundbesprechung zugesendet hatte, noch dazu versehen mit handschriftlichen Kommentaren (unprofessionell!) und – unglaublich – ohne offizielles Anschreiben (doppelt unprofessionell). Außerdem beklagte er sich wütend darüber, dass er für die verschiedenen Laboruntersuchungen mehrere Rechnungen begleichen musste (nicht serviceorientiert!), dabei hatten wir das im Vorfeld ausführlich besprochen. Seine lange und bis dahin erfolglose Krankengeschichte hatte einige Spezialuntersuchungen notwendig gemacht, deren Kosten ihm aber anstandslos von der Krankenkasse zurückerstattet wurden.

Leiden geheilt, Kosten erstattet, Patient unzufrieden. Auch so etwas gibt es. Wie aber können wir als Mediziner umgehen mit

Patienten, die alles besser wissen oder immer etwas zu meckern haben? Augen zu und durch oder die Beziehung von ärztlicher Seite abbrechen wie im Fall des fanatischen Impfgegners? Die Antwort auf diese Frage ist knifflig. Gegenseitiges Vertrauen ist eine wichtige Grundlage einer funktionierenden Beziehung. Wenn eine Seite der anderen kein Vertrauen entgegenbringt – in diesem Fall der Patient –, ist man auch als Arzt schnell mit seinem Latein am Ende. Man sollte aber immer überprüfen, ob eine Abwehrreaktion des Patienten mit dem eigenen Verhalten als Arzt zusammenhängt, und mögliche Irritationen ansprechen, bevor man einen Schlussstrich zieht. Also Kommunikation über Kommunikation. Das heißt zuerst das Ansprechen, was vielleicht als störend empfunden wird, und sich erst dann den medizinischen Themen zuwenden. Klappt manchmal.

Im nächsten Beispiel haben wir es geschafft, gemeinsam eine Lösung zu finden: Die Patientin klagte über juckende Ekzeme an den Unterschenkeln, wollte jedoch partout keine Diagnostik. Das hätten alle anderen Ärzte zuvor schon gemacht, auch alle Cremes habe sie bereits ausprobiert, und nichts habe geholfen. Was immer ich ihr vorschlug – ihre Reaktion war: »Ja, aber …« Bildlich gesprochen tanzte mir die Patientin auf der Nase herum und stellte meine ärztliche Kompetenz infrage. So kamen wir nicht weiter. Also wechselte ich auf die Metaebene und beschloss, unsere nicht funktionierende Kommunikation zum Thema zu machen. Ich stellte die Vertrauensfrage: »Liebe Patientin, Sie sind hier, weil Sie Hilfe suchen, lehnen aber alle meine Angebote ab. Wir kommen einfach nicht zueinander. Wenn Sie meine Gedanken nicht annehmen wollen, was kann ich dann für Sie tun? Vielleicht sollten wir an dieser Stelle einfach abbrechen.«

Die Patientin blickte mich überrascht an. Ich hatte mich von ihr nicht provozieren lassen, sondern ihr klar zu verstehen gegeben, dass wir gemeinsam an einer Lösung arbeiten können, die Entscheidung dafür nun aber allein bei ihr liege. Tatsächlich lenkte sie ein, und ich konnte eine Ultraschalluntersuchung der Venen durchführen, die die Ursache für ihr Leiden ans Licht brachte: Krampfadern. Es folgte eine Therapie, die gestaute juckende Haut konnte sich endlich erholen, Happy End nach holprigem Beginn!

Fazit:
Geben Sie Ihrem Arzt eine faire Chance. Bereiten Sie sich auf den Termin vor und fragen Sie das, was Sie wissen möchten – aber bitte nur, wenn Sie auch die Antworten hören wollen. Fragen Sie kritisch nach, aber trauen Sie Ihren Ärzten auch zu, dass sie wissen, was sie tun, und dass sie ein echtes Interesse daran haben, dass Sie wieder gesund werden.

Der Arzt-Patient

Ein Arzt, der zum Patienten wird, ist ein ähnlich ungeheuerliches Phänomen wie ein Anwalt, der im Gefängnis landet. Eigentlich darf das nicht passieren, denn erstens werden Ärzte nie krank, und zweitens sterben sie auch nicht. Das Schicksal spart sie aus, schließlich gehören sie zum Pantheon! Schön wär's …

Was also passiert, wenn ein Arzt krank wird? Dann erwartet er natürlich die beste Medizin, die engagiertesten Kollegen und die schnellstmöglichen Termine. Viele Ärzte verfügen über ein gut ausgebautes Kollegen-Netzwerk oder Leute, die jemanden kennen, der jemanden kennt, der eine gute Reputation hat. Das Beziehungs-Vitamin-B ist in diesem Fall ein klarer Überlebensvorteil.

Ärzte sind oft ängstliche Patienten, denn sie wissen genau, was alles schiefgehen kann. Das optimistische »Das wird schon« ihres Behandler-Kollegen verfängt bei ihnen nur selten. Steht eine schlimme Verdachtsdiagnose im Raum, sehen viele schon ihr Leben an sich vorbeiziehen, obwohl doch noch alles gut werden kann. Es ist schwer für einen Arzt, damit zu leben, dass trotz gesunder

Lebensführung hier und da etwas in seinem Körper nicht optimal oder perfekt läuft und womöglich ein ernster Befund lauert.

Doch bis ein Arzt überhaupt zum Arzt geht, muss schon einiges passieren. Viele haben die Tendenz, sich selbst zu behandeln, und das muss nicht immer die beste Lösung sein. Ihren Patienten verordnen Ärzte bei länger anhaltendem Durchfall eine Magen-Darm-Spiegelung. Bei sich selbst hoffen sie darauf, dass es sich nur um ein Stresssymptom handelt, und verordnen sich Probiotika. Dabei müssten sie als gute Ärzte auch im eigenen Fall darauf drängen, Entzündungen, Infektionen oder Krebs diagnostisch auszuschließen …

Grippe-Impfung? Ach was, das ist doch nur was für »richtige« Patienten, genau wie diese klassischen Vorsorgeuntersuchungen. Die Sorgfalt, die sie bei ihren Patienten walten lassen, scheint im persönlichen Krankheitsfall weniger wichtig zu sein.

Dialog unter Ärzten: »Und? Hattest du schon deine Vorsorgeuntersuchung?«

»Nein!«

»Und warum nicht?«

»Ich bin doch gesund!«

Untersuchungen belegen: Wenn Ärzte selbst zu Patienten werden, gehören sie tendenziell zu den kränksten, da sie sich nicht rechtzeitig oder gar nicht um ihre Beschwerden gekümmert haben. Gründe dafür können eine tief sitzende Angst vor Krankheit sein (siehe das Kapitel über ärztliche Hypochonder), aber auch die bereits erwähnte Hybris: Ärzte werden vom Schicksal ausgespart, krank sind immer nur die anderen. Auch der ebenfalls bereits formulierte Hang zur Selbsttherapie ist nicht immer hilfreich.

Wenn Ärzte dann doch mal bei ihren Kollegen auf der anderen Seite des Schreibtischs oder auf der Untersuchungsliege Platz genommen haben, gleichen sie oft einem Häuflein Elend. Sooo klein mit Hut. Das eigene ärztliche Herrschaftswissen zählt nicht mehr, jetzt übernimmt der Kollege die Führung und stellt hoffentlich auch die richtigen Fragen; denn wenn Ärzte einander behandeln, wird bei Anamnese und Diagnostik oft geschludert. Bei Aufklärung und Therapieinformation ebenso. Man ist ja vom Fach.

Ärzte sind skeptische Patienten. Sie lassen sich nur ungern operieren und zögern solche Eingriffe oft lange hinaus. Blinddarm, Mandeln oder Gallenblase überleben in Ärztekörpern länger als anderswo. Auch Operationen an den Gelenken oder an den Bandscheiben werden gern umgangen. Man weiß um die OP-Risiken und mögliche Komplikationen wie Blutungen, Infektionen, Verletzungen von Gefäßen und Nerven oder Narbenverwachsungen.

Eine Skepsis, die vielleicht sogar berechtigt ist, denn wenn Kollegen einander behandeln, soll es mehr Komplikationen geben als normalerweise. Nach Murphy's Law geht dann alles schief, was schiefgehen kann. Es gibt dazu keine ernsthaften Studien, aber durchaus nachvollziehbare Erklärungen. Denkbar wäre, dass Ärzte, die Kollegen behandeln, einen besonderen Druck fühlen, der sie nervös werden lässt, auch die oben beschriebene mangelnde Aufklärung kann zu Fehlern führen, und dann gibt es Arzt-Patienten, die ohnehin alles besser wissen und sich nicht an die therapeutischen Hinweise ihrer Kollegen halten.

Am liebsten hoffen Ärzte auf Selbstheilung und setzen auf »aktives Zuwarten« unter ärztlicher Kontrolle, optimalerweise der eigenen.

Bei ernsteren Diagnosen bitten Ärzte grundsätzlich um eine zweite oder dritte Kollegen-Meinung und entscheiden sich eher für Spezialkliniken mit hohen Behandlungszahlen und einer besonderen Expertise. Eine Verhaltensweise, die man sich durchaus abschauen kann. In diesem Fall gilt: Von Ärzten lernen heißt überleben lernen.

Es gibt weitere Vorteile, Arzt zu sein, wenn man krank wird. Das zeigt die Geschichte eines Kollegen, der sich nach einer Krebsdiagnose einer Chemotherapie unterziehen musste. Es war bereits sein zweiter Zyklus, er kannte das Präparat schon vom letzten Mal. Er lag auf dem Behandlungsstuhl, die Helferin hängte das Fläschchen ans Gestell, öffnete das Rädchen am Tropf und ging. Zufällig warf der Kollege einen Blick auf das Fläschchen und bemerkte, dass es die falsche Chemo war, also nicht sein Medikament. Sofort stellt er das Rädchen auf Stopp und unterbrach den Tropf. Glück gehabt! Eine falsche Chemotherapie kann schwerste Folgen für die Gesundheit haben. Der Mitarbeiterin blieb nur, sich zerknirscht zu entschuldigen – und den anderen Patienten dort die Hoffnung, dass ihr das nicht häufiger passiert.

Fazit oder was man als Normal-Patient von Arzt-Patienten lernen kann:

Bauen Sie sich ein Ärzte-Netzwerk auf, im Zentrum ein guter Hausarzt.
Entscheiden Sie sich nicht zu leichtfertig für (nicht eilige) Operationen.
Holen Sie sich eine zweite Meinung, fragen Sie, wenn nötig, Spezialisten.
Suchen Sie bei komplizierten Problemen eine darauf spezialisierte Klinik.
Entdecken Sie Ihren Körper, lernen Sie ihn kennen und pflegen Sie ihn.
Kleine Beschwerden können Sie selbst behandeln. Dafür benötigen Sie eine gut ausgestattete Hausapotheke mit Pflastern und Verbandsmitteln, Desinfektionsspray, PVP-Jod-Salbe, Kortison-Creme, Zugsalbe, Kopfschmerz- und Fiebertabletten. Anti-Durchfallmittel, Splitterpinzette, Zeckenkarte, bei Allergikern Antihistaminika, Nasentropfen und Augensalbe sind auch nicht verkehrt.
… und falls das alles nicht hilft: Studieren Sie Medizin! ☺

Der Lieblingspatient

Wenn Sie die vergangenen Kapitel aufmerksam gelesen haben, dann wird Ihnen schon aufgefallen sein, was wir Ärzte an Patienten besonders mögen und was eher nicht. Wie also sieht er aus, unser Lieblingspatient?

Diese Frage lässt sich trotzdem gar nicht so einfach beantworten, denn genauso unterschiedlich wie wir Ärzte sind auch unsere konkreten Vorlieben beim Beziehungspartner Patient. Doch eines gilt für uns alle: Die Abwechslung macht's. Jeden Tag kommen verschiedene Menschen mit ganz unterschiedlichen Erkrankungen und Bedürfnissen zu uns in die Praxis oder in die Klinik, und genau das macht den Alltag spannend und fordert uns immer wieder neu. Als Profis können und müssen wir mit vielen Charaktertypen klarkommen, wenngleich es natürlich ein paar Dinge gibt, die wir an unseren Patienten besonders attraktiv finden.

Ein Arztkollege verriet mir, dass er Patienten schätze, die »gut drauf« seien. Das ist natürlich ein schwieriges Kriterium, denn Leid, Schmerzen, Angst und Depressionen verhindern das »Gut-drauf-Sein« in vielen Fällen. Patienten wirken oft in sich gekehrt und manchmal auch abweisend. Häufig stecken Unsicherheiten und Ängste dahinter. Ein Beleg dafür ist das Verhalten der Patienten nach einer Behandlung oder nach einem Eingriff, egal wie groß oder klein der gewesen sein mochte. Plötzlich ist der ach so Schweigsame wie ausgewechselt, lustig, entspannt und gesprächig. Und darüber freuen wir uns natürlich. Das heißt jedoch nicht, dass Sie ob der guten Beziehung eine Show aufführen sollten. Seien und bleiben Sie am besten Sie selbst. Seien Sie authentisch und äußern Sie Ihre Gefühle und Ängste. Wenn Ihnen das vor dem Eingriff nicht gelingt, tun Sie es im Anschluss. Dann weiß der behandelnde Arzt wenigstens fürs nächste Mal, dass es hier Probleme oder Unsicherheiten gibt. Diese Offenheit hilft uns, Ihre Bedürfnisse besser zu erkennen und auf sie einzugehen.

Was wir auch mögen, sind Patienten, auf die wir uns verlassen können. Nicht nur beim Thema Pünktlichkeit, sondern bei allen Fragen, die mit dem Ablauf einer Behandlung oder eines Arztbesuches zu tun haben. Das betrifft die genaue Einnahme von verschriebenen Medikamenten genauso wie die Nutzung der Vorsorgeangebote. Wir lieben es, wenn Sie ehrlich zu uns sind und wenn Sie aktiv am Gelingen der Therapie mitarbeiten. Also lieber gemeinsam handeln, als sich nur behandeln zu lassen.

Und dann gibt es da noch etwas, das alle guten Beziehungen stark und sicher macht. Es ist das Gefühl, miteinander reden zu können, und zwar am besten auf Augenhöhe, also gleichberechtigt, nicht gleichzeitig … Wir lieben Patienten, die auch uns Ärzte zu Wort kommen lassen, die zuhören können, auch wenn man als Patient ganz schnell ganz viel sagen und erklären will, weil die Zeit ja kurz ist und die eigenen Ängste einen antreiben.

Sollten Sie unsere Wünsche und Vorlieben in Ordnung finden, dann sind genau SIE unser Lieblingspatient, da bin ich mir sicher.

Kapitel 5

ÄRZTE-TINDER

Und wie findet man sie nun, die große, die wahre, die einzigartige Liebe – die, wo wirklich alles passt? Beziehungstherapeuten raten gern: Hören Sie auf zu suchen, das blockiert nur. Seien Sie lieber offen und beobachten Sie ganz entspannt, was Ihnen im Alltag oder im Urlaub oder sonst irgendwo über den Weg läuft.

Ganz so viel Zeit haben Patienten, die ärztliche Hilfe benötigen, nicht. Sie brauchen eine schnelle Lösung ähnlich wie Singles, die auf Dating-Apps nach Liebes- oder Sexualpartnern suchen. Wer bereits bei seinem Hausarzt in festen Händen ist und mit der Beziehung sehr zufrieden, der muss sich keine großen Sorgen machen. Der hat den Partnerlotsen für eventuell notwendige Spezialisten quasi an seiner Seite. Aber was tun all die, die noch auf der Suche sind oder ihrem Hausarzt nicht wirklich vertrauen? Wo finden die den richtigen Arzt, der auch noch gut ist?

Mit Dating-Apps zur großen Liebe?

Auch hierfür gibt es mittlerweile »Dating-Portale« im Internet, allerdings läuft das Matching etwas anders ab als bei Parship, Tinder und Co. Da muss man sich nicht gegenseitig sympathisch sein, um sich zu treffen, nein, Ärzteportale sind eine ziemlich einseitige und keine ganz freiwillige Angelegenheit. Denn hier finden sich Ärzte zwangsweise ein. Die einen werden einfach ungefragt mit ihren Basisdaten gelistet, andere versuchen ihre »Annonce« wenigstens mitzugestalten und müssen dann als Premium-Kunden dafür zah-

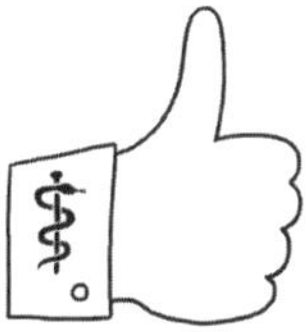

len, dass ein Porträt, Praxisfotos und Hinweise zu ihren Angeboten veröffentlicht werden. All das wird dann von Patienten begutachtet und mit Sternchen oder Schulnoten bewertet, so wie das Hotelzimmer im letzten Urlaub.

Verständlicherweise können Patienten häufig nicht wirklich sicher und objektiv beurteilen, wie gut oder schlecht die fachliche Kompetenz eines Arztes ist. Deshalb wird eher geschaut, wie es einem subjektiv in der Praxis gefallen hat. Da ist wichtig, wie nett der Arzt und sein Team waren und wie strukturiert und organisiert in der Praxis oder in der Klinik gearbeitet wurde. Waren alle immer pünktlich und freundlich und wie wurde mit Patienten generell umgegangen? War man einfach nur eine Diagnose oder haben sich Pflegepersonal und Ärzte Zeit genommen? Außerdem werden noch Kriterien wie Erreichbarkeit, Parkmöglichkeiten und Praxisausstattung benotet. Alles Dinge, die durchaus wichtig sind in einer guten Arzt-Patienten-Beziehung, die aber nur wenig aussagen über die Qualität der medizinischen Leistung. Wer als Arzt auf diesen Portalen positiv bewertet sein möchte, tut also gut daran, vor allem pünktlich und freundlich zu sein. Allein so kann man schon ganz weit nach vorn kommen.

Unter Ärzten sind diese Bewertungsportale nicht sehr beliebt, und das nicht, weil Ärzte keine Kritik vertragen, sondern weil diese Portale keine wirklich objektiven Befunde liefern und sehr simpel zu manipulieren sind. Wer als Arzt all seine Freunde und Bekannten zu lobenden Eintragungen motivieren kann, wird auf jeden Fall mit Bestnoten überhäuft. Man könnte auch Agenturen beauftragen und gute Einträge kaufen und schlechte herausklagen. Wenn sich »echte Patienten« äußern, dann ist klar, dass unzufriedene Menschen, die sich beschweren möchten, eher eine Bewertung abgeben als Menschen, bei denen alles gut gelaufen ist. Manchmal spielt auch die Diagnose eine Rolle. Fällt die bedrückend aus und der Arzt kann nicht helfen, wird das mitunter auch auf die »Leistung« der Praxis übertragen. Oder es schreiben Menschen, die ohnehin immer alles besser wissen und kritisieren und die diese Plattform dann zum Generalangriff und Frustabbau nutzen.

Selbst wenn man als Arzt die Kritik der Patienten auf diesen Portalen ernst nehmen möchte, hat man keine Chance nachzuhaken, was da vielleicht wirklich passiert ist, denn die Bewertungen erfolgen anonym; darüber hinaus gibt es Webseiten, da kann man als betroffener Arzt nicht einmal öffentlich Stellung nehmen zur vorgebrachten Kritik. Immer wieder kommt es vor, dass diese Portale auch von Menschen missbraucht werden, die selbst nie in der Praxis X waren, dem Arzt mit dem ausländischen Namen aber zum Beispiel aus rassistischen Gründen schaden wollen.

Meine Empfehlung: Wenn Sie auf Arztsuche sind, dann sollten Sie diesen »Dating-Portalen« kein allzu großes Vertrauen schenken. Es gibt Studien aus den USA und aus Großbritannien, die zeigen, dass die Patientenbewertungen auf diesen Webseiten nicht oder nur sehr bedingt mit der Behandlungsqualität zusammenhängen. Auch die Bundesärztekammer und die Verbraucherzentralen raten zur Vorsicht.

Wie aber verhält es sich mit den vielen Bestenlisten und Top-Ärzte-Siegeln? Auch die – so wird es gern begründet – sollen ja helfen, im großen Ärzte-Wirrwarr die wirklich besten Mediziner zu finden. Klingt gut, aber auch hier sollte man wissen: Diese Listen sind vor allem ein lukratives Geschäftsmodell.

Wenn Ärzte sich plötzlich auf so einer Top-Super-Arzt-Liste wiederfinden, dann wird ihnen gern parallel angeboten, das Siegel auch in der Öffentlichkeit einzusetzen. Die schöne Urkunde nur im Flur zum Patienten-WC aufzuhängen, das bringe ja nicht viel. In Begleitschreiben stehen dann Sätze wie: »Schaffen Sie Vertrauen und sorgen Sie für einen klaren Vorsprung gegenüber Ihren

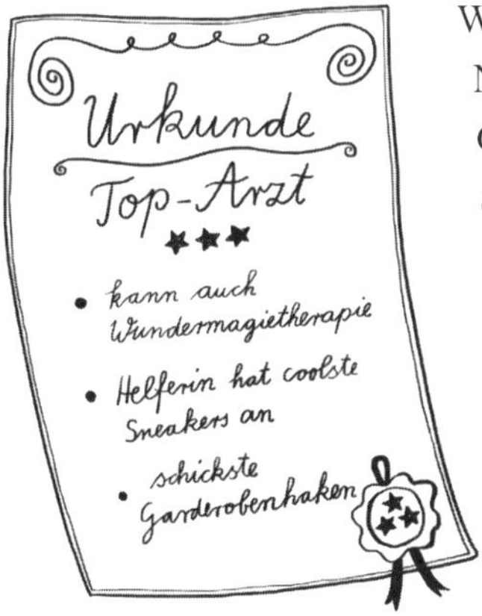
Urkunde
Top-Arzt
• kann auch Wundermagietherapie
• Helferin hat coolste Sneakers an
• schickste Garderobenhaken

Wettbewerbern.« Für die öffentliche Nutzung des Siegels aber wird eine Gebühr fällig, und wenn man genug Siegel zu verteilen hat, dann lohnt sich das. Immerhin geht es jeweils um vierstellige Eurobeträge. Viele Kliniken und Ärzte zahlen diese Vergütung bereitwillig und hoffen dabei ganz klar auf Werbeeffekte. Man ist ja Unternehmer und auch ein bisschen eitel …

Auch werblich orientierte Zeitungen und Zeitschriften melden sich gern in den Arztpraxen und bieten einen tollen Beitrag an über den Top-Arzt der Region. Für einen kleinen Druckkostenbeitrag von 800 Euro plus MwSt. würde man sich dann mit Praxisfotos und Beschreibung der ärztlichen Top-Leistung in einer Zeitung oder einem Magazin wiederfinden, die dann beim Friseur, im Autohaus oder als (kostenlose) Anzeigenblätter in den Briefkästen kaufkräftiger Stadtviertel landen. Rechtlich, aber vor allem moralisch ist das Ganze durchaus etwas fragwürdig. Hinter Siegeln und Top-Ärzte-Listen stecken eher wirtschaftliche und werbliche Konzepte. Ärzte unterliegen jedoch besonderen Werbeeinschränkungen. In der Medizin soll es schließlich nicht um den Verkauf von Produkten gehen, sondern um die Gesundheit von Menschen, daher müsste dieser Bereich gesondert behandelt werden. Dennoch, solange die Werbung sachlich ist und die Auszeichnung in einem »anerkannten Medium« veröffentlicht wird, ist das rechtlich zulässig.

Das entscheidende Problem an Ärzte-Siegeln und Bestenlisten ist jedoch, dass den Patienten suggeriert wird, dass sie hier eine besonders geprüfte Qualität und Expertise vorfinden, eine echte Orientierung. Tatsächlich haben auch schon Ärzte Urkunden zugesendet bekommen, auf denen sie plötzlich zum Top-Arzt für eine Fachrichtung ernannt wurden, in der sie noch nie gearbeitet haben … Wohingegen der bescheidene und erfahrene Hausarzt um die Ecke, der nicht mal eine eigene Homepage hat, nie ein Siegel bekommen wird. Seine Internet-Ignoranz verspricht den Siegel-Konzernen wenig Einnahmen. Denn wer so wenig für sich wirbt, wird auch niemals die Gebühr für ein Besten-Siegel zahlen.

Was also tun? Wie finden Sie als Patient gute Ärzte?

Sprechen Sie mit dem Arzt, der Sie kennt, der Sie begleitet und dem Sie vertrauen – mit Ihrem Hausarzt. Er wird Ihnen Fachärzte empfehlen, mit denen er gute Erfahrungen gemacht hat. Nicht wundern, er wird dabei aus juristischen Gründen immer die freie Arztwahl betonen …
Fragen Sie Freunde und Bekannte. Wen würden Sie empfehlen und warum?
Fragen Sie bei Ihrer Krankenkasse nach, wenn Sie einen besonderen Spezialisten brauchen, oder informieren Sie sich auf seriösen Onlineportalen (dazu später mehr).
Seien Sie skeptisch bei Arztbewertungsportalen. Das Ranking dort sagt nichts oder nur wenig über die fachliche Kompetenz der Ärzte und die Behandlungsqualität aus.

Nachdem wir uns jetzt so entspannt auf »Dating-Portalen« im Internet herumgetrieben haben, bleiben wir doch gleich im Netz. Das bietet nämlich nicht nur mehr oder minder seriöse Informationen zu unserem Traumpartner Arzt, nein, es bietet uns auch mehr oder minder seriöse Informationen zu allen möglichen Erkrankungen. Und auch die können für eine gelungene Arzt-Patienten-Beziehung beides sein: Fluch und Segen …

Kapitel 6

DR. GOOGLE SAGT ABER ... – PATIENTEN, ÄRZTE UND DAS INTERNET

In manchen Wartezimmern hängt dieser Spruch an der Wand:

Patienten, die eine Diagnose bereits über Google bezogen haben, werden gebeten, die Zweitmeinung nicht bei uns, sondern bei Yahoo einzuholen.

Das Internet hat längst auch die Beziehungen zwischen Ärzten und Patienten verändert. Selbst im guten, alten Fernsehen gibt es mittlerweile Shows, in denen Nichtmediziner versuchen, mit Online-Hilfe die »besseren« Ärzte zu sein. »Dokters versus Internet« heißt das Format, das 2016 vom öffentlich-rechtlichen Fernsehen der Niederlande entwickelt wurde. Dort treten drei Ärzte mit ihrer Kompetenz und Erfahrung gegen ein Team aus medizinischen Laien an. Ein Patient berichtet in der Spielshow von seinen Leiden, und dann müssen beide versuchen, anhand der Symptome und der Krankengeschichte auf die Diagnose zu kommen. Die Laien dürfen sich dabei von der Schwarmintelligenz des Internets helfen lassen und die Symptome googeln. Und nicht immer gewinnen dabei die Ärzte ...

Im Gespräch mit vielen Kollegen habe ich festgestellt, dass die meisten Ärzte es gut finden, wenn sich Patienten zu einer bestimmten Thematik oder Symptomatik bereits vorab informiert haben. Einer Studie der Bertelsmann-Stiftung aus dem Jahr 2018 zufolge sind 81 Prozent der Ärzte in Deutschland erfreut über die Selbstinformation ihrer Patienten. Darauf kann man beim Arztbesuch dann aufbauen und das im Netz erworbene Wissen ergänzen oder bei Falschinformationen auch korrigieren. Zur Nachbereitung eines Termins kann die Nutzung des Internets ebenfalls sinnvoll sein, zumindest wenn der Arzt dafür gute Portale oder Links empfohlen hat, wo medizinisches Wissen auf dem neuesten Stand seriös und verständlich aufbereitet wird. Auch Videos von therapeutischen Abläufen – etwa bei Laserbehandlungen oder Operationen – können manchen Patienten die Angst nehmen und ihnen die Sicherheit vermitteln, eine Entscheidung auf der Basis hilfreicher Informationen treffen zu können. Allerdings kommt es auch hier darauf an, in welchen Portalen man recherchiert.

Nur eine Minderheit von Ärzten ist ernsthaft genervt von den digitalen Kollegen Dr. Google, Privatdozent Bing oder Professor Yahoo. Sie kritisieren, dass viele Patienten nach einer Recherche im Internet mit falschen oder Angst machenden Informationen in die Sprechstunden kommen. Es sei unheimlich zeitaufwendig, all das wieder zu korrigieren und aus den Köpfen zu löschen.

Doch so oder so, Dr. Google ist aus unserem Alltag nicht mehr wegzudenken. 52 Prozent der Patienten, die in oben genannter Bertelsmann-Studie befragt wurden, sind mit der Leistung von Dr. Google sehr zufrieden. Aber immerhin jeder dritte Patient hat dann doch ein schlechtes Gewissen und verschweigt sein digitales Fremdgehen in der eigenen Arzt-Patienten-Beziehung. Insgesamt gilt: die Anzahl der neugierigen und aufgeklärten Patienten wächst und damit auch ihr Selbstbewusstsein. Wer nicht im Internet recherchiert, findet wichtige Informationen über Gesundheit und Krankheiten auch in der *Apotheken Umschau* oder den Medizinformaten im Fernsehen.

Für viele Ärzte ist das ein zweischneidiges Schwert. Auf der einen Seite steht die Freude über den aufgeklärten und mündigen

Patienten, auf der anderen Seite sind sie mit einer neuen, kritischen Anspruchshaltung konfrontiert. »Warum verwenden Sie denn nicht diese Methode oder jene Technik? Wäre hier nicht ein anderes Medikament sinnvoll?« Oder: »In der XY-Klinik machen sie das ganz anders, das beherrschen Sie hier wohl nicht.« Als Arzt braucht man da gute Nerven und eine große Portion Zeit. Allerdings kann das ausführliche Erklären des Für und Wider einer Behandlung die Arzt-Patienten-Beziehung festigen, und möglicherweise ist ein alternativer Ansatz, den man bisher nicht so auf dem Schirm hatte, ja durchaus überlegenswert. Schön, wenn ein mündiger Patient den Arzt inspirieren kann.

Der Internet-Patient

Statistisch gesehen googeln 75 Prozent der Deutschen zum Thema Gesundheit im Netz. Die größte Gruppe dabei sind die »Best Ager« oder »Golden Surfer«, also Internetnutzer ab fünfzig aufwärts. Besonders beliebt sind Suchanfragen nach rezeptfreien Medikamenten, die dann häufig auch gleich im Netz bestellt werden. Viele Nutzer recherchieren außerdem Symptome von Krankheiten, vor allem von chronischen Leiden, und informieren sich über entsprechende Therapieangebote.

Geradezu obligatorisch für die meisten Internet-Patienten ist die Online-Vorbereitung auf einen Arztbesuch oder der Check danach, verbunden mit der Frage, ob Arzt oder Apotheker auch alles richtig gemacht haben. Ebenfalls zur Nachbereitung gehört die Suche nach einer zweiten Meinung oder nach Hoffnung und Trost bei Menschen mit ähnlichen Problemen.

Das klingt zunächst alles sehr vernünftig, allerdings ist die Gefahr groß, dass Informationen letztlich doch falsch eingeschätzt werden und dass Panik entsteht, weil Symptome überbewertet werden. Denn egal welches Leiden man auch googelt, am Ende heißt es fast immer, dass dieses Symptom auch auf Krebs oder eine andere schlimme Erkrankung hinweisen könnte. Zweifelsohne wollen sich die Anbieter von medizinischen Seiten im Netz auf diese Weise auch absichern. Wer sich als Hypochonder in diese Recherchefalle begibt, dürfte bald einen echten Nervenzusammenbruch erleiden.

Um es noch einmal ganz klar zu sagen: Bei allen Vorteilen – das Internet ist keine zuverlässige Quelle und ganz sicher nicht geeignet für eine qualifizierte Selbstdiagnose. Machen Sie sich also nicht unnötig verrückt und suchen Sie einen Arzt aus Fleisch und Blut auf, um über Ihre Beschwerden zu sprechen.

Und auch vor diesem Klassiker sei gewarnt: Ihr Arzt hat Ihnen ein bestimmtes Medikament verordnet. Sie googeln das direkt und finden im Netz heraus, dass es hochumstritten und gefährlich sei, und setzen es eigenmächtig ab. Jetzt kann es wirklich gefährlich werden, denn Ihr Arzt hat Ihnen das Präparat ganz sicher nicht aus Leichtsinn oder Unkenntnis verschrieben. Es wird Gründe geben, warum bestimmte Nebenwirkungen in Kauf genommen werden müssen. Möglicherweise treten sie auch nur sehr, sehr selten auf.

Ein verantwortungsvoller Arzt wird immer eine sorgfältige Risikoabwägung vornehmen, bevor er Ihnen etwas verschreibt. Bevor Sie also eine Therapie verändern, fragen Sie bitte bei Ihrem Arzt nach. Sprechen Sie ihn direkt auf Ihre Rechercheergebnisse an und lassen Sie sich erklären, warum das Medikament X für den Therapieerfolg so wichtig ist. Reden, ich sagte es bereits, ist Gold. Nur im Gespräch mit Ihrem Arzt können Unsicherheiten ausgeräumt werden, wohingegen Sie im Internet vom Hölzchen aufs Stöckchen kommen und sich am Ende völlig verrückt machen. Aber Sie wissen ja mittlerweile, was wir uns von unseren Lieblingspatienten wünschen …

Gesund und sicher – Tipps fürs Surfen im Netz

Wenn wir mit Kindern reden oder über sie, dann wissen wir immer ganz genau, was man im Internet tun sollte und was nicht. Aber halten wir uns auch selbst daran? Schützen wir unsere Daten und prüfen wir kritisch, ob die Informationen auch stimmen, die wir da gerade voller Empörung auf einer Online-Seite entdeckt haben? Wissen wir, ob die Quellen zuverlässig sind, die uns da angeblich ganz seriös die Welt erklären? Ich bezweifle das.

Viele Internet-Patienten klagen bei der Suche nach Gesundheitsinformationen im Netz später über heftige Nebenwirkungen. Kein Wunder, denn mit der Angst vor Krankheiten lässt sich viel Geld verdienen, deshalb tummeln sich im Internet auch so viele dubiose Plattformen und Anbieter. Oft kann man nicht sofort erkennen, ob hier eine ernsthafte und wissenschaftlich haltbare Patienteninformation veröffentlicht wird oder ob es nicht doch vorrangig um den Verkauf von Medikamenten, Medizinprodukten, Wundertherapien oder anderen Dingen geht, dreiste Abzocke inklusive.

Psychologen wissen: Wenn es einer Seite im Netz gelingt, unseren Erwartungen zu entsprechen, weil Aufmachung und Wortwahl stimmen oder weil sie genau unsere innere Haltung, unsere Hoffnungen und Ängste abbildet, dann wird ihr gern Vertrauen geschenkt. Dies ist gut nachvollziehbar, aber oft fatal. Denn nur weil wir uns bestätigt fühlen, muss ein Inhalt nicht richtig sein. Und ebenso wenig muss er stimmen, wenn er nur oft genug wiederholt wurde.

Spätestens seit Corona wissen wir, dass Wissenschaft und Medizin keine statischen Bereiche sind. Was heute richtig ist, kann morgen falsch sein. Selbst statistische Erhebungen lassen enorm viel Spielraum für Interpretationen.

Wie aber kann man herausfinden, ob die Informationen im Netz seriös und qualitätsgeprüft sind oder ob es sich um Außenseitermeinungen, um persönliche Erfahrungen von Einzelpersonen oder sogar um versteckte Werbeseiten handelt?

Laut einer Erhebung der Central-Krankenversicherung aus den Jahren 2013 und 2014 waren von hundert Gesundheitsportalen und Ratgeberseiten 33 Prozent mangelhaft oder ungenügend. Viele Krankenkassen bieten daher auf ihren Internetseiten Checklisten an. Auch der Verbraucherzentrale Bundesverband hat einen Kriterienkatalog erarbeitet (www.vzbv.de), wie Sie seriös von unseriös unterscheiden können.

Wenn Sie also ohne Angst vor Risiken und Nebenwirkungen Ihr medizinisches Wissen im Internet erweitern wollen, dann sollten Sie folgende Fragen und Punkte auf jeden Fall beachten:

Vorsicht vor Seiten, die von Suchmaschinen als erste angezeigt werden. Die sind häufig bezahlt und nicht immer die besten, sondern die umsatzstärksten.
Überprüfen Sie, wer die Seite betreibt. Hier hilft der Blick ins Impressum.
Sind die Experten, die gezeigt und zitiert werden, auch wirklich real? Am besten, Sie googeln deren Namen und Vita.
Wer sind die Autoren der Texte? Haben sie wirklich medizinisches Fachwissen?
Wird hier ein Produkt oder eine Therapie beworben oder zum Kauf angeboten?
Gehört das Betroffenen-Forum zu einem seriösen Gesundheitsportal? Wird es ärztlich oder von einer Selbsthilfegruppe moderiert?
Und ganz wichtig: Wie alt sind die Texte und Informationen überhaupt? In der Medizin ändern sich Überlebensraten, Prognosen und Therapien teilweise rasant.

Gerade veraltete Informationen können verschrecken oder unnötig Angst einjagen. Früher lag man nach einer Nierenoperation mit riesigem Flankenschnitt rund sechs Wochen im Krankenhaus.

Heute gelingt eine solche OP in vielen Fällen mit minimalinvasiver Robotertechnik. Da genügen vier bis sechs kleine Schnitte, was dazu führt, dass weniger Komplikationen auftreten, die Wundheilung rascher erfolgt und auch die Schmerzen im Anschluss geringer ausfallen. Schon nach drei bis vier Tagen kann man das Krankenhaus wieder verlassen. Gut, wenn man sich also auf aktuellen Webseiten bewegt und mit wirklich neuen Informationen versorgt.

Auch der sechste Punkt in der obigen Checkliste ist mir sehr wichtig: Im Internet gibt es eine Vielzahl von Betroffenen-Foren. Vorsicht, wenn nicht klar ersichtlich ist, wer es moderiert und wie professionell dieses Forum geführt wird. Denn sonst besteht die Gefahr, dass Sie dort zwar viele sehr persönlich gefärbte Meinungen finden, viel Geschwurbel und falsche Fakten, aber keine gesicherten Informationen.

Wirklich gute Foren von Selbsthilfegruppen, die zum Beispiel von Krankenkassen empfohlen werden, sind hingegen unbezahlbar, gerade wenn es sich um seltene Erkrankungen handelt. Hier kann man sich deutschlandweit, ja sogar weltweit mit anderen Betroffenen kurzschließen und sich gegenseitig mit Rat und Unterstützung zur Seite stehen. Häufig erhält man auch gute Tipps, in welchen Zentren und Kliniken besondere Verfahren zum Einsatz kommen oder ausgewiesene Spezialisten zu finden sind. Doch auch hier sollten Sie prüfen, dass keine verdeckte Werbung dahintersteckt.

Wer bei der Suche nach seriösen Informationen im Netz ganz sichergehen will, sollte sich die folgenden Seiten und Gesundheitsportale merken, die freilich nur eine kleine Auswahl darstellen: **www.gesundheitsinformation.de** (Institut für Qualität und Wirtschaftlichkeit im Gesundheitswesen), **www.kindernetzwerk.de** (Dachverband der Selbsthilfe von Familien mit Kindern und jungen Erwachsenen mit chronischen Erbkrankheiten und Behinderungen), **www.krebsinformationsdienst.de** (Deutsches Krebsforschungszentrum), **www.washabich.de** (gemeinnützige GmbH von Medizinstudenten, die Patienten den kostenlosen Service bietet, Befunde einsenden und erklären zu lassen), **www.allergieinformationsdienst.de** (Helmholtz Zentrum München), **www.bfs.de** (Bundesamt für Strahlenschutz), **www.rki.de** (Robert-Koch-Institut), **www.bfr.bund.de** (Bundesinstitut für Risikobewertung). Wer es gern wissenschaftlicher mag, kann auch mal bei **PubMed-NCBI** (National Center for Biotechnology Information) stöbern. Das ist eine englischsprachige Datenbank, in der im Prinzip alles zu finden ist, was in den letzten Jahren an wissenschaftlichen Studien und Forschungsarbeiten zum Thema Gesundheit veröffentlicht wurde.

Und noch etwas: Beachten Sie bei allem, was Sie im Netz tun, Ihren persönlichen Datenschutz. Geben Sie auf ungesicherten Gesundheitsplattformen oder in Betroffenen-Chats niemals Ihren echten Namen oder Ihre Mailadresse preis, und das nicht nur, weil Sie keine Werbebotschaften empfangen wollen. Viel wichtiger ist, dass Freunde, Verwandte, Nachbarn, Kollegen und Vorgesetzte keine Möglichkeit bekommen sollen, Ihre Diagnosen oder intimen Fragen mitzulesen oder Ihnen eindeutig zuzuordnen. Weder Ihr Arbeitgeber noch Ihre Versicherung sollen erfahren, wofür Sie sich gerade besonders interessieren und welche möglichen Erkrankungen Sie plagen oder Ihnen drohen. Bleiben Sie kritisch und überprüfen Sie, wo Ihre Daten am Ende landen, wer darauf zugreifen kann und ob Sie als Internet-Patient wirklich anonym behandelt werden.

Im Sog der Influencer

Kürzlich verfolgte ich die Instagram-Story eines medial sehr engagierten plastischen Chirurgen, der Schönheitsoperationen vornimmt, diese auf Instagram stellt und dort sein Vorgehen erklärt. Diesmal eröffnete er mit einem kleinen Schnitt die Haut unterhalb der Kniekehle und zog kurze Zeit später ein riesiges Stück Muskel heraus, dessen Form und Größe an eine gut gebaute Bachforelle erinnerte. Es handelte sich um die Hälfte des zweiteiligen Wadenmuskels. Mit dem Herausziehen der einen Hälfte hatte er den Unterschenkel verschmälert – damit die Patientin endlich in schmal geschnittene Stiefel passte.

Mir verschlug es schier den Atem. Ich war geschockt und fasziniert zugleich. Hier war ein gesunder Muskelteil geopfert worden, für dessen Aufbau andere Monate und Jahre trainieren. Ich hatte bis dato nicht gewusst, dass man aus »Schönheitsgründen« so etwas freiwillig an sich machen lässt, wenngleich diese Verstümmelung relativ einfach abläuft. In mir wurde der Voyeur getriggert, aber zugleich habe ich auch etwas gelernt, denn das Video und die Erklärungen des Kollegen waren absolut informativ. Eine sehr spezielle Art der Fortbildung also – präsentiert in den sozialen Medien.

Es gibt ja Leute, die tummeln sich nur noch auf diesen Kanälen. Facebook, Instagram und Co. haben bei jüngeren Usern längst einen deutlich höheren Stellenwert als »klassische Medien« und sind teils sogar zur Hauptnachrichtenquelle geworden. Deshalb tut sich auch in Sachen »Gesundheit« auf diesen Plattformen eine ganze Menge: Ob auf Youtube oder anderswo, bei vielen Influencern wird der Körper zum Experimentierfeld für neue Trends. Augenbrauen werden zu Balken, Lippen zu Schlauchbooten und Fingernägel zu Gesamtkunstwerken. Wenn bekannte Hollywoodstars oder Fernsehmoderatoren neueste Gadgets, Abnehmtricks oder Beautytreatments empfehlen, wird ihnen blind geglaubt. Auch Online-Sternchen mit vielen Followern gelten als Vertrauensinstanzen. Und so geschieht es, dass medizinische Laien aus Selbstüberschätzung oder Profitgier mit der Gesundheit ihrer leichtgläubigen Jünger spielen. Unkontrolliert. Toxisch. Gefährlich. Der Verbraucherschutz wird darauf reagieren müssen.

Selbst in spießigen Facebook-Gruppen werden gern besserwisserisch beunruhigende Gesundheitstipps gegeben. Zum Beispiel, dass man sich mit Natron die Zähne putzen könnte – ganz umweltbewusst und natürlich. Leider zerstören die harten Kristalle den Zahnschmelz nachhaltig, und es entstehen Rillen und Riefen, die sich schnell mit Schmutz füllen. Ein Schaden, der nicht mehr rückgängig zu machen ist. Andere empfehlen körperlich belastende Schwenkeinläufe und andere Darmspülungen, um das Immunsystem zu kräftigen. Kompletter Unsinn, denn für eine starke Abwehr braucht man eine gute Darmflora, und die wird durch einen Einlauf nicht beeinflusst. Der Bakterienrasen, der Biofilm im Darm, überlebt die Spülung ähnlich unbeeindruckt wie die braunen Beläge in einem Waschbecken-Siphon, egal wie viel Seifenlösung man da vorbeijagt. Dafür besteht aber eine erhebliche Verletzungsgefahr und das Risiko einer Störung des Wasser- und Mineralienhaushalts. Wer etwas für seinen Darm und damit seine Abwehrkräfte tun will, sollte sich lieber gesund und vor allem ballaststoffreich ernähren.

Doch das Netz ist voll von solchen Tipps selbst ernannter Gesundheitsapostel. Sie filmen sich dozierend beim Arztbesuch oder im Beautystudio mit einer leuchtenden fetischartigen Plastikmaske auf dem Kopf, die angeblich ein Falten wegbügelndes Licht abgeben soll. Sie legen ihren Kenner-Wellness-Blick auf und labern Gesundheitsbullshit. Bei ihren Followern stoßen sie damit auf offene Ohren, bei den Anbietern der entsprechenden Produkte und Behandlungen klingeln die Kassen.

Eine fatale Entwicklung, denn wir Ärzte wissen: Viele der Super-Influencer, deren Online-Welt immer bunt und schön ist, und die sich gern als Social Butterflies auf der Gewinnerseite des Lebens darstellen, leiden selbst unter Depressionen, haben schwere Krankheiten, sind einsam oder haben Ängste und Komplexe. Sie versuchen mit ihrer Selbstdarstellung vor allem, sich selbst Mut zuzusprechen, sich selbst von sich zu überzeugen, und brauchen dafür den Applaus der anderen. Es geht um Anerkennung, die sie privat vielleicht nicht erhalten, um Narzissmus und innere Leere oder Langeweile.

Ihre Gefolgschaft fühlt sich massiv unter Druck, weil ihr Leben nicht so farbig und schön und schillernd ist wie das ihrer Helden. Auch dadurch können Menschen Depressionen entwickeln, mit Kaufrausch und Kaufzwang reagieren oder süchtig werden nach dem, was da täglich neu an vermeintlichen Schönheits- und Gesundheitsleistungen im Netz angeboten wird. Und das mit allen Risiken und Nebenwirkungen.

Wie schön wäre es, wenn wir die Kraft und die Macht des Internets nutzen könnten, um wahrhaftiges Wissen zu vermitteln, um aufzuklären und zu zeigen, wie wirklich ein gesundes und erfülltes Leben gelingen kann, und dabei auch diejenigen erreichen könnten, die immer noch glauben, dass Alkohol wärmt, man sich gegen Corona Desinfektionsmittel in die Vene spritzen könnte und Kaugummis den Magen verkleben. Wir brauchen mehr engagierte Influencer-Ärzte mit Millionen Followern. Experten, die wirklich seriöse Inhalte auf eine verbraucherfreundliche Weise vermitteln und nicht irgendwelchen Unsinn.

Ansonsten gilt bis auf Weiteres: Es gibt leider keine Autorität, die das Denken für uns übernimmt. Jeder Einzelne muss für sich Verantwortung übernehmen und immer wachsam und kritisch bleiben.

Online-Dating

Wenn aber das Internet so viele Nebenwirkungen hat, Sie sich aber trotzdem mit einem medizinischen Problem plagen? Oder wenn Sie gerade von einer Untersuchung kommen, der Arzt ratlos schien oder keine Zeit für Erklärungen hatte? Wäre es da nicht schön, wenn man in Ruhe die Fragen in seinen Computer hacken und entweder an den Arzt seines Vertrauens oder an ein irgendwo in der Welt sitzendes Ärzteteam senden könnte, das kompetent weiterhilft? Genau solche Angebote machen viele Krankenversicherungen jetzt ihren Mitgliedern: Da wird der Kontakt zu Online-Ärzten vermittelt, oder es werden Ärzte-Hotlines empfohlen, die im Prinzip rund um Uhr erreichbar sind.

Auch ich erhalte regelmäßig Mailanfragen und sogar komplette medizinische Lebensläufe von teilweise verzweifelten Menschen. Und das aus aller Welt. Datenschutz und Intimsphäre scheinen den Betroffenen keine Sorgen zu bereiten, wenn sie ihre Anus-Selfies und Intimfotos mit wuchernden oder nässenden Hautveränderungen an mich senden. Röntgenbilder, Laborwerte und EKGs werden ebenfalls gerne verschickt, um eine zweite Meinung einzuholen. Auch wir Ärzte treffen uns immer wieder online, um anhand von konkreten Bildern schwierige Patientenfälle zu erörtern, Erfahrungen auszutauschen und uns gegenseitig Tipps zur Behandlung zu geben.

Die Online-Sprechstunde ist im Kommen und gerade in ländlichen Regionen mit geringer Ärztedichte eine prima Sache. Selbst weit entfernte Spezialisten könnte man so quasi in die eigenen vier Wände beamen. Keine lange Anreise, kein ewiges Rumsitzen in verkeimten Wartezimmern mit speckigen Zeitschriften. Und auch Rezepte müsste man nicht länger persönlich abholen, sondern könnte sie einfach nur ausdrucken.

Na? Haben auch Sie Lust bekommen auf einen Videochat mit Ihrem Arzt? Sie müssen vor der virtuellen Konsultation noch nicht einmal duschen … Für uns Ärzte ist das eine interessante Option. Allerdings ist es für die meisten nach einem vollen Praxistag keine Verlockung, den Feierabend mit der Online-Videosprechstunde zu verbringen. Stattdessen könnte man sich für die Zukunft verstärkt

Ärzte vorstellen, die zeitweise oder komplett nur online arbeiten. Wie aktuell dieses Thema ist, zeigte sich seit Beginn der Corona-Krise. Ein Teil der Sprechstunde verlagerte sich in die digitale Welt. Laut einer Bitkom-Umfrage vom März 2020 sind 66 Prozent der Bundesbürger der Auffassung, Ärzte sollten Online-Sprechstunden anbieten, um die Ansteckungsgefahr in der Praxis zu reduzieren. Die Datenschutzrichtlinien müssten hierfür natürlich entsprechend angepasst werden.

Für die Kommunikation zwischen Arzt und Patient ist so eine Online-Videosprechstunde eine besondere Herausforderung. Man sitzt sich nicht persönlich gegenüber und sieht nur einen begrenzten Ausschnitt des jeweils anderen. Kleine mimische Regungen, der Geruch (der manchmal schon Hinweise auf eine bestimmte Erkrankung geben kann), die gesamte Körperhaltung – all das geht verloren. Auch eine eingehende Untersuchung ist so nicht möglich. Gleichzeitig braucht der Arzt mehr Zeit und auch viel Kreativität, um dem Patienten via Monitor komplexe Therapien oder Gedankengänge verständlich zu machen, da die persönliche Dimension im Gespräch fehlt. Auch das Aufmalen oder Aufschreiben von Erklärungen wird komplizierter. Aber gerade wenn man sich bereits aus der »analogen Praxis« kennt, wenn man bereits ein gutes Arzt-Patienten-Team ist, dann kann eine Online-Konsultation eine sehr interessante und sinnvolle Ergänzung sein.

Künstliche Intelligenz und Apps vom Arzt

Von den Möglichkeiten einer Online-Sprechstunde einmal abgesehen, wird sich in der Medizin durch die Digitalisierung in den nächsten Jahren auch in anderen Bereichen einiges verändern. Smarte Technik wird Ärzte immer stärker unterstützen und ihre Arbeit erleichtern. Künstliche Intelligenz ist dabei nicht der bessere

Arzt, sie kann Ärzte aber besser machen. Sie kann beispielsweise dabei helfen, große Datenmengen zu analysieren, und so dazu beitragen, dass der Arzt wirklich die beste Therapie für seinen Patienten findet.

Bereits jetzt gibt es digitale Algorithmen, die uns Hautärzte bei der Diagnose unterstützen, etwa bei der Einschätzung, wie hoch bei bestimmten Leberflecken oder anderen Hautknubbeln das Risiko einer Krebserkrankung ist. Neue Computerdiagnoseprogramme geben dem Gewebekundler durch das Erkennen von typischen Mustern wichtige Hinweise bei der Beurteilung von Gewebeproben: Hinweise auf bösartige Veränderungen, Entzündungen, Ablagerungen oder andere Erkrankungen.

Manchmal kommen auch Online-Avatare zum Einsatz, zum Beispiel wenn Menschen psychische Probleme haben, dringend einen Therapieplatz benötigen, aber für längere Zeit keinen bekommen können. Zugegeben, dieses Angebot ist aus der Not heraus geboren, aus dem Mangel an flächendeckenden Therapieplätzen. Hier kann man sich als Betroffener – von der Krankenkasse bezahlt – im Internet mit einem virtuellen Psychotherapeuten treffen. Hinter den Avataren stecken Computerprogramme, die einen mit erprobten Gesprächsmodulen und Übungen über Wasser halten. »Therapeuten«, die immer ansprechbar sind, Tag und Nacht, und die direkt zu einem nach Hause kommen, auf den heimischen PC oder das Smartphone. Fachleute sehen darin eine hilfreiche Unterstützung, vor allem um die Wartezeit auf einen echten Therapieplatz zu überbrücken. Eine vollwertige Alternative zur persönlichen Begegnung mit einem realen Therapeuten ist dies allerdings nicht. Der echte menschliche Kontakt wird niemals zu ersetzen sein.

Auch für die medizinische Versorgung auf dem Land bietet die Digitalisierung große Möglichkeiten. Mithilfe der Telemedizin kann der Klinikarzt aus der Stadt seine Patienten selbst in entlegenen Dörfern betreuen und, falls nötig, medizinisch überwachen. Sogar EKGs lassen sich aus der Ferne erstellen und bewerten. Doch auch hier gilt: Diese Arzt-Patienten-Beziehung funktioniert nur dann gut, wenn Patient und Behandler wirklich ein Team bilden, wenn sich gekümmert wird trotz oder gerade wegen der großen räumlichen Distanz.

Ärztliches Erfahrungswissen – verbunden mit immer mehr und genaueren Daten –, diese Kombination wird die Medizin der kommenden Jahre prägen. Schon jetzt nutzen viele Sportler Fitness-Apps und dokumentieren fleißig Schrittzahl, gelaufene Kilometer und verbrauchte Kalorien. Dafür tragen sie spezielle Uhren oder Armbänder, manchmal auch einen Brustgurt. Ganz ähnlich funktionieren zertifizierte Apps, die auf Rezept verschrieben werden und die zum Beispiel Diabetikern helfen, ihren Blutzucker zu überwachen und die notwendige Insulindosis zu errechnen. Außerdem werden die Daten fein säuberlich in Diagrammen aufbereitet und dann dem Arzt übermittelt. Der kann so erkennen, ob die Blutzuckereinstellung an jedem Tag der Woche optimal gewesen ist oder die Therapie verbessert werden muss. Es gibt sogar Apps, mit deren Hilfe eine am Körper getragene Insulinpumpe über eine integrierte Messsonde automatisch gesteuert werden kann.

Apps zum Überwachen einer Chemotherapie und ihrer Nebenwirkungen liefern Patienten und Ärzten ebenfalls wertvolle Daten, so wie im Fall von Peter:

Nach der Diagnose Lymphdrüsenkrebs erhielt er eine Chemotherapie. Die Nebenwirkungen, mit denen Peter kämpfte, waren heftig. Jeden Tag »fütterte« er die App mit genauen Angaben zu seinem Befinden, seinem Verhalten und den eingenommenen Medikamenten. Als der Arzt sich die Daten anschaute, stellte er zu seiner Überraschung fest, dass es nicht die Chemotherapie war, die bei Peter für starke Übelkeit sorgte, sondern das Medikament gegen die Übelkeit – die App zeigte dies eindeutig. Denn immer nach der Einnahme dieses Präparates ging es Peter schlechter. Und noch ein spannender Aspekt ergab sich nach Auswertung der Daten: Wann immer Peter es schaffte, die Wohnung zu verlassen und draußen eine Runde um den Block zu drehen, ging es ihm am nächsten Tag messbar besser. Mittlerweile ist er geheilt. Auf dem Weg dorthin hat ihm auch die App geholfen.

Die digitale Patientenakte

Ganz wichtig wird in den nächsten Jahren – trotz aller Datenschutzdebatten – die digitale Patientenakte werden. Wenn Arztbriefe, Untersuchungsergebnisse und Medikamentenpläne in einem digitalen Ordner abgelegt werden, ist das ein Riesenvorteil für Ärzte *und* Patienten.

Viele meiner Patienten nehmen lange Wege auf sich, um in die Sprechstunde zu kommen und dann mit mir eine Lösung für ihr gesundheitliches Problem zu finden. Leider bringen sie oft keine Laborwerte oder Entlassungsbriefe nach Krankenhausaufenthalten mit. Wir verlieren viel Zeit damit, uns an die Vorgeschichte zu erinnern und die Laborwerte zu besorgen, was in der Regel nicht mehr am selben Tag klappt. Deshalb müssen wir häufig einen weiteren Termin für die Diagnostik und das Festlegen des Therapiefahrplans finden.

Wenn Daten nicht oder nur mit langer Verzögerung zu beschaffen sind, wird einfach noch mal geröntgt oder ein weiteres MRT durchgeführt. Sinnlose Kosten, unnötige Belastungen. Auch ältere Voraufnahmen, die hätten klären können, ob die jetzt entdeckte Veränderung vielleicht auch vor zehn Jahren schon zu sehen war und daher keine akute Bedrohung darstellt, lassen sich häufig nicht mehr auftreiben.

Hätte jeder Patient seine zentral gespeicherte Krankenakte, könnte jeder Arzt, jedes Krankenhaus, jede Apotheke darauf zugreifen. Gerade bei Notfällen könnte das Leben retten. Bricht ein Mensch wie einst Doktor Schiwago auf der Straße zusammen, könnte der Notarzt zum Beispiel in der digitalen Akte nachschauen, welche Vorerkrankungen es gibt, vielleicht Diabetes oder eine Herzkrankheit. Er könnte abklären, ob eventuell Blutverdünner eingenommen werden und Ähnliches mehr, was für die Rettungsmaßnahmen und die weitere Therapie von Bedeutung ist.

Eine digitale Patientenakte würde also viele unnötige und teure Doppeluntersuchungen verhindern und uns Ärzten einen raschen Überblick über die Gesundheits- oder Krankengeschichte eines Patienten geben. Das ist vor allem dann besonders wichtig, wenn Patienten nicht oder nicht mehr in der Lage sind, Beschwerden und Krankheitsverläufe genau zu beschreiben.

Wäre das nicht schön? Endlich nicht mehr in dicken Aktenordnern wühlen, nicht mehr jeden Winkel der Wohnung durchsuchen nach dem Impfpass oder den Röntgenbildern von anno dazumal. Endlich nicht mehr die Laborwerte und die Pillenliste zu Hause vergessen haben. Gerade was die Tabletten angeht, wäre so eine digitale Akte großartig: Endlich nicht mehr zu viele Medikamente verschreiben, vor allem nicht solche, die möglicherweise fatale Wechselwirkungen erzeugen.

All das kann die Lebensqualität für Patienten deutlich verbessern und erlaubt uns Ärzten eine noch genauere Therapieplanung und deren Überwachung. Nicht zu vergessen dabei diese nicht ganz unwichtige »Nebenwirkung«: mehr Zeit für die Beziehungspflege. In der Sprechstunde kann endlich wieder mehr gesprochen werden.

Schöne neue Welt?

Wussten Sie, dass Forscher in China ein Diagnosesystem für Krankheiten von Kindern und Jugendlichen entwickelt haben? In einem Vergleichstest mit einer Gruppe junger und wenig erfahrener Ärzte hat diese künstliche Intelligenz sogar die besseren und genaueren Diagnosen gestellt. Die Fortsetzung der Spielshow »Dokters versus Internet« könnte in Zukunft also »Dokters versus Artificial Intelligence« heißen …

Wohin die digitale Reise in der Beziehung zwischen Ärzten und Patienten noch führen könnte, das zeigen verschiedene Tests mit Ärzte-Robotern, auch an deutschen Kliniken. Die Idee dazu stammt aus den USA. Der Roboter soll ein Gespräch zwischen Arzt und Patient ermöglichen, auch wenn der Mediziner gerade nicht im Haus ist oder aus anderen Gründen den Patienten nicht persönlich besuchen kann. Ferngesteuert über das Handy kann der Arzt einen Bildschirm auf Rädern zum Krankenbett rollen lassen. Das Fahrgestell sieht aus wie ein Mini-Segway, obendrauf, sozusagen als Kopf, ein Tablet-Computer. Über Kamera und Bildschirm kann der Arzt (im Notdienst, nach Dienstschluss oder an Wochenenden) seinen Patienten in Augenschein nehmen, akute Probleme abklären, ihm Fragen stellen oder Fragen beantworten. Spielerei sagen die einen; wertvolle Zeitersparnis und sinnvoll für Patienten sagen die anderen.

Welche bitteren Blüten der Einsatz dieser Robo-Technik allerdings treiben kann, zeigt ein Beispiel, über das die *New York Times* berichtet hat:

Der 78-jährige Ernest Quintana lag in einem Krankenhaus in Kalifornien und konnte nur noch schwer atmen. Er wartete auf die Untersuchungsergebnisse des Lungen-CTs und auf seine Ehefrau, mit der er 58 Jahre seines Lebens verbracht hatte und die gerade auf dem Weg in die Klinik war. An seiner Seite seine Enkeltochter, die ihrem Großvater die Hand hielt. Plötzlich rollte ein Video-Roboter ins Zimmer. Auf dem Monitor war ein Arzt zu sehen, der ein Headset trug und irgendwo bequem auf einem Stuhl saß. Dann begann der Bildschirm-Doktor zu sprechen und sagte, auf den CT-Bildern sei ein schwerer Lungenschaden zu erkennen. Man könne leider nichts mehr für ihn tun, er werde in wenigen Tagen sterben. Abschließend erklärte der Doktor Ernest Quintana, dass man ihm nun Morphium geben könne, um ihm die letzten Tage zu erleichtern. Herr Quintana selbst konnte den Arzt nur sehr schwer verstehen, da der Roboter auf der Seite mit seinem tauben Ohr zum Stehen gekommen war. Die Enkeltochter, schwer geschockt, kämpfte mit den Tränen, als sie ihrem Großvater erklärte, was dieses seltsame Gerät gerade übermittelt hatte. Sie war in diesem schweren Augenblick der einzige »wirkliche« Mensch im Raum. Als sich später die Ehefrau von Ernest Quintana im Krankenhaus über dieses Gebaren beschwerte, wurde ihr von einer Krankenschwester ohne jede Emotion mitgeteilt, das sei nun mal so üblich in dieser Klinik.

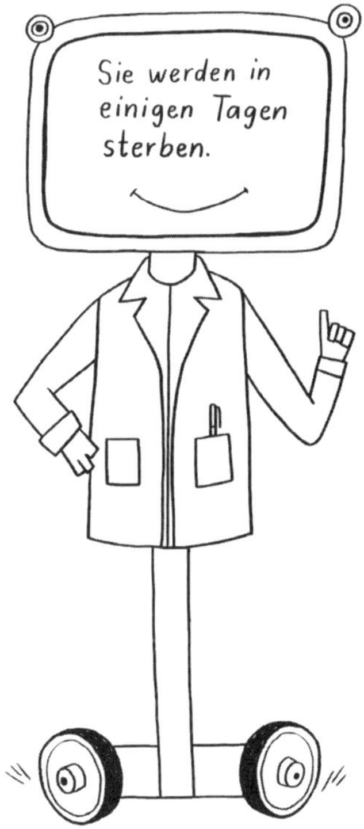

Ernest Quintana starb zwei Tage später. Die Familie wandte sich an die Öffentlichkeit und kritisierte das Vorgehen der Klinik. Es sei nicht zu tolerieren, dass solche schwerwiegenden Nachrichten via Bildschirm und nicht von echten Menschen persönlich überbracht würden. Die Reaktion des Krankenhauses: Es habe im Vorfeld schon persönliche Gespräche mit dem Patienten und seiner Familie gegeben. Man werde diesen Vorfall dennoch zum Anlass nehmen – um den Umgang mit der Video-Robotertechnik weiter zu verbessern …

So hilfreich Telemedizin und digitale Angebote in vielen Situationen sein können, sie sind absolut ungeeignet, wenn mit Patienten existenzielle Fragen geklärt werden müssen. Denn hier kommt es auf Körpersprache, den Gesichtsausdruck, auf die Feinheiten der Stimme, kurz: auf Emotionen an. Da braucht es echte Nähe, Geborgenheit und vielleicht auch eine sanfte Berührung, die Wärme und Halt gibt.

Untersuchungen zeigen, dass eine leichte Berührung an Hand oder Arm von über 80 Prozent der Patienten als angenehm empfunden wird. Schon in biblischen Zeiten berührte man sich, um zu segnen und zu heilen. Kein Wunder, unsere Haut ist geradezu dafür geschaffen, angefasst zu werden. Signale von Wärme, Druck und Rhythmus werden ins Nervensystem eingespeist, der Körper reagiert darauf mit eigenen Empfindungen. Sind die Berührungen positiv, so sind es auch die Gefühle, die daraus entstehen, verbunden mit der Ausschüttung von Botenstoffen, die unser Immunsystem stärken, die antientzündlich wirken und beim Stressabbau helfen.

Ein Arzt, der tatsächlich anwesend ist, der die Hand reicht und beruhigt, der berührt und stützt, der baut eine Brücke zwischen Körper und Emotionen, eine Brücke, die wirklich verbindet.

Gleichzeitig kann es unter bestimmten Umständen sehr sinnvoll sein, Pflegeroboter in der Medizin einzusetzen, zum Beispiel wenn die Kontaktzeit mit infektiösen Patienten reduziert werden soll. Während der Corona-Pandemie kamen solche Roboter vereinzelt zum Einsatz. Sie können Essen und Tabletten an Isolierte austragen, Pflegekräfte bei Botengängen entlasten und die Temperatur von Patienten messen.

Kapitel 7

ICH WILL DOCH NUR DEIN BESTES …

Sie gehört zu den Urängsten in jeder Arzt-Patienten-Beziehung: die Antwort auf die Frage, ob der Arzt nur nett zu mir ist, weil er Geld mit mir verdient, oder weil er mir ernsthaft helfen will. Ist die Operation am Knie wirklich notwendig oder wird sie einfach von der Kasse gut bezahlt? Wenn es heißt, dass ein Arzt nur Ihr Bestes will, was meint er damit? Wie sehr ist der wichtigste Wert in der Arzt-Patienten-Beziehung – das Vertrauen – in Gefahr?

In den Medien wird immer wieder mal vor der Raffgier der Ärzte- und vor allem der Zahnärztezunft gewarnt. Das Klischee vom Arzt im offenen Cabrio auf dem Weg zum Golfplatz gibt es im alten Westdeutschland schon seit den 1970er-Jahren. Und

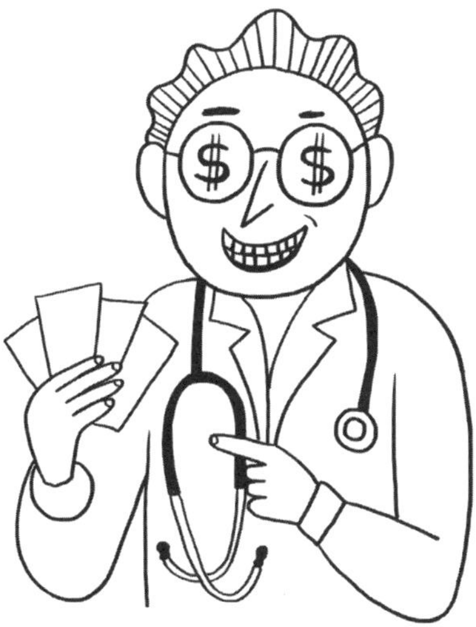

sollten es nicht private Gelüste sein, dann müssen Ärzte eben ihre teuren Geräte, ihre Laser und MRTs und den Springbrunnen im Wartezimmer abbezahlen. Natürlich alles auf Kosten der wehrlosen Patienten …

Was ist dran an diesen Klischees? Und wie verdienen Ärzte eigentlich ihr Geld und welche Auswirkungen hat das auf die Beziehung zu den Patienten? Das will ich in diesem Kapitel erklären.

Viele Köche …

Unser Gesundheitssystem ruht auf drei Säulen. Da gibt es zum einen die ambulante und zum anderen die stationäre medizinische Versorgung; beide Säulen stehen für die kurative Versorgung des Einzelnen. Und dann gibt es als drittes Element den öffentlichen Gesundheitsdienst, der sich um die Prävention und Gesundheit der Bevölkerung im Allgemeinen kümmert. Dieses Gesamtsystem wird von einer Vielzahl von verschiedenen Akteuren getragen: Dazu gehören das Gesundheitsministerium, die gesetzlichen und die privaten Krankenkassen, die Versicherungen, die Ärzte, Pflegekräfte, Psychotherapeuten, Apotheker und deren Kammern, die Verbände, Krankenhausgesellschaften, die kassenärztlichen und zahnärztlichen Vereinigungen, die nicht ärztlichen Heilberufe, wie Physiotherapeuten, Logopäden, Ergotherapeuten, Podologen und Hebammen samt ihren Verbänden sowie die Patientenorganisationen und Selbsthilfegruppen.

Das alles macht es etwas unübersichtlich und auch schwierig zu reformieren, wobei das eigentlich dringend notwendig wäre. Denn das System knirscht an einigen Ecken und Enden.

Laut einer Studie der Universität Harvard liegt Deutschland unter den reichen Industrieländern auf Platz vier bei den Gesundheitskosten, aber nur auf Platz zehn bei der Lebenserwartung. Dabei gehen die Deutschen etwa doppelt so häufig zum Arzt wie die Schweizer, die Dänen oder die Schweden. Die aber werden im Schnitt alle älter als wir Deutschen. In keinem anderen Land der Welt ist die Zahl der Krankenhausaufenthalte höher als bei uns, und auch bei der Anzahl der Operationen liegt Deutschland im Weltvergleich sehr oft vorn. Die Studie begründet dieses Ergebnis mit wirtschaftlichen Aspekten. Überkapazitäten und Probleme bei der Auslastung stellen Kliniken, hinter denen häufig private Träger stehen, vor wirtschaftliche Schwierigkeiten. Gleichzeitig führen falsche wirtschaftliche Anreize zu nicht notwendigen oder sogar unsinnigen Behandlungen. Die Schlussfolgerung der Wissenschaftler: Hohe Ausgaben führen nicht automatisch dazu, dass die Gesundheit der Menschen besser wird.

Auf der anderen Seite mangelt es in vielen Arztpraxen und Krankenhäusern an Personal. Das hat mit den oft schwierigen Arbeitsbedingungen zu tun, der unattraktiven Bezahlung, den fehlenden Entwicklungsmöglichkeiten und den Einsparungen. Ob bei medizinischen und zahnmedizinischen Fachangestellten, beim Pflegepersonal oder bei den Landärzten, der Arbeitsmarkt ist wie leer gefegt. Diese Defizite führen die Arzt-Patienten-Beziehungen immer wieder in die Krise, weil ausreichend Zeit fehlt und manchmal auch menschliche Zuwendung.

Die erste Säule unseres Gesundheitssystems – die ambulante Versorgung von Patienten – wird in Deutschland im Wesentlichen von freiberuflich tätigen Ärzten getragen und gewährleistet. Dazu gehören auch Zahnärzte, Psychotherapeuten und Apotheker sowie die nicht ärztlichen Therapeuten. Die meisten Ärzte haben eine Kassenzulassung und behandeln gesetzlich und privat Versicherte gleichermaßen. Neben den Einzelpraxen gibt es viele Gemeinschaftspraxen und medizinische Versorgungszentren (MVZ), die in jüngster Zeit auch in der Zahnmedizin sehr in Mode gekommen sind. Etwa 20 Prozent aller Fachärzte in Deutschland arbeiten mittlerweile als angestellte Ärzte in solchen Zentren, die ähnlich aufgebaut sind wie die Polikliniken früher in der DDR. Verschiedene Fachrichtungen unter einem Dach, mit guten medizinischen Geräten und kurzen Wegen für die Patienten. Der Vorteil für die Ärzte: Sie können sich ganz auf ihre medizinische Arbeit konzentrieren, für Bürokratie, Verwaltungskram und Abrechnungen sind andere zuständig. Träger solcher Versorgungszentren können zugelassene Ärzte sein, aber auch Krankenhäuser, Kommunen, gemeinnützige Träger und klassische Finanzinvestoren. Nachteile eines MVZ sind die eventuell geringere Identifikation der angestellten Ärzte mit dem Zentrum und die größere Anonymität für die Patienten.

BWL für Ärzte und Patienten

Wer genau verstehen will, wie sich eine Praxis finanziert, bräuchte eigentlich ein Betriebswirtschaftsstudium. Das absolvieren nur die wenigsten Ärzte, deshalb haben sie auch oft Schwierigkeiten mit dem wirtschaftlichen Teil ihrer Arbeit, der den meisten Medizinern ohnehin keinen Spaß macht und zudem viel Zeit frisst, Zeit, die den Patienten verloren geht.

Auch ich bin keine Betriebswirtin, aber ich will Ihnen dennoch ein paar Aspekte der Abrechnung und der Finanzierung einer Arztpraxis nahebringen, denn für Sie als Patient kann es ebenfalls wichtig sein zu verstehen, warum ein Arzt vielleicht so oder so entscheidet und welche wirtschaftlichen Zwänge möglicherweise dahinterstehen.

Ein Arzt mit Kassenzulassung und einer Praxis ohne teure Geräte, OP-Säle oder aufwendige Laborapparaturen erhält pro gesetzlich versichertem Patienten und Quartal im Regelfall eine relativ kleine Summe, irgendwo zwischen 15,50 und auch mal 75 Euro, abhängig von der Region, dem Bundesland und der Fachrichtung. Haut- und Augenärzte bekommen pro Patient eher weniger Geld, Neurologen und Psychiater etwas mehr. Für Rentner und chronisch Kranke erhalten Kassenärzte einen kleinen Zuschlag zwischen acht und zwanzig Euro. Irrsinnigerweise gibt es für Patienten mit einem unaufwendigen Senk-Spreiz-Knickfuß eine attraktive Chronikerpauschale, für Patienten mit langsam heilenden Wunden dagegen nicht, obwohl gerade sie viel Verbandsmaterial benötigen und eine intensive Betreuung. Kommt der Patient vor Ablauf der drei Monate des Quartals wieder, erhält der Arzt wenig bis keine Extravergütung und zahlt womöglich noch drauf, falls er das Verbandsmaterial aus eigenen Beständen beisteuern muss. Auch wenn der Patient jeden Tag zum Arzt käme, wird dieser im Normalfall nur einmal pro Quartal bezahlt.

Der »optimale Kassenpatient« ist also einer, der pro Quartal nur einmal vorbeikommt und schnell zu behandeln ist, vielleicht eine Erkältung hat, eine Prellung, Blähungen, nur ein Rezept braucht oder eine Krankschreibung möchte. Diese Patienten nennt der Abrechnungsspezialist »Verdünner«, weil sie im Quartal mehr einbringen, als sie Arbeit machen.

Auf der anderen Seite hat jede Praxis relativ hohe Fixkosten. Da sind die Personalkosten, dazu kommen Miete, Strom und laufende Kreditkosten und teils enorme Wartungskosten für die medizinischen Geräte. Ein gutes Ultraschallgerät kostet ab 50 000 Euro aufwärts, ein EKG mindestens 5000 Euro und für eine OP-Lampe bezahlt man schon mal 6500 Euro. Dann kommen vielleicht noch Zins und Tilgung für einen Kredit dazu, den der Arzt aufnehmen musste, weil er den Kassenarztsitz vom Vorgänger abkaufen musste. Dafür sind zwischen 100 000 und 750 000 Euro fällig, bei Radiologen kann sogar eine Million Euro überschritten werden. Preiswerter wird es nur, wenn sich Ärzte in unterversorgten Regionen ansiedeln wollen, zum Beispiel auf dem Land. Dort versucht man mit Förderstipendien schon während des Medizinstudiums und späteren Landarztzuschlägen dem zunehmenden Ärztemangel zu begegnen.

Leider ist für Kassenärzte trotz vieler Reformen noch immer nicht genau kalkulierbar, was sie am Ende eines Monats oder Jahres verdient haben werden. Denn sollte der Arzt zum Beispiel sein an die Patientenzahl gekoppeltes Budget überschreiten, wird sein Honorar gekürzt, oder weitere Leistungen werden einfach nicht bezahlt. Das liegt an dem Budget, das die Ausgaben für die gesetzlichen Krankenkassen begrenzen soll. Dieses Budget schreibt zum Beispiel auch vor, dass man als Arzt nicht mehr Fälle vergütet bekommt als der Durchschnitt der gesamten Fachkollegen in der Region. Das beanspruchte Budget darf jährlich auch nur dezent wachsen, es orientiert sich am Vorjahr und darf maximal um zwei bis zehn Prozent ansteigen.

Es wird also meist nicht berücksichtigt, ob ein Arzt mit seiner Niederlassung ganz von vorn angefangen hat und erst einmal einen Patientenstamm aufbauen musste – was natürlich zu geringeren Einnahmen führt – oder ob er die vielen Patienten seines Vorgängers übernommen hat und gleich voll loslegen konnte. Es gibt keinen Mitleidsbonus. Es ist auch völlig egal, ob ein Arzt beliebter, besser oder fleißiger ist als die Kollegen in seiner Fachgruppe, bezahlt wird nach Schema F. Es zählt eine hohe Fallzahl, allerdings mit Zuwachsbegrenzung. Das bedeutet für niedergelassene Kassenärzte ganz klar eine Beschränkung ihres freien Unternehmertums – es sei denn, sie bieten Leistungen an, die die Vergleichskollegen nicht anbieten (fachliche Schwerpunkte wie zum Beispiel Diabetes- oder HIV-Therapie).

Um dennoch am Ende als Arzt nicht draufzuzahlen und auch gesetzlich versicherten Patienten über das festgelegte Budget hinaus Hilfe anbieten zu können, sind viele Praxen auf Privatpatienten angewiesen. Für die gelten keine Budgets, hier wird genau das bezahlt, was der Arzt auch leistet. (Dazu später mehr.)

Viele niedergelassene Ärzte berichten, dass ihre Kassenpatienten gerade so die Kosten ihrer Praxis decken und sie erst an den Privatpatienten etwas verdienen würden. Geld, das dringend gebraucht wird, um wieder zu investieren und die Praxis modern zu halten, und nicht etwa, um mittags Feierabend zu machen und dann mit dem besagten Cabrio auf den Golfplatz zu fahren …

Die meisten Ärzte fühlen sich davon überfordert und genervt, auch weil sie viel lieber nur an die Gesundheit ihrer Patienten denken würden und nicht an das wirtschaftliche Überleben ihrer Praxis.

Für alle Beteiligten ist das eine unschöne Situation und auch ein Grund dafür, warum nach Auswegen gesucht wird. Zum Beispiel nach Einnahmequellen, die unabhängig von dem sind, was die Krankenkassen erstatten. Deshalb werden in viele Praxen Leistungen angeboten, die der Patient selbst bezahlen muss.

Was tun, wenn mein Arzt mir teure Zusatzleistungen verkaufen will?

IGeL. Das sind keine süßen Stacheltiere, sondern individuelle **Ge**sundheitsleistungen. Es handelt sich dabei um medizinische Zusatzangebote, die nicht zum festgelegten Leistungskatalog der gesetzlichen Krankenkassen gehören und deshalb von ihnen auch nicht bezahlt werden müssen. Das können wichtige und sinnvolle Angebote sein, wenn es zum Beispiel um Reiseimpfungen geht, aber auch wissenschaftlich nicht tragbare, gefährliche, sinnlose und vor allem unnötige Leistungen wie etwa Ozontherapie, Colon-Hydrotherapie, Bioresonanztherapie oder Sauerstoff-Infusionen.

Die Liste von möglichen IGeL ist lang. Die genaue Anzahl vermag niemand exakt zu benennen, weil ständig neue Angebote dazukommen. Zu den 2018 am häufigsten angebotenen IGeL gehörten Untersuchungen zur Früherkennung von Krankheiten, wie Krebs-Vorsorgeuntersuchungen mit Ultraschall, die Hautkrebsvorsorge mit Auflichtmikroskop, die Augeninnendruckmessung zur Glaukom-Früherkennung, die reisemedizinische Beratung und Vorsorge, PSA-Bestimmung zur Prostata-Krebsvorsorge und ähnliche weitere Angebote.

Die gesetzlichen Krankenkassen bezahlen eine Grundversorgung, die »ausreichend, zweckmäßig und wirtschaftlich« sein muss und das Maß des Notwendigen nicht überschreiten darf. Selbstverständlich, das werden Sie auf Anhieb erkennen, bleibt da eine Menge Interpretationsspielraum, und »ausreichend« klingt ganz sicher nicht nach optimal. Geregelt wird das alles im EBM, dem einheitlichen Bewertungsmaßstab, das ist die Gebührenordnung der gesetzlichen Krankenversicherung. Jedoch gibt es auch freiwillige Satzungsleistungen der Kassen, die entscheiden können, ob zum Beispiel eine Tollwutimpfung bei Bali-Reisenden, homöopathische Mittel oder Osteopathie ebenfalls übernommen werden.

Die Kassen zahlen nicht, wenn Leistungen noch nicht geprüft worden sind und keine ausreichenden Belege für einen Nutzen des Angebots existieren (das gilt nicht für die Homöopathie). Dazu muss man wissen, dass viel Zeit vergehen kann, bis neue diagnostische Verfahren und Therapien geprüft und dann vom Gemeinsamen Bundesausschuss – dem zentralen Entscheidungsgremium des Gesundheitswesens – begutachtet und in die Kassenversorgung aufgenommen werden. IGeL sind also keineswegs nur die Goldesel gieriger Ärzte, sondern teilweise durchaus sinnvolle medizinische Angebote. Die Frage ist nur, wie können Sie als Patienten das Sinnvolle vom Sinnlosen unterscheiden? Was hilft und was ist wirklich Abzocke?

Wenn die Beziehung zu Ihrem Arzt stimmt und Sie ein gutes Vertrauensverhältnis haben, dann sollten Sie solche Fragen direkt im Gespräch mit ihm klären. Unter Umständen werden bestimmte Früherkennungs- oder Vorsorgeuntersuchungen auf Antrag nämlich doch von den Kassen bezahlt, weil zum Beispiel ein gesteigertes familiäres Risiko für Darmkrebs vorliegt oder bereits ein konkreter Verdacht auf eine Erkrankung besteht. Der medizinische Dienst des Spitzenverbandes Bund der Krankenkassen bietet dafür online einen »IGeL-Monitor«. Sie finden ihn unter **www.igel-monitor.de.**

Hier werden IGeL noch einmal erklärt und bewertet. Nur wundern Sie sich nicht, dass kein einziges Mal die Einschätzung »positiv« auftaucht, sondern eher Bewertungen wie »negativ«, »tendenziell negativ«, »unklar« und nur vereinzelt auch mal ein »tendenziell positiv«.

Eine eindeutig als »positiv« bewertete IGeL könnte nämlich Ärger bei den Versicherten auslösen und zu der Frage führen, warum sie dann nicht doch von der gesetzlichen Krankenkasse bezahlt wird. Viele private Versicherungen übernehmen hingegen die Kosten, die bei gesetzlich Versicherten nur als »Selbstzahlerleistungen« erhältlich sind. Auch an diesen Bewertungen könnte man sich orientieren.

Hier ein paar Empfehlungen für den Umgang mit IGeL:

Treffen Sie keine vorschnellen Entscheidungen. IGeL sind niemals dringend.
Sollte Ihr Arzt Ihnen in der Praxis eine Selbstzahlerleistung anbieten, erbitten Sie Bedenkzeit und informieren Sie sich zunächst selbst über Nutzen und Risiken. Checken Sie den www.igel-monitor und holen Sie eine zweite Meinung ein, wenn Sie unsicher sind.
Lassen Sie sich von Ihrem Arzt genau erklären, warum diese IGeL für Sie sinnvoll sein könnte, obwohl die Kasse die Kosten dafür nicht übernehmen will.
Fragen Sie bei Ihrer Kasse nach, ob diese Leistung unter bestimmten Voraussetzungen – etwa einem begründeten Krankheitsverdacht – vielleicht doch bezahlt wird. Das kann von Kasse zu Kasse unterschiedlich sein.

Sollten Sie feststellen, dass zum Beispiel im Wartezimmer besonders für eine IGeL geworben wird, etwa mit Flyern, Plakaten und Werbe-Filmen, dann sollten Sie doppelt kritisch sein.
Verlangen Sie von Ihrem Arzt, dass die Zusatzleistung und die damit verbundenen Kosten schriftlich festgehalten werden. Ohne Vertrag müssen Sie keine Rechnung bezahlen.
Fühlen Sie sich bei einer IGeL überrumpelt oder stellen Sie erst nachträglich Unstimmigkeiten fest, dann hilft vielleicht die Verbraucherzentrale NRW mit ihrer Website www.verbraucherzentrale.nrw/igel-aerger.

Aus Sicht der gesetzlichen Krankenkassen bräuchte es überhaupt keine zusätzlichen Untersuchungs- und Behandlungsmethoden, denn alles wirklich Notwendige und Wirksame werde ja schließlich von den Kassen bezahlt. Das stimmt allerdings nur zum Teil, wie die folgenden zwei Beispiele zeigen:

Arne ist 52, Familienvater und erfolgreich in seinem Beruf. Doch seit ein paar Monaten fühlt er sich müde und abgeschlagen. Er hat das Gefühl, immer dicker zu werden, und hat zu nichts mehr richtig Lust. Seine Leistungsfähigkeit sinkt. Sein Hausarzt empfiehlt ihm den Check-up für Leute ab 35 Jahren, den die Krankenkasse bezahlt. Dabei werden im Blut die Standardwerte geprüft, der Blutdruck wird gemessen, der Urin untersucht und die Haut inspiziert. Außerdem werden noch Herz und Lunge abgehört. Bei Arne ist alles in Ordnung. Sein Arzt empfiehlt ihm, sich zu entspannen und etwas Sport zu treiben.

Doch Arne wollte sich mit diesem Ergebnis nicht zufriedengeben, denn die Beschwerden und seine Antriebslosigkeit blieben. Er bat – nun als Selbstzahler – um eine große Blutuntersuchung, bei der auch Werte analysiert werden, die nicht in der Kassenleistung enthalten sind. Volltreffer!

Arne litt unter Mangelerscheinungen. Sein Testosteronwert war zu niedrig, der Vitamin-D3-Spiegel war im Keller, auch einige Mineralien und Aminosäuren lagen deutlich unter dem empfohlenen

Niveau. Jeder einzelne dieser Befunde hätte genügt, um seine Schlappheit zu erklären. Arne begann, das fehlende Vitamin D und die Mikronährstoffe gezielt auszugleichen, und nach sechs Wochen stieg nicht nur sein Testosteronspiegel wieder an, er verlor auch sein leichtes Übergewicht und wurde wacher und fitter. Nach acht Wochen war er ein neuer Mensch oder besser gesagt, der alte …

Ganz ähnlich erging es Gisela. Die 48-Jährige kam zu mir in die Praxis, weil sie unter massivem Haarausfall litt. Der Hausarzt hatte sie mehrfach untersucht, aber keine konkrete Ursache gefunden. Er schob den Haarausfall auf ihr Alter, eine leidige Begleiterscheinung, zu der es kommen kann, wenn Frauen sich auf dem Weg Richtung Menopause befinden. Wie bei Arne brachte auch in diesem Fall erst eine große Blutanalyse den Durchbruch. Und wie er musste Gisela diese Untersuchung selbst zahlen, weil die Krankenkasse die Kosten nicht übernehmen wollte. Im Labor zeigte sich ein Mangel an Biotin, Selen und Zink – alles wichtig für den Haarstoffwechsel –, außerdem lag die Aminosäure Arginin deutlich unter dem Normalwert, weshalb Giselas Haarwurzeln nicht optimal durchblutet waren.

All diese Defizite konnte Gisela jetzt gezielt über Nahrungsergänzungsmittel ausgleichen. Als Erstes hörte der Haarausfall auf, vier Monate nach der Diagnose sah man überall auf Giselas Kopf wieder kräftiges neues Haar sprießen, und meine Patientin hatte ihr Selbstbewusstsein und ihr Lächeln wiedergefunden.

Fazit:

Medizinische Zusatzleistungen sind nicht allesamt Teufelszeug oder Goldesel für die Ärzte. Es gibt neben vielen dubiosen Angeboten sinnvolle und notwendige Untersuchungen, die nicht oder noch nicht von den Kassen bezahlt werden. Klären Sie gemeinsam mit dem Arzt Ihres Vertrauens, welche Leistungen seriös und wirksam sind, und lassen Sie sich erklären, unter welchen Umständen es sinnvoll oder sogar angeraten ist, diese auch zu nutzen. Selbst wenn Sie die Rechnung dafür übernehmen müssen, kann es sein, dass diese einmalige Zahlung Ihnen am Ende einiges erspart: Krankheiten, weitere Arztbesuche sowie anhaltende Beschwerden und Frust.

Viele Entscheidungen in der Gesundheitspolitik werden auf der Grundlage von statistischen Daten und Wahrscheinlichkeiten getroffen. Am Ende aber geht es immer um ganz konkrete Menschen, in diesem Fall um Sie. Deshalb sollten am Ende auch Sie mitentscheiden können, wie für Sie die beste Lösung aussehen kann. Wenn es Gründe für eine Zusatzleistung gibt, sollten Sie diese in Erwägung ziehen. Wenn nicht, müssen Sie dennoch nicht um Ihre Grundversorgung fürchten, denn die ist durchaus gewährleistet. Und im Vergleich zu den meisten anderen Ländern der Welt ist sie immer noch ziemlich gut. Nutzen Sie definitiv alle von den Krankenkassen empfohlenen Möglichkeiten zur Früherkennung und Vorsorge. Warten Sie nicht, bis es zu spät ist, auch wenn Sie sich ganz gesund fühlen. Früh erkannt, sind viele Erkrankungen heilbar oder zumindest gut behandelbar.

Schön und teuer – wenn Arztpraxen zu Schönheitssalons werden

Eine durchaus lukrative Einkommensquelle für Ärzte sind Beautybehandlungen. Auch hier gibt es keine Budgets und Deckel. Der Patient – oder hier vielleicht besser: der Kunde – bezahlt, was geleistet wird. Immer mehr niedergelassene Ärzte der verschiedensten Fachrichtungen versuchen sich deshalb nebenbei als Schönheitsmediziner. Zornesfalte wegspritzen beim Orthopäden? Kein Problem. Lippenkorrektur beim HNO-Arzt? Auch keins.

Wer heute ein Anti-Falten-Seminar besucht, wird da auf Gynäkologen, Internisten und Chirurgen stoßen. Nicht aber auf Zahnärzte, denn denen sind Schönheitsbehandlungen außerhalb des Mundes strengstens untersagt. Ein Kuriosum, denn gerade sie kennen sich mit der Anatomie des Kopfes und des Gesichtes besonders gut aus. Heilpraktikern ist es absurderweise dagegen erlaubt, Hyaluronsäure zu spritzen. Ein echter Skandal, denn die Zulassungsvoraussetzungen für Heilpraktiker fordern nur anatomische Grundkenntnisse. Außerdem können Heilpraktiker nicht die notwendigen verschreibungspflichtigen Gegenmittel einsetzen, falls sie bei ihrer »Behandlung« ein Gefäß verschließen (was zum Absterben von Gewebe und zu einer Erblindung führen kann) oder falls sie einen bakteriellen Infekt oder gar eine Abstoßungsreaktion durch eine Autoimmunerkrankung provozieren.

Die Entwicklung weg vom ärztlichen Heiler hin zum studierten Kosmetiker hat viele problematische Seiten, die ich in meinen Büchern »Haut nah – alles über unser größtes Organ!« und »Darüber spricht man nicht! Weg mit den Körpertabus!« ausführlich diskutiert habe. Was aber passiert mit der Partnerschaft und dem Vertrauen in der Arzt-Patienten-Beziehung, wenn aus Arzt und Patient Dienstleister und Kunde werden? Welcher Arzt warnt noch vor überflüssigen Behandlungen, vor einem Zuviel an Botox und Hyaluronsäure, wenn er damit viel Geld verdienen kann?

Der um sich greifende Schönheits- und Machbarkeitswahn verschiebt derzeit leider viele Maßstäbe. Auf Instagram und in anderen – nicht nur sozialen – Medien lacht uns die kollektive narzisstische Persönlichkeitsstörung an. Überall schöne Menschen, schön dank Photoshop und Manipulation, eine gefakte Welt, wo man nur hinsieht. Dass diese Welt mit Natürlichkeit nicht mehr viel zu tun hat, blenden viele aus. Sie glauben, Stars und Sternchen hätten tatsächlich keine Orangenhaut, keinen »mittleren Ring« am Bauch und keine Falten. Sie setzen sich unter Druck und bilden sich ein, sie müssten auch so aussehen, und weil das natürlich nicht gelingt – nicht gelingen kann! –, suchen sie Hilfe bei Ärzten, für die diese Wünsche sehr einträglich sind.

Nicht um medizinisch Notwendiges geht es hier, auch nicht um Maß und Mitte, sondern um Machbarkeit. Bei »Kunden« und ihren ärztlichen »Dienstleistern« gleichermaßen. Und immer wieder geht da etwas schief! Immer wieder erlebe ich, wie in großem Stil gefüllt, gespritzt und operiert wird, wie jede Mimik aus den maskengleichen Gesichtern verschwindet und manche Betroffene danach mit schweren gesundheitlichen Schäden zu kämpfen haben.

Kürzlich war ich selbst auf einer Fortbildung, wo wir den Umgang mit einer neuen Hyaluronsäure lernen sollten, also einem Gel, das man unter die Haut spritzt, um Falten zu glätten, Volumenverluste auszugleichen und Lippen zu modulieren. Dieses neue Gelmaterial ist sehr fest. Wenn man es im Kinnbereich einsetzt, kann man sogar die Knochenform verändern. Das kann helfen, wenn Menschen ein stark fliehendes Kinn haben oder zum Beispiel sehr flache Wangenknochen.

Die Fortbildung wurde von einer erfahrenen Ärztin geleitet. Auf der Behandlungsliege lag eine junge schöne Frau als Probandin. Ich konnte an ihr keinen »Makel« feststellen. In meiner Praxis hätte ich sie sofort wieder nach Hause geschickt. Doch die Ärztin blickte ihr prüfend ins Gesicht, legte ein Lineal an und bewies uns, dass hier keinesfalls eine perfekte Schönheit vor uns lag. »Sehen Sie hier, das Kinn ist definitiv zu kurz und zu klein.« Dann pumpte sie das Kinn der jungen Frau mit dem Hyaluron-Gel auf, um es ästhetisch dem goldenen Schnitt anzupassen.

Ich empfand es als unethisch, einem gesunden und normal aussehenden Menschen ein vermeintliches und behandlungswürdiges Defizit einzureden. Bis an ihr Lebensende muss die junge Probandin jetzt alle zwei Jahre ihr immer wieder schrumpfendes Kinn aufpolstern lassen. Oder aber lernen, mit dem nun gefühlt »zu kurzen« Kinn zu leben. Eine lukrative Situation für die Ärztin und die Industrie.

Nun kann man einwenden, die Frau habe sich ja freiwillig zur Verfügung gestellt, niemand hat sie gezwungen, die Rolle des Modells zu übernehmen. Aber dann kam als nächster Proband ein junger Mann auf die Liege. Seine Frau nahm als Ärztin selbst an der Fortbildung teil und hatte ihn quasi als Übungsobjekt mitgeschleppt. Sie war der Meinung, ihm fehle ein kantiges, forderndes Kinn, das man ihm nun ja live verpassen könne.

Gerettet hat den Mann für einen Moment sein Vollbart, den er gern behalten wollte. Die Ärzte-Trainerin erklärte mit säuerlichem Ton, dass es wenig sinnvoll sei, durch einen Bart hindurchzustechen, denn unter all dem Haar könne man nicht sehen, was da genau passiere. An das Versuchsobjekt direkt gewandt, sagte sie: »Also ich teile ja die Einschätzung Ihrer Frau. Trotz des Bartes wirkt ihr Gesicht total unmännlich. Es ist zu rund! Das sollten wir unbedingt etwas eckiger spritzen – und dafür muss der Bart ab.« Anschließend wolle sie die Schläfen und die Jochbeine des Mannes mit dem Gel füllen, um künstliche Kanten zu setzen.

Ich fragte mich, wie man so ticken konnte. Wenn der Mann bis dahin keine Komplexe hatte, spätestens jetzt war es so weit. Ich konnte mich nicht länger zurückhalten: »Ich finde das absolut unethisch, so kann und darf man einen Patienten nicht behandeln!« An den armen Ex-Bartträger gewandt, sagte ich: »Also ich finde Sie *sehr* männlich!«

Daraufhin fuhr mich die ebenfalls anwesende Vertreterin der veranstaltenden Firma an: »Was sind Sie nur für eine schlechte Dermatologin. Sie haben ganz offensichtlich den falschen Beruf gewählt.«

Für mich war die Fortbildung damit beendet. Das, was ich dort erlebt habe, war ein weiterer Beleg dafür, welche hohe Verantwortung wir Mediziner haben und wie gefährlich und kritikwürdig es ist, wenn Ärzte versuchen, ihren Patienten etwas aufzuschwatzen. Wenn Defizite herbeigeredet oder gar Ängste geschürt werden, aus dem einzigen Grund, daran Geld zu verdienen.

Natürlich entscheidet zum Schluss immer der Patient respektive Kunde; vor dieser Entscheidung aber muss es eine umfassende und ehrliche Aufklärung über mögliche Folgen und Risiken geben, egal um welche Art Eingriff es geht. Und vielleicht braucht es hier und da auch ein klares Nein des Arztes, wenn Menschen in ihrem Schönheits- und Jugendwahn bereit sind, sich selbst zu schaden.

Über den Umgang mit Privatpatienten

Stellen Sie sich vor, Sie müssten zur Vorsorge oder wegen akuter Beschwerden zum Gastroenterologen. Nach der Magen-Darm-Spiegelung liegen Sie im Aufwachraum, abgetrennt nur durch einen Vorhang von anderen Patienten. Sie hören, wie der Doktor von Kabine zu Kabine eilt, um glücklicherweise nur gute Befunde mitzuteilen. Frau S. ist Kassenpatientin. Zu ihr sagt der Arzt: »Alles in Ordnung, kommen Sie in zehn Jahren wieder.«

Frau L. ist Privatpatientin, zu ihr sagt er: »Alles in Ordnung, kommen Sie in fünf Jahren wieder.«

Ist das jetzt ein Nachteil für die Gesundheit der Kassenpatientin? Oder ist dieser Abstand von zehn Jahren für eine Präventionsdiagnostik eigentlich ausreichend, und die Privatpatientin wird nur deshalb früher einbestellt, weil ihre Krankenkasse öfter zahlt und der Arzt mehr daran verdienen kann?

In der Tat hört man bei Privatversicherten immer wieder von einem gewissen Hang zur Überdiagnostik. Der geht mal vom Arzt und auch mal vom Patienten aus. Für die Patienten selbst ist jedenfalls kaum zu erkennen, was medizinisch geboten oder einfach nur machbar ist. Vor allem wenn der Arzt sehr engagiert und überzeugend argumentiert: »Wir wollen doch auf Nummer sicher gehen. Nicht dass wir in der Zwischenzeit irgendetwas übersehen!«

Als Betroffener ist man jetzt in der Zwickmühle, und je nach Patiententyp wird die Entscheidung vermutlich anders aussehen. Für den ängstlichen Hypochonder kann die nächste Untersuchung gar nicht früh genug stattfinden, der schmerzfreie Patient wird den nächsten Vorsorgetermin ganz weit hinausschieben. Und nach welchen Kriterien entscheidet der Arzt? Wie erklärt sich der Unterschied zwischen Frau S. und Frau L.?

Ich habe es weiter oben im Kapitel bereits angesprochen: Viele Arztpraxen können wirtschaftlich nur überleben, wenn sie neben den gesetzlich versicherten Patienten auch Privatpatienten behandeln. Denn für sie gibt es kein Budget. Hier kann das abgerechnet werden, was von den Ärzten geleistet wird. Und sollten die privaten Krankenkassen bestimmte Untersuchungen oder Behandlungen nicht oder nur teilweise bezahlen, muss der Patient die Rechnung oder den Differenzbetrag begleichen, denn er ist der Vertragspartner des Arztes, der auf diese Weise sicherstellt, nicht auf den Kosten sitzen zu bleiben.

Der *wirtschaftliche* Erfolg einer Praxis hängt also nicht ausschließlich von der Qualität der Behandlung ab, sondern auch von der Anzahl der Privatpatienten. Laut Aussage des Verbandes der Privaten Krankenversicherungen haben etwa 11 Prozent aller Versicherten in Deutschland eine vollwertige private Krankenversicherung. Dazu kommen noch viele Millionen private Zusatzversicherungen, mit denen auch gesetzlich Versicherte zum Beispiel besondere Leistungen in der Zahnmedizin oder bei Krankenhausaufenthalten in Anspruch nehmen können.

Genau wie die IGeL werden Privatpatienten über die amtliche Gebührenordnung für Ärzte (GOÄ) abgerechnet. Das heißt, sie bekommen für jeden Arztbesuch oder Klinikaufenthalt eine Rechnung, mit der man genau nachvollziehen kann, was der Arzt alles geleistet hat und welche Kosten dafür entstanden sind. Das ist sehr transparent, denn so kann der Patient jederzeit kontrollieren, ob Leistung und Abrechnung wirklich übereinstimmen. Gleichzeitig entsteht so auch ein Gefühl für den Wert der ärztlichen Arbeit. Kassenpatienten, die eine solche Abrechnung nicht erhalten, staunen manchmal, wie wenig ihr Arzt etwa für ein Beratungsgespräch mit ihnen honoriert bekommt.

Auch wenn seit vielen Jahren über eine Reform der Gebührenverordnung debattiert wird, sind viele Abrechnungsziffern seit den 1980er-Jahren kaum angepasst worden, weder an die Entwicklung des Geldwertes noch an die Methoden und Fortschritte in der Medizin. Deshalb passiert es immer wieder, dass Ärzte mit sogenannten Näherungsziffern arbeiten müssen, die sich auf ähnliche Untersuchungen oder Behandlungen beziehen. So wird zum Beispiel die Ziffer 566 für die Phototherapie gegen Neugeborenen-Gelbsucht abgerechnet; analog kann sie aber auch für eine Belichtungstherapie von flächigen Hautkrebsvorstufen bei Erwachsenen angesetzt werden, wofür es keine eigene Ziffer gibt, da diese Behandlung erst nach den 80er-Jahren entwickelt wurde. Für Patienten, die ihre Rechnung durchsehen, ist das oft verwirrend, sie vermuten »Betrug«, und das ist durchaus nachvollziehbar. Aber auch für uns Ärzte fühlt es sich nicht gut an, wenn wir etwas abrechnen müssen, das wir nicht geleistet haben, nur weil es für diese Leistung eben keine passende Abrechnungsziffer gibt. Das Ansetzen von Pauschalpreisen für medizinische Leistungen ist übrigens verboten.

Viele Privatpatienten sind zudem verunsichert, wenn sie in den Abrechnungen Steigerungssätze für die Gebührenordnung finden. Sie lesen etwas von 2,3-fach und vermuten Abzocke, dabei ist das der Standardsatz, also die Basisabrechnung. Gerechnet wird so: Den ärztlichen Leistungen ist eine bestimmte Punktzahl zugeteilt. Aufwendigere Leistungen werden mit höheren, weniger aufwendige mit niedrigeren Punktzahlen bewertet. Diese Punktzahl wird mit einem Wert von 5,82873 Cent multipliziert. Das Ergebnis ist der sogenannte (Gebühren-)Einfachsatz.

Dazu zwei Beispiele: Die Blutentnahme aus der Vene (GOÄ-Nr. 250) ist mit 40 Punkten bewertet. 40 × 5,82873 Cent = 2,33 Euro.

Ein Ultraschall vom Bauch (GOÄ-Nr. 410) bringt 200 Punkte. Multipliziert mit 5,82873 Cent macht das 11,66 Euro beim einfachen Satz.

Je nach Schwierigkeitsgrad und Zeitaufwand wird dieser einfache Satz gesteigert: um 1,15 (bei Laboruntersuchungen), um 1,8 (bei einfachen medizinisch-technischen Leistungen) oder um 2,3 (Standard). Wenn der Arzt diesen Standardsteigerungsfaktor höher ansetzen möchte (wegen Komplikationen, erhöhtem Zeitaufwand, schwieriger anatomischer Verhältnisse, kniffliger Bedingungen), muss er eine individuelle schriftliche Begründung hinzufügen.

Für unseren Bauchultraschall bedeutet das: 11,66 Euro × 2,3 = 26,81 Euro. Da man hier noch weitere Organe mit abrechnen kann, bringt ein »privater Bauchultraschall« dem Arzt 58,97 Euro, ein »Kassen-Ultraschall« dagegen nur 17,25 Euro. Eine Summe, die aufgrund der Budgetierung nicht immer voll ausbezahlt wird. Klar, welcher Bauch hier attraktiver wirkt …

Werden Privatpatienten aber nun bevorzugt behandelt, weil sie die Überlebenshelfer der Arztpraxen sind? Ja und nein. Natürlich bekommen Privatpatienten auch zum Quartalsende jederzeit einen Termin, dann also, wenn es für Kassenpatienten mit akuten Beschwerden oft schwierig wird, weil das Budget ihres Arztes bereits ausgeschöpft ist.

Und ja, das haben wir im Kapitel IGeL gesehen, bei Privatpatienten werden – je nach Tarif – mehr Leistungen erstattet als bei gesetzlich Versicherten. Da wird schon mal die Entfernung unschöner und störender Hautknubbel bezahlt, selbst wenn kein Krebsverdacht besteht. Auch die Kosten für Fußpilz-Cremes und Anti-Allergika werden erstattet, und vor allem bei Vorsorgeuntersuchungen sind Ärzte und private Krankenversicherungen deutlich großzügiger. Aber in wirklich dringenden Fällen – und in Notfällen sowieso – können sich in Deutschland alle Patienten sicher sein, dass sie gleich behandelt werden. Dazu sind Mediziner schon per Gesetz verpflichtet und auch durch unser ärztliches Ethos.

Manche Kritiker unseres Gesundheitssystems sagen sogar, dass Privatpatienten im Nachteil seien, weil sie überversorgt und überdiagnostiziert würden. Eigentlich Gesunde würden zu Kranken, weil Ärzte natürlich immer etwas fänden, wenn sie nur lange und aufwendig genug suchten. Und sei der Befund erst mal da, dann müsse auch gehandelt, sprich behandelt und kontrolliert werden. So etwas könne verunsichern und die Lebensqualität beeinträchtigen. Das ist ein interessanter Ansatz. Doch im folgenden Beispiel hätte es sicher geholfen, wenn die Patientin privat versichert gewesen wäre: Stephanie ist 45 Jahre alt, arbeitet als Ernährungswissenschaftlerin und treibt viel Sport. Sie fühlt sich topfit, es bestehen familiär keinerlei Risikofaktoren für Krankheiten. Seit einiger Zeit sind in ihrem Bekanntenkreis mehrere Menschen von schweren Diagnosen betroffen. Das macht ihr Angst, weshalb sie ihren Hausarzt um eine Vorsorgeuntersuchung bittet: Blutcheck, Urintest, der Blutdruck wird gemessen, sie wird abgehört und abgetastet. Es sind keinerlei Auffälligkeiten festzustellen. Ein befreundeter Arzt rät ihr, zusätzlich eine Untersuchung des Oberbauchs mittels MRT vornehmen zu lassen. Das habe er aus Vorsorgegründen auch gerade hinter sich gebracht, und da er privat versichert sei, habe die Kasse das auch bezahlt.

Weil Stephanie gesetzlich versichert ist, darf der Hausarzt ihr keine MRT-Überweisung schreiben, denn es gibt keine Anzeichen für eine schlimme Erkrankung. Da sie aber Gewissheit haben möchte, überlegt Stephanie, die Untersuchung selbst zu bezahlen.

Allerdings sind die Kosten nicht unerheblich, weshalb sie – mit schlechtem Gewissen – zu einem anderen Mittel greift. Sie sucht einen anderen Allgemeinmediziner auf und klagt über Schmerzen im Oberbauch, die sie in Wahrheit gar nicht hat. Aber nun bekommt sie die gewünschte Überweisung.

Der Radiologe entdeckt einen Tumor, direkt an der Niere. Zum Glück bekommt sie schnell einen OP-Termin, denn der Tumor ist bösartig. Allerding noch relativ klein, weshalb eine sehr gute Heilungschance besteht. Das Heimtückische an bösartigen Nierentumoren ist, dass sie lange Zeit keinerlei Beschwerden hervorrufen. Wenn sie es dann tun oder bereits Metastasen entstanden sind, ist eine Heilung kaum noch möglich.

Nierenkarzinome werden aufgrund fehlender Vorsorge oft nur durch Zufall entdeckt, beim MRT der Wirbelsäule etwa oder wenn der Arzt Verdacht auf eine Nierenerkrankung hat und deshalb einen Nieren-Ultraschall macht. Nicht immer gelingt es dabei allerdings, den Tumor ausreichend klar darzustellen, vor allem wenn er noch nicht sehr groß ist. Aber es ist immerhin eine Chance. Die Krankenkassen haben das Nierenkarzinom bislang nicht auf dem Vorsorgeplan, da der Tumor nur an zehnter Stelle der häufigsten Krebserkrankungen gelistet ist und oft erst bei älteren Menschen diagnostiziert wird. Die Trefferquote bei einer flächendeckenden Vorsorgeuntersuchung wäre aus Sicht der Kassen also nicht sehr hoch, der Aufwand kostspielig. Für den einen Menschen aber, bei dem auf diese Weise frühzeitig eine bösartige Erkrankung entdeckt wird, ist das lebensrettend. Stephanie entsprach keiner Risikogruppe und war statistisch eigentlich noch zu jung für diese Diagnose. Zum Glück hat sie ihrem unguten Gefühl nachgegeben und ist hartnäckig geblieben. Bei einem späteren Zufallsbefund wäre es für sie vielleicht zu spät gewesen.

In Fällen wie diesen sind private All-inclusive-Versicherte im Vorteil. Denn die Kosten für eine möglicherweise unnötige Untersuchung (die im Fall von Stephanie tatsächlich lebensrettend war, Statistik hin oder her) belasten weder die Allgemeinheit, noch sprengen sie das Budget des Arztes.

Gleichwohl sollte für *alle* gelten: Wenn Sie das Gefühl haben, etwas könnte nicht in Ordnung sein, bleiben Sie dran an der Sache.

Vorsorgeuntersuchungen kosten Überwindung, da Ängste im Spiel sind. Aber sie können Gesundheit und Leben retten. Eine Liste mit jenen Vorsorgeuntersuchungen, die gesetzliche Krankenkassen bezahlen, finden Sie im Netz unter www.krankenkassen.de.

So, am Ende dieses Abschnitts haben Sie hoffentlich eine kleine Ahnung davon bekommen, mit welchen wirtschaftlichen Fragen und Herausforderungen sich niedergelassene Ärzte herumplagen müssen. Sie sind ein wesentlicher Teil der ambulanten Säule der medizinischen Versorgung in Deutschland. Auch in diesem Bereich können schon aufwendige diagnostische Verfahren und Therapien angeboten werden, und das hoffentlich immer kombiniert mit einer vertrauensvollen Arzt-Patienten-Beziehung. Aber manchmal muss es eben doch das Krankenhaus sein. Womit wir bei Säule zwei wären, der stationären Versorgung, denn auch hier will man nur Ihr Bestes. In jeder Hinsicht …

Krankenhaus – ein krankes Haus?

Ich habe es am Anfang des Kapitels schon einmal erwähnt: Deutschland ist Krankenhaus-Weltmeister! Laut der Harvard-Studie sind in keinem anderen Land der Erde die Menschen öfter im Krankenhaus als bei uns. Dementsprechend haben wir viele Kliniken und Betten, und die wiederum müssen halbwegs ausgelastet sein, damit Krankenhäuser am Ende auch finanzierbar bleiben. Experten sind sich einig: Wir haben zu viele Krankenhäuser. Viele Kliniken sind zu klein, zu wenig spezialisiert und am Ende ineffizient. Auch in der Corona-Krise, die zum Glück keinen Tsunami über die deutsche Krankenhauslandschaft spülte, waren in Deutschland die Krankenhäuser längst nicht an der Grenze ihrer Betten- oder Intensiv-Kapazitäten angelangt, sodass weiterhin von einer Überkapazität ausgegangen wird. Aber jede Schließung wäre eine Niederlage für den Bürgermeister oder den Landrat vor Ort. Außerdem hängen viele Bürger an ihrem lokalen Krankenhaus, auch wenn es noch so klein ist. Das Prestigeobjekt darf nicht geschlossen werden, kurze Wege in die nächste Klinik sind für viele wichtig. Doch wirtschaftlich gesehen und auch was die Qualität der medizinischen Angebote betrifft, sind große zentrale Krankenhäuser deutlich im Vorteil. Dänemark ist dafür ein gutes Beispiel. Einzelzimmer für alle Patienten, geringe Komplikationsraten? Dort ist das Alltag.

Wichtig für die Kliniken in Deutschland ist das Prinzip der »dualen Finanzierung«: Für laufende Betriebskosten sind die Krankenkassen zuständig und für Investitionen, also Baumaßnahmen und medizinische Ausstattung, die jeweiligen Bundesländer, die das Geld als Fördermittel an die Krankenhausbetreiber weiterreichen. Vor allem kleine Krankenhäuser haben zunehmend ernsthafte wirtschaftliche Probleme, weil die Bundesländer die Vergabe von Investitionsfördermitteln an bestimmte Qualitätsstandards knüpfen, zum Beispiel an das Vorhandensein von zertifizierten medizinischen Zentren, in denen verschiedene Fachbereiche ihre Kompetenzen bündeln und nach neuesten Erkenntnissen behandeln.

Krankenhäuser haben häufig öffentliche Träger, also Länder oder Kommunen. Ergänzt werden sie durch freie, gemeinnützige oder konfessionelle Träger, wie das Rote Kreuz oder die Kirchen. Und dann gibt es die privaten Träger, Einzelunternehmen oder große Krankenhaus-Konzerne, deren Anteil in den letzten Jahren deutlich gewachsen ist, weil vielen Kommunen die Kosten für ein eigenes Krankenhaus mittlerweile zu hoch sind. Vor allem die privaten Träger und dahinterstehende Investoren wollen und müssen Gewinn erzielen. Damit werden Krankenhäuser immer mehr zu Wirtschafts- und Dienstleistungsunternehmen, die gegen andere Häuser in der Region konkurrieren.

Während um die Jahrtausendwende noch die Zeit abgerechnet wurde, die ein Patient im Krankenhaus verbrachte, wird heute pro »Fall« bezahlt. Der Patient soll möglichst effizient behandelt werden und nicht zu lange im Krankenhaus liegen. Dazu werden die Patienten in diagnosebezogene Fallgruppen eingeteilt, sogenannte *Diagnosis Related Groups,* abgekürzt DRG.

Entscheidend für die Zuordnung eines »Falls« zu einer DRG sind die ärztliche Hauptdiagnose, die im Krankenhaus durchgeführten Behandlungen und drittens der Schweregrad. Je mehr da reingepackt werden kann, desto mehr verdient das Krankenhaus oder beglückt damit seine Aktionäre. Wenn das Krankenhaus dann gleichzeitig Personal und Gehälter einspart, Sachkosten reduziert und weniger in die Organisation investiert, dann wächst der Gewinn. Die Entscheidungsfreiheit des Arztes ist limitiert, Betten müssen ausgelastet werden. Es geht mehr um Profit als um Daseinsfürsorge. So könnte es, überspitzt gesagt, geschehen, dass man sich nach einem Linseneintopf mit heftigen Blähungen in die Notaufnahme schleppt, dann stationär aufgenommen wird, und nun zur »Sicherheit« richtig durchgecheckt wird, mit Darmspiegelung, Herzkatheter-Untersuchung und Schilddrüsenszintigrafie. Und dann wird man möglichst schnell wieder entlassen, da es nur eine Fallpauschale gibt und jeder Tag zu viel im Krankenhaus einen Verlust für die Klinik bedeutet.

Fürsorge und Mitmenschlichkeit kommen in diesem System leider oft zu kurz. Es fehlt an Personal, es fehlt an Zeit, und es fehlt an persönlichen Begegnungen. Eine echte Beziehung zwischen Ärzten, Patienten und Pflegepersonal kann so kaum noch entstehen. Viele Ärzte und Pflegekräfte, die eigentlich einen sozialen Beruf gewählt haben, klagen über Akkordarbeit am Fließband. Nach einer Online-Befragung des Marburger Bundes kommen Krankenhausmediziner in Deutschland jedes Jahr auf hochgerechnet 65 Millionen Überstunden. Für angestellte Ärzte heißt das im Schnitt 56 Arbeitsstunden pro Woche, Teilzeitkräfte arbeiten faktisch Vollzeit. Eine Folge davon ist ein hoher Krankenstand beim medizinischen Personal. Die Gehälter des Personals stiegen zwar in den letzten Jahren, weil qualifizierte Kräfte knapp sind, doch die Töpfe für Gehälter wurden nicht voller. Daher werden leider nicht mehr Kollegen eingestellt, sondern wenige müssen mehr leisten.

Die Deutsche Krankenhausgesellschaft jedenfalls schlägt Alarm: So kann es nicht weitergehen, und auch die Patienten verlieren den Glauben an das System und leider auch das Vertrauen in ihre Ärzte: Denn wer soll noch genau einschätzen können, ob die angepriesene Operation dem eigenen Überleben oder eher dem Überleben der Klinik dienen soll? Der Arzt als Angestellter muss womöglich als Vertriebler für sein Wirtschaftsunternehmen fungieren und Prozeduren empfehlen, die er bei sich vielleicht gar nicht durchführen lassen würde. Auch hier übrigens sind Privatpatienten wieder besonders gern gesehen, weil sie dem Krankenhaus über die normale Fallpauschale hinaus Zusatzeinnahmen bringen. Sie bekommen zwar das gleiche Kniegelenk eingesetzt wie der Kassenpatient, aber Chefarzt-Visite, Chefarzt-Röntgen und Einzelzimmerzuschlag werden natürlich extra vergütet.

Wie kann es besser werden? Viele Experten setzen auf die Digitalisierung, auf das intelligente Krankenhaus der Zukunft. Smart Hospitals sollen Pflegekräfte und Ärzte durch Volldigitalisierung und künstliche Intelligenz entlasten. Die Folge: mehr Zeit für die Arbeit am und mit dem Patienten. Jeder Patient mit einem schwierigen Krankheitsbild soll in einer Spezialabteilung behandelt werden. Kliniken müssen nicht mehr alles anbieten, aber das, was sie anbieten, dann auf höchstem fachlichen Niveau. Die smarten Krankenhäuser sollen flexibel sein und ihre Intensivkapazitäten je nach Bedarf rauf- und runterfahren können. Das gilt auch für andere Klinikbereiche und soll durch modulare Systeme gelingen, die man schnell auf- und abbauen kann, wie ein Legokasten-System. Essensverteilung, Reinigung, Betten schieben, Patienten-Check-in und die Medikamentenausgabe (in Menschenhand eine häufige und gefährliche Fehlerquelle) erfolgt mithilfe der Robotik. Logistik, Verwaltung, Catering, Apotheke, Labor, vielleicht auch Pflege könnten dezentral ausgelagert und hochprofessionellen Dienstleistern übergeben werden. Die Vernetzung mit den ambulanten Versorgern wird ohne Informations- und Zeitverlust möglich sein. Dadurch werden die Liegezeiten der Patienten deutlich verkürzt und einfache Operationen auch ambulant möglich. Das DRG-System wird abgelöst durch eine digital basierte Gebührenordnung, die nur das berücksichtigt, was individuell erbracht wird. Es gäbe dann keine Pauschalsummen mehr.

Und selbstverständlich werden die neuen Klinken auch klimaneutral arbeiten und alle Bereiche – egal ob Medizin, Ökonomie oder Ethik – in den Dienst des Patientenwohls stellen. Klingt toll, oder? Ist aber leider noch Zukunftsmusik.

TEIL III

Wenn die Beziehung in die Krise kommt

Egal ob die Liebe groß ist oder ob man eher aus Vernunftgründen zueinanderfindet – früher oder später gibt es in jeder Partnerschaft Probleme. Selbst bei den Paaren, von denen alle immer sagen: Ihr harmoniert ja sooooo gut. Ihr passt ja sooooo wunderbar zueinander. Beziehungskrisen sind völlig normal und nichts, wofür man sich schämen müsste. Und das gilt auch für die Beziehung zwischen Arzt und Patient.

Wichtig ist nur, wie es weitergeht, wenn's mal knirscht, und dass beiden Partnern klar ist, dass die Lösung nicht darin bestehen kann, Konflikten aus dem Weg zu gehen und Streit um jeden Preis zu vermeiden. Eine Beziehung bedeutet Arbeit, für beide Seiten. Wer es schafft, den Kern, den Ursprung einer Krise zu finden, hat gute Chancen, diese Krise nicht nur zu bewältigen, sondern aus ihr sogar gestärkt hervorzugehen.

Wenn man sich ansieht, welches die häufigsten Krisensymptome in der Arzt-Patienten-Beziehung sind, dann unterscheiden sich diese nicht besonders von denen, auf die wir in anderen Beziehungen stoßen. Sie werden sehen, so manches, was ich in den folgenden Kapiteln schildere, erinnert an Gesprächssituationen in der Paartherapie …

Kapitel 8

DU VERSTEHST MICH NICHT!

Es ist DER Klassiker in Beziehungskonflikten: das Gefühl, den anderen nicht zu verstehen oder sich selbst nicht verstanden zu fühlen. Man redet aneinander vorbei, obwohl man eigentlich die gleiche Sprache spricht.

Das erste große Missverständnis in der Arzt-Patienten-Beziehung – die erste große Fehlannahme – ist die Überzeugung vieler Ärzte, dass ihre Patienten *verstehen,* was sie ihnen gerade erklärt haben. Im Durchschnitt weiß allerdings ein Drittel der Patienten nicht, wovon genau der Arzt spricht, wenn er mit ihnen redet. Ein weiteres Drittel glaubt zwar zu verstehen, was gemeint ist, wenn der Arzt zum Beispiel den Begriff *Angina Pectoris* gebraucht, könnte aber nie und nimmer erklären, dass es sich dabei um einen plötzlich auftretenden Schmerz in der Herzgegend handelt, verbunden mit einem Druckgefühl in der Brust, eine Durchblutungsstörung des Herzmuskels, ausgelöst durch verengte Herzkranzgefäße. Selbst bei deutschen Fachbegriffen wie Verstopfung, Darmspiegelung oder Sodbrennen ist Patienten nicht immer klar, was genau dahintersteckt.

Die Universität Bielefeld hat 2016 eine Studie zur Gesundheitskompetenz der Deutschen vorgelegt. Darunter versteht man die Fähigkeit, sich gesundheitsrelevante Informationen anzueignen und zu verstehen und etwa für eine gesündere Lebensweise zu nutzen. Auch das Wissen, wie sich Krankheiten vermeiden und bekämpfen lassen, fällt darunter; ebenso die Fähigkeit, im Falle einer Erkrankung die richtigen Hilfestellungen einzuholen. Das Ergebnis der Studie ist ernüchternd. 54,3 Prozent der Deutschen sind nahezu ahnungslos, was das Thema Gesundheit angeht. Ganz besonders trifft das nach Aussagen der Studie auf chronisch Kranke, Migranten, alte Menschen und Menschen mit geringer Bildung zu.

Das Erschreckende an diesem Befund ist das absolute Fehlen von Basiswissen, etwa dass unser Herz im Ruhezustand zwischen sechzig und achtzig Mal pro Minute schlägt, dass süße Cornflakes oder süße Getreideprodukte ungesund sind oder was die Abkürzung LSF 50 auf der Sonnenmilch bedeutet. In der Studie wurden aber auch 43 häufige medizinische Fachbegriffe nachgefragt. Über die Hälfte der Probanden hatte Schwierigkeiten, sie richtig einzuordnen. Hätten Sie sofort gewusst, was hier gemeint ist? Dass der **Body-Mass-Index** ein Indikator für Übergewicht und Fettleibigkeit ist, mit **Teerstuhl** eine Schwarzfärbung durch Blut im Stuhl gemeint ist, sich hinter einem **Ödem** Wassereinlagerung im Gewebe verbergen und **Reflux** das saure Aufstoßen nach dem Essen ist, wenn Magensaft in die Speiseröhre zurückfließt.

Das war kein Problem für Sie? Glückwunsch, dann sind Sie ganz gut gerüstet.

Aber wie sieht es mit den Grundlagen der Anatomie aus? Hier hatten ebenfalls viele Studienteilnehmer Schwierigkeiten. Mehr als die Hälfte der Befragten wusste nicht, wo sich wichtige Organe im Körper befinden. Wieder ein kleiner Test für Sie: Wüssten Sie auf Anhieb, wo die Bauchspeicheldrüse, die Leber oder die Milz sitzen?

Die mangelnde Gesundheitskompetenz ist ein großes Problem, das nicht leicht zu lösen ist. Niemand erwartet, dass Laien plötzlich zu Medizinprofis werden. Aber es wäre für uns alle von gewaltigem Nutzen, wenn bei jedem gewisse Grundlagen vorhanden wären – und damit ein Verständnis beispielsweise für den Sinn von Prävention. Aus meiner Sicht wäre es hilfreich, wenn eine gezielte Gesundheitserziehung in Kindergärten und Schulen stattfinden würde. Wenn jeder – nach seinen Möglichkeiten – ein Grundgerüst mitbekäme, das ihn sensibilisieren würde für die Funktionsweise des eigenen Körpers. Und das dazu beitragen könnte, dass Fehlannahmen wie die oben erwähnten reduziert werden können.

Bestimmt werden viele wissend nicken, wenn der Arzt etwa von Sodbrennen spricht. Hat schließlich jeder schon mal gehört. Aber erst wenn Sie wissen, wodurch es hervorgerufen wird, können Sie aktiv an der Therapie mitwirken und etwa bestimmte Speisen meiden. Haben Sie also keine Scheu nachzufragen, vor allem wenn Sie etwas nicht verstehen! Das direkt im Arztgespräch zu tun erspart

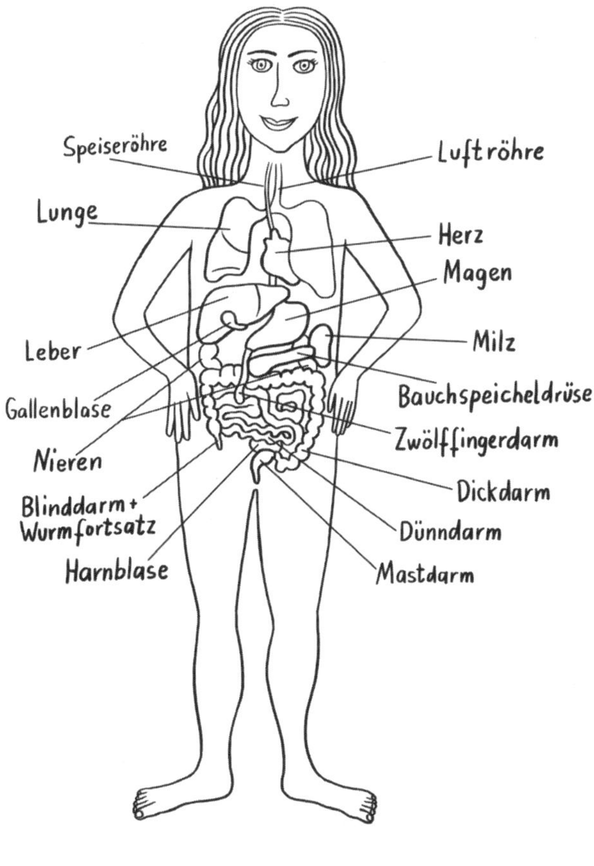

Ihnen auch Recherchen im Internet, die nicht immer zur Beruhigung und Klärung beitragen.

Das gegenseitige Missverstehen führt nach Schätzungen von Experten zu 30 Prozent unnötigen Ausgaben im Gesundheitssystem durch überflüssige Untersuchungen, aber auch zu 30 Prozent mehr unerwünschten Nebenwirkungen. Lebenswichtiges nicht zu verstehen führt zu Angst und Stress und auch dazu, dass man gefährlichen Verschwörungstheoretikern und Quacksalbern schneller aufsitzt.

Doch nicht nur theoretisches Wissen ist wichtig, jeder sollte auch seinen Körper gut kennen, ihn fühlen, riechen und schmecken und einen Spiegel zur Hand haben, mit dem alles Einsehbare hin und wieder betrachtet wird.

So können Veränderungen rechtzeitig wahrgenommen und Krankheitssymptome frühzeitig erkannt werden. Seien Sie Ihr eigenes Studien- und Lernobjekt!

Arzt-Deutsch, Deutsch-Arzt

Meine Eltern wünschten sich, dass ich Ärztin werden sollte, da war ich noch nicht einmal geboren. Damals beschlossen sie auch, dass ich Lateinunterricht bekommen müsse. Medizin und Latein, das gehörte für sie irgendwie zusammen. Als ich viele Jahre später dieser Vorbestimmung folgte und das »Große Latinum« geschafft war, stellte sich heraus, dass es für ein Medizinstudium gar nicht notwendig gewesen wäre. Ein Semester »Latein für Mediziner« hätte gereicht.

Lateinische und griechische Begriffe prägen bis heute die Medizin. Was natürlich damit zu tun hat, dass die Heilkunst im antiken Griechenland die Wiege unserer europäischen Medizin war. Kleine Testfrage für alle Kreuzworträtsel-Fans: Wie heißt der griechische Begriff für Heilkunst? Richtig – IATREIA. Ihn finden wir bis heute in vielen Fachbegriffen wie PädIATRIe (Kinderheilkunde), PsychIATRIe (Seelenheilkunde) oder GerIATRIe (Altersheilkunde).

Das Lernen dieser Fachbegriffe hatte etwas Magisches für mich, es war wie das Erschließen einer ganz eigenen Welt, das Lesen und Verstehen eines geheimen Codes. Unglaublich spannend, aber auch extrem anstrengend. Denn unser Körper birgt viele Wunder, und die haben die wunderlichsten Namen. Deshalb werden Mediziner im Laufe ihres langen Studiums auch zu Meistern der Eselsbrücken. Nur so gelingt es, die unzähligen Syndrome mit ihren verschiedenen Symptomen auswendig zu lernen.

Zum Beispiel das *Andersen-Tawil-Syndrom:* Die Patienten haben einen zierlichen Körperbau und leiden an Herzrhythmusstörungen und Muskelschwäche. Hier hilft es, wenn man sich den Begriff als Person vergegenwärtigt: »TAWIL ist fragil, seine Muskeln und sein Skelett sind ANDERS.«

Oder das *Vipom,* das *Verner-Morrsion-Syndrom,* das nichts mit VIPs zu tun hat, sondern hinter dem ein bösartiger Bauchspeicheldrüsenkrebs steckt, der Hormone produziert, die zu wässrigem Durchfall führen. Verner Morrison ist also keineswegs ein berühmter Film-Cowboy (VIP), der lässig mit Zigarette (aus dem Hause Philip Morris) im Mundwinkel in den Sonnenuntergang reitet. Nein, Herr Morrison hat schrecklichen Durchfall, Diabetes, Bauchweh und ist verwirrt. Geschichte abgespeichert.

Klingt manchmal ein wenig weit hergeholt und auch ein bisschen irre, aber genauso verrückt ist die unüberschaubare Fülle von Syndromen und Krankheiten, die sich Mediziner merken müssen. Wer das alles endlich beherrscht, ist natürlich wahnsinnig stolz und zeigt das auch gern nach außen. Ein wenig aus Achtlosigkeit, ein bisschen aus Wichtigkeit und Eitelkeit – man will den Kollegen in nichts nachstehen – und vielleicht auch, weil Fantasie und Kraft

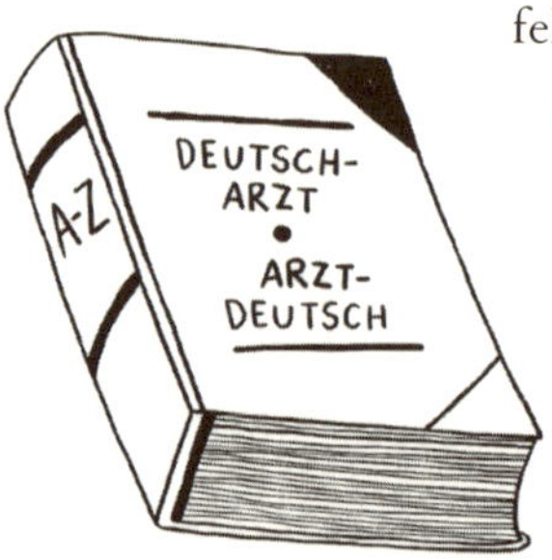

fehlen, das eigene Erklären und Sprechen zu reflektieren und dabei immer mitzudenken: »Kann das mein Patient jetzt wirklich verstehen?«

Weil sich Mediziner während des Studiums zum Großteil in der Welt dieser Codes bewegen, fällt es ihnen so schwer, diese später wieder zu verlassen. Ein Kollege setzt diese Geheimsprache ganz bewusst ein. Für ihn ist Arztlatein eine mystische Sprache. Sie müsse gar nicht verstanden werden, gerade das Mystische mache sie so wirksam. Das sei in etwa vergleichbar mit Schamanensprüchen, die man ja auch nicht verstehen müsse. Sie wirken, gerade weil sie so geheimnisvoll und rätselhaft sind. Weil der Kollege jedoch auch ein Interesse daran hat, dass seine Patienten ihm folgen und das umsetzen können, was er ihnen empfiehlt, hält er nach einem komplizierten Fachbegriff gekonnt inne, blickt sein Gegenüber zugewandt an und übersetzt das Gesagte noch einmal in verständliches Deutsch. Damit ist der Kollege sehr erfolgreich. Schamane UND Erklärer in einem. Seine Patienten jedenfalls lieben ihn dafür.

Wer Medizin studiert oder später als Arzt arbeitet, muss hin und wieder auch Vorträge halten. Bei der Struktur des Vortrags halten sich viele Kollegen gern an ein Drei-Säulen-Modell:

1. Bekannte Informationen
2. Neues, das man als Zuhörer versteht
3. Neues, das hochwissenschaftlich klingt und nahezu unverständlich ist

Ein Mix aus diesen drei Elementen scheint das Patentrezept für einen guten und erfolgreichen Vortrag. Selbstverständlich ist die dritte Säule eine sportliche Herausforderung und soll vor allem die

Mitstudenten oder später die Kollegen auf Fachkongressen beeindrucken. Doch im Grunde erzählt sie von Hybris und Arroganz genauso wie von Hemmungen und Minderwertigkeitskomplexen, unter denen so einige Mediziner leiden. Bei einem Vortrag für zahnärztliche Implantologie wurde ich einmal Zeugin der angeberischen Selbstbeweihräucherung eines Professors, der den staunenden Kollegen Bilder unfassbar gut gelungener Zahnimplantate zeigte, dann aber an keiner Stelle erklärte, mit welcher Technik er diese Ergebnisse erzielt hatte. Offenbar wollte er sein kostbares Herrschaftswissen nicht teilen und sich so vielleicht Konkurrenz schaffen. Das Ganze nannte er übrigens Fortbildung …

Die Verwendung einer komplizierten Sprache kann also mehrere Gründe haben. Sie kann Schutzpanzer sein, von Ignoranz und fehlendem Verständnis für die Bedürfnisse des Gegenübers zeugen oder der Demonstration von Macht und Herrschaftswissen dienen. Das mag unter ärztlichen Kollegen noch für ein Schmunzeln sorgen, für die Patienten ist das weniger lustig:

Die 25-jährige Lara G. treibt gerne Sport. Seit einiger Zeit bemerkt sie nach dem Training hin und wieder Herzrhythmusstörungen. Erst bleibt ihr Herz fühlbar stehen, dann rumpelt es stark pochend und unregelmäßig wieder los. Besonders unheimlich wird das Ganze, wenn sie abends im Bett liegt und zur Ruhe kommen will. Sind das die Vorzeichen eines nahenden Herztods? Lara bekommt Panik und sucht eine Kardiologin auf. Nach umfassender Untersuchung teilt ihr die Ärztin die Diagnose mit: »Sie leiden unter supraventrikulären Extrasystolen mit kompensatorischer Pause.«

Das klingt gefährlich. Jetzt rumpelt Laras Herz nicht nur, es rutscht ihr förmlich in die Hose. Dabei hätte ihr die Herzspezialistin diesen Schockmoment ersparen können, hätte sie Folgendes gesagt: »Ich habe gute Nachrichten für Sie, liebe Frau G. Ihr Leiden ist harmlos und betrifft viele Menschen, vor allem junge Frauen und

Sportler und auch Personen, die sehr übermüdet sind. Man muss es nicht behandeln. Es sind ungefährliche Herzrhythmusstörungen. Dabei entsteht am Erregungszentrum im Vorhof des Herzens ein Extraimpuls, der für einen Moment das Herz pausieren lässt, ohne dass dies zu einem Problem für den Körper wird. Das Herz wird kurz darauf weiter fröhlich vor sich hin pumpen. Wir sollten jetzt prüfen, ob Sie einen Mangel an Eisen, Magnesium oder Kalium haben. Vielleicht können wir Ihr Herz dadurch etwas unterstützen. Und bitte achten Sie auf ausreichend Schlaf!« Das klingt konstruktiv, optimistisch und vor allem verständlich. Fachbegriffe dürfen gewiss fallen, sollten aber unbedingt eingeordnet und erklärt werden. Sonst wird der Patient ohne Not nur weiter verunsichert.

Gut und verständlich zu kommunizieren, haben die Ärzte meiner Generation in der Regel im Studium nicht gelernt. Sie sind später im Beruf quasi auf »Learning by Doing« angewiesen. Als Patient können Sie hier Ersthelfer und Korrektiv sein! Wenn Sie den Arzt nicht oder nur teilweise verstehen, sollten Sie ihn …

… darum bitten, gerade geäußertes Fachchinesisch verständlich zu übersetzen. Das ist Ihr gutes Recht, das Sie auch wahrnehmen sollten.
… darum bitten, Ihnen die Diagnose LESBAR aufzuschreiben. Dann haben Sie hinterher die Möglichkeit, noch einmal genauer nachzulesen, was dahintersteckt. Sie können sich sogar ganze Befunde kostenlos (!) in leicht verständliche Sprache übersetzen lassen, und zwar von einem Sozialprojekt, das von Medizinstudenten ins Leben gerufen wurde. Unter www.washabich.de. können Sie im Internet einen Befund anonym hochladen und ein paar Tage später die Übersetzung abrufen.
… bei Bedarf darum bitten, zusätzlich zu seiner Erklärung eine Zeichnung anzufertigen. Wie wird er bei der anstehenden OP vorgehen? Woher kommen die Schmerzen in der Brust? Wo genau befindet sich der Verschluss des Blutgefäßes und mit welchen Methoden wird das Gefäß nun wieder aufgeweitet? Der Vorteil ist nicht nur der, dass Sie im Anschluss eine nette Zeichnung in Händen halten. Ein zeichnender Arzt redet langsamer und wird zur Anschaulichkeit gezwungen.

Wenn selbst Ärzte nur Bahnhof verstehen

Es klingt unglaublich, aber die Geheimsprache der Mediziner ist manchmal so geheim, dass selbst Mediziner sich untereinander missverstehen oder erst gar nicht dahinterkommen, was genau der andere meint. Besonders häufig passiert das, wenn niedergelassene Kollegen Arztbriefe aus einer Klinik erhalten.

Eine bundesweite Befragung von 197 Ärzten durch Sprachwissenschaftler der Heinrich-Heine-Universität Düsseldorf in Zusammenarbeit mit Hausärzteverbänden ergab, dass fast alle befragten Hausärzte (98,5 Prozent) Arztbriefe nicht immer auf Anhieb verstehen. Und das liegt ganz sicher nicht an einer möglicherweise unter Hausärzten grassierenden Leseschwäche, sondern daran, dass diese Schreiben häufig ungenaue Informationen enthalten oder mit Satzbausteinen gearbeitet wurde, die nicht zum jeweiligen Patienten passen. Auch leere Floskeln, absurde Formulierungen und unverständliche Satzkonstruktionen kommen regelmäßig vor. Und peinlicherweise sind außerdem die Rechtschreibung und die Grammatik oft fehlerhaft. Zudem verwenden viele Klinikkollegen unbekannte oder doppeldeutige Abkürzungen. Die sind vielleicht auf der eigenen Station geläufig, aber nicht unter externen Medizinern.

Ein Arzt mit vollem Wartezimmer hat nicht viel Zeit, sehr ausführliche und vor allem missverständliche Briefe zu lesen. Daher ist es wichtig, gute Zusammenfassungen zu erhalten, am besten mit konkreten Hinweisen oder Empfehlungen für die ambulante Weiterbehandlung. Leider wird das strukturierte und qualitativ saubere Schreiben von Arztbriefen im Studium nicht gelehrt. Ein Ärgernis für alle, die sich dann mühsam durch das Dickicht an Informationen wühlen müssen, um die wichtigsten Fakten freizulegen. Viel gravierender aber ist es, wenn Arztbriefe grobe Fehler enthalten. Die folgende Geschichte ist leider kein Einzelfall: Eine meiner

Patientinnen, eine 73 Jahre alte Dame, war zu einer orthopädischen Operation in der Universitätsklinik. Ihr Hausarzt hatte der zierlichen Frau mit schwachen Nieren Cholesterinsenker verschrieben, um ihr Herz-Kreislauf-System zu schützen: vorsichtige fünf Milligramm Rosuvastatin zwei Mal pro Woche. Der Entlassungsbrief der Uniklinik enthielt dagegen die Dosierung von vierzig Milligramm zweimal – pro TAG! Aus zehn Milligramm pro Woche wurden so 560 Milligramm. Hätte die Patientin das beim Blick auf den Medikamentenplan nicht selbst bemerkt, wäre ihr während der Anschlussbehandlung in der Reha-Klinik womöglich eine Überdosis verabreicht worden. Vertrauen ist gut, Kontrolle ist (immer) besser.

Die oben erwähnte Studie der Uni Düsseldorf gibt Auskunft darüber, wie häufig solche Fehler passieren können. Etwa 75 Prozent der befragten Hausärzte hielten die Entlassungsmedikation und auch die Therapieempfehlungen in den Klinikbriefen für die größten Fehlerquellen. Der Arztbrief – die Epikrise – in der Krise! Etwa 30 Prozent aller Gerichtsverfahren zu Behandlungsfehlern haben ihre Ursache in missverständlichen oder gar falschen Informationen, in der mangelhaften Kommunikation von Arzt zu Arzt, gerade beim Übergang von der Klinik zum ambulanten Bereich. Die Leidtragenden sind hier am Ende die Patienten. Auch in meiner Klinikzeit war es eine Quälerei, diese Briefe zu schreiben, weil oft die Zeit dafür fehlte. Ein Kollege lagerte die Akten über Monate unbearbeitet in einer Ecke des Arztzimmers. Wären viele Kliniken heute besser digital ausgerüstet, würden die Briefe automatisch generiert, der Arzt müsste nur noch eine kurze Empfehlung einfügen.

Gute Kommunikation ist alles! Ohne Kommunikation ist alles nichts!

Das Wort Kommunikation klingt ein wenig hölzern und abstrakt. Dabei steht das lateinische Verb *communicare* für so schöne Dinge wie miteinander sein, etwas gemeinsam machen, teilen und teilhaben an der Gemeinschaft, sich vereinigen. So gelesen hat Kommunikation eine ganz tiefe Bedeutung für uns Menschen. Gemeinsam ist man nicht einsam. Und wer nicht einsam ist, überlebt, das war schon zu Zeiten der archaischen Stammeskulturen so.

Unser Körper und unsere Seele fühlen sich bis heute wie in der Steinzeit. Das Sich-Verständigen und daraus folgend das gemeinsame Handeln sind existenziell für unser Daseins. Wir Menschen haben dafür ein ausgeklügeltes System entwickelt. Wir kommunizieren auf unterschiedlichen Ebenen mit diversen Mitteln, und das sogar gleichzeitig. Und damit meine ich natürlich nicht das parallele Nutzen von Instagram, WhatsApp oder E-Mail. Wir kommunizieren verbal und nonverbal, mit Worten, aber auch mit Körpersprache, Mimik und Geruch. Dazu später mehr.

Eine gute Kommunikation ist für uns Menschen überlebenswichtig. Wenn sie misslingt, empfinden wir das als eine Art von Bedrohung, wenn sie glückt, sind wir beflügelt und stark. Wir fühlen uns gesehen, verstanden und voller Hoffnung und verbinden uns mit dem Menschen, der so wunderbar mit uns schwingt. Eine Verbindung, eine Liebe zum Gegenüber, auch ohne erotischen Kontext.

Wie aber funktioniert gute Kommunikation? Spontan sagen Sie jetzt vermutlich: Ist doch klar! Wenn jeder zu Wort kommt, wenn sich jeder beachtet und mit Respekt behandelt fühlt, wenn jeder gehört wird und sich ernst genommen fühlt, auch bei heiklen Themen. Leider gestaltet sich das, was uns in der Theorie sonnenklar ist, in der Realität oft schwierig. Obwohl wir von uns vielleicht glauben, wir seien ganz gut im Kommunizieren, kommt es immer wieder vor, dass Gespräche misslingen, dass bei unseren Mitmenschen nicht das ankommt, was wir eigentlich sagen wollten. Dann sind wir verunsichert und verletzt oder reagieren auf eine Weise, die der andere in diesem Moment nicht nachvollziehen kann.

Viele Missverständnisse entstehen, weil Sender und Empfänger einer Aussage nicht auf derselben Ebene kommunizieren. Die eigentliche Bedeutung einer doppeldeutigen Bemerkung kann man zum Beispiel nur decodieren, wenn man auch den Kontext des Gesagten durchschaut. So wie bei dieser eher kuriosen Geschichte: Charlotte ist 56 und hat Krampfadern an den Beinen. Sie geht in eine Praxis für Gefäßmedizin, um ihre Venen mit einem Ultraschall untersuchen zu lassen. Als der Arzt mit der Untersuchung beginnen möchte, ist sie unsicher, ob ihre Unterhose dabei vielleicht stört, denn die Venen reichen ja bis in die Leistenregion. Also fragt sie den Doktor, ob sie die Unterhose ausziehen solle. Der Arzt antwortet polternd und für sie kryptisch: »Na, wenn Sie auch eine von diesen KaDeWe-Tussis sind (Berliner Luxus-Kaufhaus), dann können Sie die Unterhose ausziehen.«

Charlotte ist entsetzt und bricht die Untersuchung ab. Nach dieser Entgleisung möchte sie lieber von einer Ärztin untersucht werden. Als eine Kollegin dann später den Ultraschall fortsetzt, kann sie die Empörung der Patientin verstehen. Aber sie hat auch eine mögliche Erklärung für das Verhalten ihres männlichen Kollegen. Sie erzählt, dass es in der Gemeinschaftspraxis immer wieder vorkomme, dass man spontan Termine der Kollegen übernehmen müsse, etwa wenn ein Arzt krank wird. Wenn sie für männliche Kollegen einspringe, blicke sie schon mal in enttäuschte Gesichter der Patientinnen. Heben diese dann für die Untersuchung ihren Rock hoch oder lassen die Hosen herunter, hätten die Damen nichts drunter. Entschuldigend würden sie sagen: »Die Naht vom Schlüpfer scheuert immer so!«, oder: »Mir ist sonst so heiß in der Jeans.« Bei ihren eigenen Terminen hätten die Patientinnen ihren Schlüpfer noch an, während das bei Terminen mit männlichen Kollegen überdurchschnittlich häufig nicht der Fall sei. Es liege also nahe, dass diese Damen, die möglicherweise gern im benachbarten Luxuskaufhaus ihre schicke Unterwäsche einkauften, männlichen Ärzten eine besondere »Freude« machen wollten.

Keine Frage, Charlottes Arzt hätte sich die Bemerkung sparen müssen. Vermutlich hatte er die »Huch, ich hab mein Höschen vergessen«-Erfahrung schon des Öfteren gemacht und genervt gedacht: »Puh, wieder so eine, die mir unbedingt ihren Intimbereich präsentieren will!«, und diesen Gedanken dann laut ausgesprochen. Ein »me too«-Opfer, nur eben andersherum ... Oder er wollte irgendwie besonders lustig sein, hatte dabei aber einen entscheidenden Aspekt vergessen: dass nämlich diesen derben »KaDeWe-Tussi-Scherz« nur verstehen kann, wer auch die gesamte Geschichte und ihre Hintergründe kennt.

Missverständnisse entstehen aber auch jenseits der Sprache im nonverbalen Bereich. Dann, wenn Körpersprache, Mimik und Geräusche anders verstanden und wahrgenommen werden, als sie eigentlich gemeint waren. Auch hier kommt es in Arztpraxen immer wieder zu unangenehmen Situationen, vor allem für die Patienten: Konstanze ist Arzthelferin und sitzt gemeinsam mit ihrer Ärztin und einer neuen Patientin im Sprechzimmer. Sie dokumentiert das Anamnese-Gespräch. Leider ist an diesem Tag das WLAN in der Praxis unzuverlässig, immer wieder geht die Verbindung zum Server verloren, und der Computer verweigert die Arbeit. Gerade als Konstanze das Programm wieder zum Laufen gebracht hat, wird die Verbindung erneut unterbrochen. Die Arzthelferin stöhnt genervt auf und verdreht die Augen. Der Grund für das Stöhnen ist der Patientin nicht klar, sie bezieht es auf sich, weil sie gerade dabei war, etwas auszuholen, um der Ärztin ihre berufliche

Tätigkeit genauer zu beschreiben. Genauer, als es eigentlich nötig wäre, aber die Ärztin hatte so interessiert nachgefragt. Jetzt hält die Patientin abrupt inne, Gesichtsausdruck und Körperhaltung wechseln von entspannt zu beleidigt und angespannt.

Für die Ärztin ist sofort klar: Hier läuft etwas schief. Eine ärgerliche Helferin, eine verunsicherte Patientin, ein noch unausgesprochenes Missverständnis. Sie geht in die Offensive und wendet sich an ihre Helferin: »Liebe Konstanze, unsere Patientin weiß nicht, dass der PC heute dauernd abstürzt. Sie konnte eben nur ihr genervtes Stöhnen wahrnehmen und musste annehmen, dass Sie ihre Geschichte nervig finden! Dem ist natürlich nicht so, liebe Frau M., gemeint war nur der Computer.«

Und noch ein kommunikativer Unfall, diesmal aus der Zahnarztpraxis: Ein Patient ruft an, die Rezeptionistin nimmt ab. Der Chef behandelt derweil in einem im hinteren Bereich der Praxis gelegenen Zimmer einen Patienten. »Den Chef sprechen? Nein, das geht im Augenblick nicht. Der hat gerade hinten einen drin!«

Missverständnisse können immer und überall passieren, mit Worten und ganz ohne Worte. Wichtig ist, dass sie erkannt, offen angesprochen und ausgeräumt werden. Nur so kann man vermeiden, dass missverständliche Eindrücke bleiben und nachhaltig Schaden anrichten.

Das Kommunikations-Quadrat

Wie aber vermeidet man dieses »Du verstehst mich nicht«? Und wie lassen sich Missverständnisse rechtzeitig erkennen? Um diese Fragen zu beantworten, müssen wir uns etwas genauer ansehen, was Kommunikation eigentlich ist und wie sie funktioniert.

Mit dem Thema Kommunikation haben sich ganze Generationen von Wissenschaftlern beschäftigt und dabei ganz verschiedene und hochkomplexe Modelle entwickelt. Sie in den praktischen Alltag zu überführen würde sich vermutlich so anfühlen, als müsste man vor einem Liebesbekenntnis jeden einzelnen Satz im Handbuch nachlesen und dann überlegen, was als Nächstes gesagt werden sollte oder wann genau ein tiefer Blick in die Augen angesagt wäre. Auch wenn diese Modelle auf den ersten Blick sehr abstrakt wirken, sind sie gute Hilfsmittel, um sich über grundlegende Strukturen und Mechanismen klar zu werden. Eines dieser Modelle möchte ich hier etwas näher vorstellen.

Friedemann Schulz von Thun, ein Psychologe und Erziehungswissenschaftler aus Hamburg, hat 1981 das Vier-Seiten-Modell entwickelt, das auch unter der Bezeichnung Kommunikationsquadrat bekannt ist. Mit diesem Modell lassen sich besonders gut Kommunikationsprozesse beschreiben, die durch Missverständnisse gestört sind.

Jede Seite dieses Quadrats steht für eine Ebene, verbunden mit einem spezifischen Inhalt; diese Ebenen gibt es in jeder Gesprächssituation:

Sachebene: Worüber wird gesprochen?
Selbstoffenbarungsebene: Was sagt das über die Beteiligten?
Beziehungsebene: Wie stehen die am Gespräch Beteiligten zueinander?
Appellebene: Was soll mit dem Gesagten bezweckt werden?

Wenn Menschen miteinander sprechen, werden zunächst Sachinformationen ausgetauscht. Zugleich schwingen aber auch eine ganze Menge anderer Informationen mit. Subjektive Einschätzungen oder Bewertungen etwa, und auch, ob man eine Handlungsaufforderung mit dem Gesagten verknüpft.

Die für alle als Erstes hör- oder sichtbare Seite ist die Sachebene. Die anderen drei Seiten des Kommunikationsquadrats werden

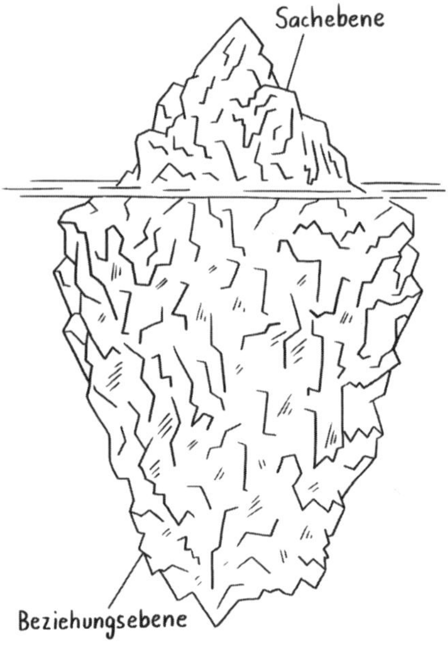

vorrangig von der Beziehungsebene geprägt. Stellen Sie sich das Ganze wie einen Eisberg vor: Die Sachebene ragt als kleine Spitze über die Wasserfläche hinaus. Alles andere, was noch so mitschwingt, ist viel größer als diese Spitze. Es ist schwieriger zu durchschauen und zu erfassen und gleicht damit dem großen Teil des Eisbergs, der unter Wasser verborgen ist.

Diese vier Ebenen spielen auf beiden Seiten eine Rolle: auf der Seite des Senders und auf der des Empfängers. Wenn Sie etwas sagen, tun Sie das auf der Sach-, der Selbstoffenbarungs-, der Beziehungs- und der Appellebene. Und bei Ihrem Gesprächspartner kommt das Gesagte ebenfalls auf all diesen vier Ebenen an. Er hört das Gesagte quasi mit vier Ohren: einem Sachohr, einem Selbstoffenbarungsohr, einem Beziehungsohr und einem Appellohr. Schnell kann es da zu Missverständnissen kommen, wenn Sie als Sender glauben, eine reine Sachinformation gegeben zu haben, der Empfänger aber einen Appell, eine Wertung oder gar eine Kritik hört.

Friedemann Schulz von Thun beschreibt das mit folgendem Beispiel: Ein Ehepaar sitzt gemeinsam beim Abendessen. Die Frau hat Königsberger Klopse gekocht. Der Mann entdeckt die Kapern in der Soße und fragt: »Was ist denn das Grüne in der Soße?«

Sehen wir uns an, was diese Frage für die verschiedenen Ebenen aussagt:

Sachebene: Da ist etwas Grünes!
Selbstoffenbarung: Ich weiß nicht, was es ist.
Beziehungsebene: Ich bin mir sicher, du weißt, was das ist.
Appellebene: Sag mir, was das ist!

Die Frau versteht die Frage ihres Mannes auf den verschiedenen Ebenen so:

Sachebene: Da ist etwas Grünes!
Selbstoffenbarung: Ihm schmeckt das Essen nicht.
Beziehungsebene: Ich bin eine miserable Köchin!
Appellebene: Er will, dass ich das nächste Mal das grüne Zeug weglasse!

Die Frau antwortet gereizt: »Mein Gott, wenn es dir bei mir nicht schmeckt, kannst du ja woanders essen gehen!«

Ein klassisches Missverständnis, das damit zu tun hat, dass beide Partner die verschiedenen Ebenen unterschiedlich gewichten und offenbar auf der Beziehungsebene einiges im Argen liegt.

Dazu passt auch dieser Klassiker aus der Beziehungskiste:

Er: »Schatz, in der Küche ist ja das reinste Chaos.«

Damit könnte er einfach eine sachliche Feststellung gemacht haben. Eine völlig wertfreie Zustandsbeschreibung. Sie aber hört:

»Du bist unordentlich!« (Beziehungsebene)

Oder: »Du solltest mal wieder aufräumen!« (Appellebene)

Solche Missverständnisse bergen ohne Zweifel ordentlich Sprengstoff. Man bekommt einen Satz in den falschen Hals – oder, um im Modellbild zu bleiben, ins falsche Ohr –, ist gekränkt, fühlt sich angegriffen und missverstanden. Dann gibt ein Wort das nächste, und der Versuch, die Dinge geradezurücken, ist nicht immer von Erfolg gekrönt. Denn wir sind nun einmal stark in unserer eigenen Wahrnehmung verhaftet. Hätte SIE im letzten Beispiel nur die Sachebene im Auge gehabt und hätte ER nachgeschoben: »Lass uns das doch nachher mal zusammen aufräumen!«, wäre alles in Butter gewesen.

Wenn Ärzte und Patienten aneinander vorbeireden, wenn sie sich missverstehen, läuft das oft ganz ähnlich ab. Wenn beispielsweise der Arzt zwar die Operation erklärt hat, der Patient sich aber hinterher beschwert, dass ihn keiner informiert habe, dann kann das daran liegen, dass die Sachinformationen über die Operation nicht im Sachohr des Patienten gelandet sind, weil der Patient nur sein Selbstoffenbarungsohr offen hatte. Und dieses Ohr wollte nur hören, dass er keine Angst zu haben braucht, weil der Arzt ein guter Chirurg ist und für seine Sicherheit sorgen wird.

Hier ein Klassiker aus dem Praxisalltag: Der Patient nimmt seit vier Wochen ein Haarwuchsmittel, sieht aber noch keinen Therapieerfolg. Das teilt er dem Arzt mit. Seine vier Münder sagen:

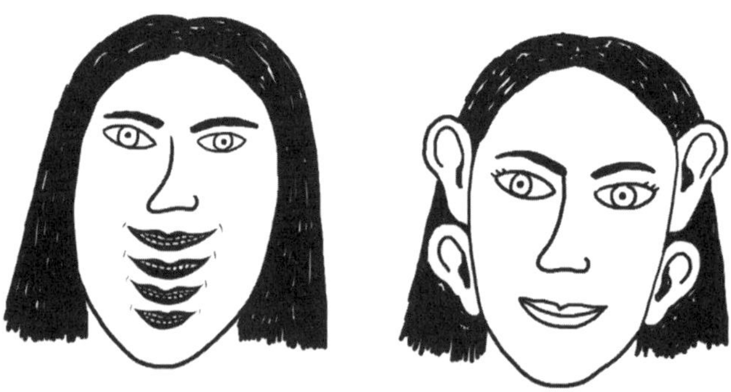

Sachebene: Die Haare wachsen nicht nach.
Selbstoffenbarungsebene: Ich habe Angst, dass ich kahl bleibe und unattraktiv aussehe.
Beziehungsebene: Ich hoffe, dass du das noch hinbekommst.
Appellebene: Mach endlich, dass die Haare schneller nachwachsen!

Bei den Arztohren kann Folgendes ankommen:

Sachebene: Die Haare sind immer noch schütter.
Selbstoffenbarungsebene: Ich vertraue deiner ärztlichen Kunst nicht.
Beziehungsebene: Du bist ein schlechter Arzt!
Appellebene: Gib mir endlich eine bessere Therapie!

Ein nicht geschulter Arzt wird vor allem den Vorwurf stark spüren, die Kritik des Patienten und vielleicht persönlich eingeschnappt reagieren: »Ich habe Ihnen doch gesagt, dass es vier Monate dauert, bis man beurteilen kann, ob die Therapie wirkt!«

Ein geschulter Arzt wird verständnisvoller antworten. Er wird die Sachebene und die Selbstoffenbarungsebene des Patienten wahrnehmen und sagen: »Ich verstehe, dass Sie die Sorge umtreibt, dass Ihr Haar nicht wieder nachwächst. Das kann ich gut nachvollziehen, aber ich kann Ihnen versichern, dass die Chancen für einen Therapieerfolg gut stehen. In der Regel sieht man erst nach vier Monaten ein Ergebnis. Bleiben Sie dran und haben Sie noch etwas Geduld.«

Wir vermeiden Missverständnisse, wenn wir uns auf derselben Ebene treffen. Und sollten wir in unserer Arzt-Patienten-Beziehung feststellen, dass dies gerade nicht der Fall ist und etwas anderes im Gespräch mitschwingt, dann sollten wir versuchen, das zu beschreiben und zu thematisieren. Denn wie sagte der Verhaltensforscher und Medizin-Nobelpreisträger Konrad Lorenz: »Gedacht heißt nicht immer gesagt, gesagt heißt nicht immer richtig gehört,

gehört heißt nicht immer richtig verstanden, verstanden heißt nicht immer einverstanden, einverstanden heißt nicht immer angewendet, angewendet heißt noch lange nicht beibehalten.«

Übertragung und Gegenübertragung

Wann immer wir es mit anderen Menschen zu tun haben, sollten wir uns bewusst machen, dass jeder einen ganz individuellen Rucksack voller Prägungen und (Lebens-)Erfahrungen mit sich herumträgt. Psychoanalytiker beschreiben anschaulich, dass es dabei eine besondere Basisprägung gibt: die durch unsere Eltern. Die Art des Verhältnisses, der Umgang miteinander, welche Werte wichtig waren und auch wie miteinander kommuniziert wurde, all das beeinflusst uns ein Leben lang, auch in den Beziehungen zu anderen Menschen. Sind wir »von Haus aus« eher die Optimisten und Langmütigen, dann werden wir in der Begegnung mit Freunden, Berufskollegen und unserem Arzt auch eher optimistisch, vertrauensvoll und langmütig erscheinen. Hatten wir aber möglicherweise schon in der Kindheit das Gefühl, immer zu kurz zu kommen, nicht respektiert und wertgeschätzt zu werden, haben wir viel Frust, Neid oder Missgunst erlebt, dann wird das später auch unser Verhältnis zu anderen prägen. Und damit auch Einfluss haben auf die Beziehung zu unserem Arzt.

Was heißt das aber, wenn jeder seinen eigenen »Rucksack« dabeihat, auch im Sprechzimmer oder in der Klinik? Für uns Ärzte bedeutet das: Im Laufe eines langen Arbeitstages treffen wir auf die verschiedensten Charaktere. Und zwar im Zehn- bis Zwanzigminutentakt. Der Patient sieht den Arzt durch seine Brille, und der Arzt erlebt den Patienten ebenfalls durch seine eigene Brille, denn auch er ist ja geprägt durch Kindheits- und Lebenserfahrung.

Mit jedem Patienten entsteht eine neue Situation. Dabei passieren oft spannende Dinge. Der Patient überträgt seine Prägungen und seine Vorstellungen von einem Arztbesuch auf den Arzt selbst, und der wiederum reagiert darauf mit einer Anpassung seiner inneren Haltung. Dieses Phänomen nennt man in der Psychoanalyse Übertragung und Gegenübertragung.

Nach Freud ist die Gegenübertragung der Einfluss des Patienten auf das unbewusste Fühlen des Arztes. Und das funktioniert beispielsweise so: Wenn ich krank bin, fühle ich mich schwach und ängstlich. Ich wünsche mir einen wohlwollenden Arzt, der mir hilft, mit dieser Situation zurechtzukommen. Es liegt daher nahe, in dem Arzt oder der Ärztin einen guten Vater beziehungsweise eine gute Mutter zu sehen. Sind Vater oder Mutter auf der Gefühlsebene positiv besetzt, wird auch die Erwartungshaltung dem Arzt/der Ärztin gegenüber tendenziell positiv sein. Sind die Rollen eher negativ besetzt, bekommen Dinge, die vermeintlich oder tatsächlich schlecht laufen, ein größeres Gewicht.

Sie alle kennen sicher den Satz: »Wie man in den Wald hineinruft, so schallt es heraus.« Auf positive Gefühle reagieren auch die meisten Ärzte positiv, was das gegenseitige Verstehen verstärkt. Umgekehrt verstärken negative Gefühle beim Gegenüber ebensolche Gefühle oder Abwehrreaktionen.

Jede Form der Kommunikation, jede Beziehung zwischen Menschen ist von Übertragung und Gegenübertragung geprägt. Wenn wir etwas in unserem Gegenüber zu sehen glauben, sich dies aber als Täuschung herausstellt, sind wir im wahrsten Sinne des Wortes *ent-täuscht.* Eine solche Enttäuschung kann verletzend und kränkend sein und zu heftiger Ablehnung führen.

Ich hatte eine Patientin, die sich über Jahre hinweg immer wieder Flecken und Makel aus dem Gesicht entfernen lassen wollte. Leider konnte ich diese mit dem bloßen Auge nicht sehen. Auch der Laser konnte das nicht. Was nicht da ist, kann man auch nicht verschwinden lassen.

Die Patientin war auch sonst mit sich und ihrem Körper unzufrieden. Sie litt unter einer Körperwahrnehmungsstörung, einer Dysmorphophobie. Sie bildete sich also ein, hässlich zu sein und voller Makel, obwohl sie ganz normal, sogar gut aussah. Zufällig entdeckte ich zu Karneval in den sozialen Medien ein Foto von ihr, auf dem sie sich all das ins Gesicht geschminkt hatte, was ich in der Sprechstunde nie erkennen konnte und weglasern sollte.

Warum aber kam diese Patientin zu mir? Was sah sie in mir? Möglicherweise hatte sie als Kind schon das Gefühl, nicht zu genügen und voller Makel zu sein, und diesen Konflikt damals mit ihrer Mutter ausgetragen. Jetzt war ich ihre »Mutter«. Das war ihre Übertragung auf mich. Ich sollte sie ernst nehmen, mich um sie kümmern, sie behandeln, auch wenn da gar nichts zu behandeln war. Um ihren Willen durchzusetzen, konnte sie sehr schmeichelhaft sein, aber auch »bockig und motzig«, wenn ich ihr eine gewünschte Therapie verweigerte. Offenbar trug sie mit mir einen alten Konflikt ihrer Kindheit aus, in dem es um Macht, Manipulation und moralischen Druck ging.

Im Laufe der Jahre verlangte sie immer mehr Behandlungen von mir, die ich fast immer ablehnte, was ihr aber auch ganz gut gefiel, denn so war ich auch die böse Mutter, auf die sie richtig sauer sein durfte. Als Ärztin erkannte ich diese Übertragung und versuchte professionell zu reagieren. Im Nachhinein aber muss ich sagen, dass die lange Geduld, die ich mit dieser Patientin hatte, und die vielen Diskussionen, die ich mit ihr führte, vielleicht doch eine »leichte« Form der Gegenübertragung waren. Ich konnte mich der helfenden Mutterrolle nicht komplett entziehen, was als Ärztin gewiss auch doppelt schwerfällt.

Nach einer der letzten Behandlungen erreichte mich dann plötzlich am Wochenende eine wütende E-Mail voller Kritik und Beschimpfungen. Die Patientin fühlte sich unverstanden und von mir im Stich gelassen. Ich hätte Psychiaterin sein müssen, um hier noch helfen zu können. Ich beschloss deshalb, freundlich und einfühlsam das Arzt-Patienten-Verhältnis zu einem konstruktiven Ende zu bringen und die Patientin an andere Kollegen weiterzuleiten.

Für Ärzte ist es wichtig, solche Übertragungs- und Gegenübertragungsphänomene frühzeitig zu erkennen, um dann entsprechend reagieren zu können. Der ungarische Arzt und Psychoanalytiker Michael Balint hat bereits in den 1950er-Jahren das Konzept von ärztlichen Reflexionsgruppen entwickelt, in denen solche Situationen und der Umgang mit besonders »herausfordernden« Patienten besprochen und trainiert werden kann.

Mehr Informationen zu diesen sogenannten Balint-Gruppen finden Sie im Internet unter www.balintgesellschaft.de.

Körpersprache oder: Man kann nicht nicht kommunizieren!

Das stellte schon der berühmte Kommunikationsspezialist Paul Watzlawick fest. Denn es sind nicht nur Worte, mit denen wir kommunizieren. Es sind auch die Körpersprache, die Mimik und der Geruch. Und selbst wenn wir schweigen, wenn wir gar nichts tun, teilen wir etwas von uns mit.

Wenn meine Patienten vor mir sitzen, habe ich oft den Eindruck, dass sie weniger darauf achten, was ich ihnen sage, sondern *wie* ich das tue. Wie engagiert ich ihnen Dinge erkläre, welche Körperhaltung ich dabei einnehme, welche Gestik ich verwende, wie mein Gesichtsausdruck ist und ob ich sie beim Reden anschaue. Es geht um das Gefühl des Wahrgenommenwerdens, das Schaffen einer Atmosphäre, die zeigt: Ich sehe dich und deine Probleme, ich bemühe mich um dich und richte meine ganze Aufmerksamkeit auf dich. Das ist mit Sicherheit immer wichtig, wenn man gut und vertrauensvoll kommunizieren möchte, aber besonders wichtig im

Verhältnis zwischen Arzt und Patient. Denn nicht immer sind es gute Nachrichten, die wir als Ärzte zu überbringen haben. Wenn der Patient sich dann nicht richtig wahrgenommen fühlt, entfalten solche Nachrichten eine doppelt negative Wucht.

Um das zu vermeiden, sitzt in meiner Praxis bei Patientengesprächen immer eine Dokumentationsassistentin mit im Raum, damit ich mich ganz auf mein Gegenüber konzentrieren kann und nicht nebenbei Gesprächsinhalte in den PC tippen muss. Die Dokumentation ist notwendig, aber würde ich das selbst tun, würde ich mich murmelnd hinter dem Computerbildschirm verschanzen, dann könnte ich meine Patienten nicht im Blick behalten. Mimik und Körpersprache würden mir entgehen, und umgekehrt würde der Patient meine Reaktionen nicht in ihrer Gänze mitbekommen. Es ist im Grunde ähnlich wie bei einem Telefongespräch. Da kann man nur aus der Stimmlage etwas heraushören, die anderen Sinnesebenen sind gekappt. Gerade als Arzt aber muss man seine Patienten mit allen Sinnen wahrnehmen können.

Als junge Ärztin besuchte ich ein Seminar des berühmten Pantomimen und Spezialisten für Körpersprache, Samy Molcho. Es war ein Seminar, das er extra für Mediziner entwickelt hatte. Schon seine erste Botschaft war für mich verblüffend. 80 Prozent unserer Reaktionen, Bewertungen, Gefühle und Entscheidungen erfolgen über nonverbale Kommunikation. Der Körper verrät unserem Gegenüber alles, auch das, was wir nicht explizit sagen wollen.

Die Interpretation von Körpersprache erfordert Übung und eine gute Beobachtungsgabe. Legt man etwas falsch aus, kommt es leicht zu Missverständnissen. Deshalb müssen typische nonverbale Verhaltensweisen immer auch mit dem jeweiligen Kontext abgeglichen werden. Wenn ein Mensch zum Beispiel häufig mit den Augen blinzelt, kann es sein, dass seine Augen einfach trocken sind und überanstrengt. Fängt ein Patient jedoch mitten im Arztgespräch plötzlich an, verstärkt zu blinzeln, dann fühlt er sich möglicherweise gestresst. Von der Situation an sich, von einer Aussage des Arztes oder vielleicht auch, weil er gerade selbst nicht mit der ganzen Wahrheit herausrückt. Da wird fleißig beteuert, dass alle Medikamente wie verordnet eingenommen werden, und als Arzt wundert man sich, warum die Therapie nicht anschlägt. Auch ein Klassiker ist die Frage nach dem Zigarettenkonsum, nicht ganz unwichtig bei Operationen. Würden alle Patienten so wenig rauchen, wie sie im Arztgespräch angeben, müsste man sich ernsthafte Sorgen um die Tabakkonzerne machen. Flatternde Augenlider oder rasche Änderungen der Blickrichtung können in diesem Kontext sehr verräterisch sein …

Kulturelle Unterschiede sind bei einer genauen Beurteilung von nonverbaler Kommunikation ebenfalls sehr wichtig. Hier ein paar Klassiker, die oft zu Missverständnissen führen: Mit dem Kopf nicken heißt bei uns in Mitteleuropa Zustimmung; in Bulgarien, Albanien, Griechenland und Indien wird es als Ablehnung oder Verneinung verstanden. Ein nach oben gereckter Daumen bedeutet in vielen Ländern »super« oder »gut gemacht«, in Russland, Griechenland oder Australien aber ist das eine sehr obszöne Geste. Einen Kreis aus Daumen und Zeigefinger formen bedeutet hierzulande »spitze, prima«, in Brasilien ist es eine Beleidigung und in Mexiko sogar eine Aufforderung zum Sex. Und für die einen ist das Victory-Zeichen eine Geste für Freude und Sieg, für andere ist es Ausdruck von Fluchen, sofern der Handrücken zum Gegenüber zeigt. Doch abgesehen von solchen regionalen Ausnahmen, gibt es eine Reihe gut verständlicher nonverbaler Signale, die von den meisten Menschen ganz ähnlich eingesetzt werden. Wer sie erkennen und deuten kann, wird den anderen besser verstehen, auch wenn der vielleicht »offiziell« etwas ganz anderes sagt.

Begrüßungsritual

Beziehungen profitieren von festen Ritualen. Etwa dem der Begrüßung. Ein tiefer Blick in die Augen, eine erste Berührung und schon ist ganz viel gesagt und eingeordnet …

Im Körpersprachekurs für Ärzte sollten wir Samy Molcho einer nach dem anderen die Hand geben. Allein daran würde er erkennen, wie jemand gestrickt sei. Als ich an der Reihe war, einen kurzen Augenblick vor ihm stand und seine Hand drückte, sagte er mir etwas nicht allzu Schmeichelhaftes: »Du möchtest Aufmerksamkeit, du möchtest, dass ich dich besonders wahrnehme und extra für dich innehalte.«

Was soll ich sagen? Er hatte recht. Ich wollte für diesen inspirierenden Menschen nicht einfach eine von vielen sein. Ich wollte, dass er sich an mich erinnert. Vermutlich schwangen da meine narzisstischen Wesensanteile mit, die er als Experte schon beim ersten Händedruck erfasst hatte.

Eine spannende Erfahrung, schon beim Begrüßen zu spüren: Was ist das für ein Mensch, der jetzt zu mir ins Sprechzimmer kommt, wie wünscht er sich, dass ich ihm/ihr begegne, und wie kann ich am besten darauf eingehen?

Und so könnte ein Arzt Ihren Händedruck interpretieren:

Ein **schlapper Händedruck** zeigt jemanden, der sich aufgegeben hat und wenig Energie in sich fühlt. Vermutlich wenig Eigeninitiative. Der **Eroberer** packt fest zu, er will handfeste Informationen und eine entschlossene Therapie. Der **Korrekte** hält alle Konventionen ein, streckt einem den Begrüßungsarm etwas steif entgegen und hält den Arzt auf respektvollem Abstand. Der **Hektische** ist hastig beim Händeschütteln, weicht mit den Augen aus, sein Körper bewegt sich ruhelos. Hier haben wir es vielleicht mit einem etwas unzuverlässigen oder nervösen Patienten zu tun. Der **Narzisst** drückt die Hand mit großer Geste, er wünscht sich ausreichend Zeit, um wahrgenommen und bewundert zu werden. Sein »Guten

Tag« ist laut und vielleicht in etwas höherer Stimmlage gesprochen, um auch bei Nebengeräuschen immer gut gehört zu werden und die anderen zu übertönen. Der **Unterwürfige** gibt nur die Fingerspitzen, ist gebeugt und hat einen flackernden Blick. Hier muss der Arzt erst mal versuchen, den Patienten aufzubauen. Ein Patient, der einem wie **wild die Hand schüttelt,** ist eher unsicher und versucht das zu überspielen. Er hat die Gesamtsituation noch nicht ganz begriffen und schüttelt alles durcheinander. **Unauffällig** und »normal« ist einmal mehr die goldene Mitte, ein mittelfester Händedruck, so, als wolle man eine Vereinbarung besiegeln. Zu Corona-Zeiten entfällt der Händedruck. Das erzählt von der Angst, sich zu infizieren, von Vorsicht und Umsicht und dem Willen, den behördlichen Regeln korrekt Folge zu leisten.

Auch Medizinisches registriert der Arzt bei dieser Form der Begrüßung gleich mit: Ein schwitziger Handschlag berichtet ihm etwas über Aufregung des Patienten oder krankhaftes Schwitzen. Sehr trockene Hände könnten die Folge einer Neurodermitis oder einer Schilddrüsenerkrankung sein oder zu einem Patienten gehören, der sich übermäßig häufig die Hände wäscht. Und wer viel mit den Händen arbeitet, ob im Beruf, im Garten oder im Fitnessstudio, hat häufig Schwielen an den Handflächen.

Arme verschränken

Das Verschränken der Arme ist für viele Menschen zunächst ein Zeichen von Abwehr und Distanz. Das stimmt auch häufig, aber nicht immer, wenn wir uns daran erinnern, dass typische körpersprachliche Signale stets auch etwas mit dem Umfeld, dem Kontext zu tun haben. Arme verschränken kann sogar etwas ganz Gemütliches sein, wenn wir uns nach dem Essen zum Beispiel auf dem Stuhl zurücklehnen und den Bauch als Ablage für die Arme nutzen, weil der Stuhl keine Armlehnen hat. Außerdem kann es bedeuten, dass man gerade selbst nicht aktiv sein will und einfach die

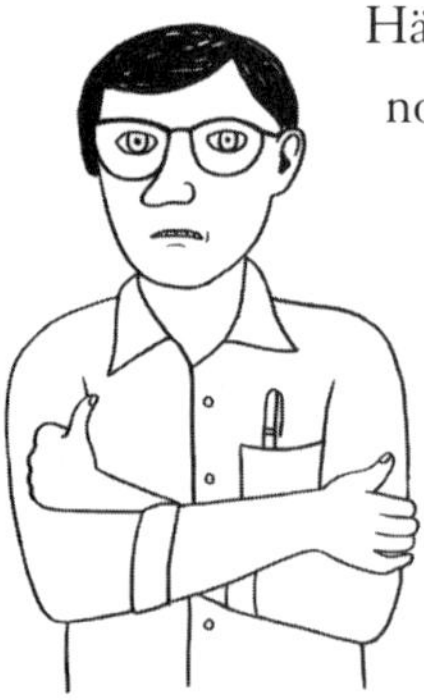

Hände abwartend vor dem Körper lagert. Dennoch hört man ganz aufmerksam zu.

Wenn ich mit einem Patienten über seine Vorgeschichte spreche und er hat die Arme verschränkt, weiß ich, dass ich sehr behutsam vorgehen muss. Es kann dauern, bis er sich öffnet oder selbst aktiv wird. Bis dahin muss ich das Gespräch führen und mit offenen Fragen und Zuwendung Vertrauen schaffen. Wenn ich erfolgreich bin, öffnen sich die Arme, und der Patient verlässt seine passive Rolle. Jetzt arbeiten wir gemeinsam an seinem Problem, und ich nehme spürbar wahr, dass wir in dieser Sache weiterkommen werden.

Wenn Ihr Arzt im Gespräch mit Ihnen plötzlich die Arme verschränkt, kann das bedeuten, dass Sie nun in Ruhe reden können und er entspannt zuhört. Also kein Zeichen der Abwehr, sondern eher des Abwartens. Es könnte aber auch sein, dass er Sie anstrengend findet und sich erst mal ein Stückchen aus der Situation herausnimmt. Oder er findet Ihr aktuelles Anliegen nicht in Ordnung. Etwa wenn Sie nachträglich eine Krankschreibung für die vergangene Woche wünschen, obwohl Sie gar nicht krank waren. Dann ist das Verschränken der Arme ein Zeichen, dass er sich Ihrem Wunsch verschließen wird.

Zungenspiel

Vielleicht haben Sie bislang noch nicht darauf geachtet, aber auch die Zunge erzählt sehr viel über uns. Vor allem wenn sie plötzlich den Mund verlässt und selbstvergessen zwischen den Lippen auftaucht. Sollten Sie dieses Verhalten bei Ihrem Gegenüber entdecken, dann könnte das bedeuten, dass vielleicht einfach die Lippen trocken sind oder dass er oder sie gerade sehr aufgeregt ist. Es könnte aber auch eine Reaktion auf das sein, *was* Sie gerade gesagt

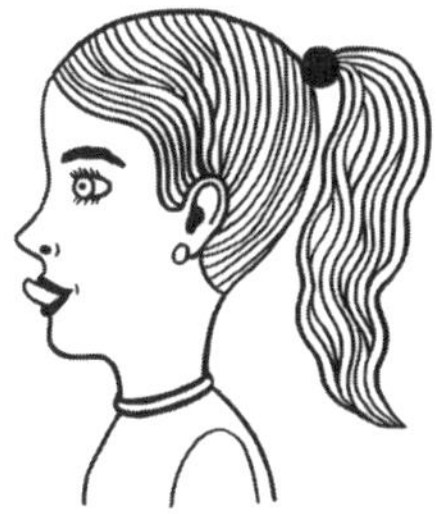

haben und *wie* Sie es gesagt haben. Vielleicht wird das Gesagte als unangenehm empfunden, man möchte es am liebsten wegschieben, so wie ein Säugling die mütterliche Brustwarze aus dem Mund schiebt, wenn er nicht mehr trinken will.

Auch wer die Lippen aufeinanderpresst und sehr schmal werden lässt, zeigt: Ich will die Brustwarze nicht, in diesem Fall das soeben Gesagte.

Beobachten Sie Ihre Mitmenschen ruhig, trainieren Sie Ihren Blick für Körpersprache. Wenn Sie etwas sagen, was Ihrem Gesprächspartner missfallen könnte und bei ihm oder ihr taucht – schwups – die Zunge auf, dann wissen Sie Bescheid! Ich selbst achte sehr genau auf dieses Zeichen und versuche manchmal eine Aussage anzupassen oder positiver zu formulieren, wenn ich beobachte, dass sie einem Patienten Unbehagen bereitet.

Beim »Züngeln« kann es sich aber auch um eine Art Nachforschen handeln, ein Zeichen von Nachdenklichkeit. Mit der Zunge suchen wir auf der Lippe sozusagen nach Gedankenresten. Sie kommt auch zum Vorschein, wenn wir uns bei einer kniffligen Tätigkeit besonders konzentrieren, wenn wir etwas als lustvoll empfinden, und manchmal auch, wenn wir einen besonders coolen oder schlagfertigen Spruch gemacht haben. Etwas selbstgefällig lecken wir unserem genialen Einfall noch ein wenig nach …

Zeigt her eure Füße, zeigt her eure Schuh …

Es wird Ihnen sicher schon häufig passiert sein, dass Sie einem Menschen gegenübersitzen, der die Beine übereinandergeschlagen hat. Aber haben Sie schon einmal bewusst beobachtet, dass der Fuß Ihres Gegenübers nach oben geht und die Fußsohle in Ihre Richtung schaut? Das kann ein Zeichen für Abwehr sein bis hin zur Aggression!

Nach meiner Klinikzeit bewarb ich mich als junge Ärztin in einer dermatologischen Praxis. Die Inhaberin hatte mir immer wieder angeboten: »Wenn Sie mal die Klinik verlassen, dann kommen Sie zu mir. Ich hätte Sie gerne als Partnerin in unserer Praxis!« Nun also machte ich mich auf den Weg zum Vorstellungsgespräch. Mittlerweile arbeitete noch ein weiterer Arzt im Team, seines Zeichens Professor und ganz offensichtlich jemand, der überhaupt keine Lust auf mich als weiteres Teammitglied hatte. Er saß hinter einem sperrigen Tisch und mir genau gegenüber. Als ich zu reden begann, verschränkte er mauernd die Arme vor seiner Brust, lehnte sich zurück und zog ein Bein so weit nach oben, dass er seine Fußsohle gegen die Tischkante stemmen konnte. Mir war angesichts dieser eindeutigen Körpersprache sofort klar, dass ich eigentlich auch direkt aufstehen und die Praxis verlassen könnte. Meine Gönnerin stand hilflos neben ihm. Aus uns ist nichts geworden, denn in einer Gemeinschaftspraxis muss man schließlich auch gemeinsam arbeiten und nicht gegeneinander.

Sollte Ihnen also Ihr Arzt (oder ein anderer Mensch) mal die Fußsohlen zeigen – was sehr unhöflich ist –, wissen Sie: Er will Distanz, will Sie sich vom Leibe halten. Das kann auch dezenter passieren: etwa wenn der Arzt die Beine übereinandergeschlagen hat und plötzlich den Fuß abwehrend in Ihre Richtung anhebt.

Handflächen-Handspiel

Wenn Menschen miteinander reden, dann benutzen sie ganz häufig auch die Hände dazu. Bewusst oder unbewusst, jede noch so kleine Bewegung der Hände ist vom Gehirn gesteuert und legt deshalb unsere Gedanken und Gefühle offen. Wenn Ihr Arzt Ihnen zur Begrüßung entgegenkommt und dabei die Arme leicht geöffnet hat, mit Handinnenflächen, die nach oben zeigen, dann wissen Sie: Hier bin ich willkommen. Solche **nach oben gerichteten Handflächen** sind ein klares Signal, das besagt: Ich vertraue dir, ich brauche keine schützende Barriere. In früheren Zeiten zeigte man damit an, dass man keine Waffen versteckt hat oder andere Dinge im Schilde führt, die einer guten Beziehung im Wege stehen könnten.

Auch viele andere kleine und große Gesten verraten etwas über uns, wobei auch hier immer wichtig ist, das Umfeld und den Kontext zu beachten. **Händereiben** zum Beispiel kann ein Zeichen für leichten Stress und Zweifel sein. Gerade wenn wir etwas nervös oder ängstlich sind, versuchen wir uns unbewusst zu beruhigen. Dabei hilft der Kontakt zu unserem eigenen Körper. Das Reiben und Drücken und Entlangstreichen an Fingern und Händen, sagt uns, wir sind noch da, wir fühlen uns. In einem positiven Kontext kann Händereiben aber auch ein Zeichen für Aufbruch sein. Wir wärmen uns die Hände an und los geht's!

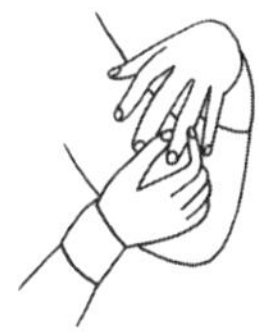

Der **erhobene oder ausgestreckte Zeigefinger** ist eine sehr dominante Haltung, auch weil die Handfläche dabei verborgen ist und oft der Handrücken zum Gegenüber zeigt. Sollten Sie diese Haltung bei Ihrem Arzt feststellen, etwa indem er mit dem Zeigefinger nachdrücklich auf ein Blatt Papier zeigt, dann fühlt er sich, erstens, in einer überlegenen Position und möchte Ihnen, zweitens, sehr deutlich empfehlen, seinen Ratschlägen zu folgen. Besser und weniger dominant wäre es, die Handfläche nach oben zu drehen und dann mit der ganzen Hand auf etwas zu zeigen oder etwas zu erklären.

Sehr spannend ist auch, was die **Daumen** uns offenbaren. Liegen die Hände ineinander und die Daumen zeigen aufgerichtet nach oben, dann ist das ein deutliches Zeichen für positive Gedanken. Werden die Daumen plötzlich versteckt und quasi in den Fäusten vergraben, dann schlägt die Stimmung um. Eine Folge von aufkommender Unsicherheit oder negativen Empfindungen.

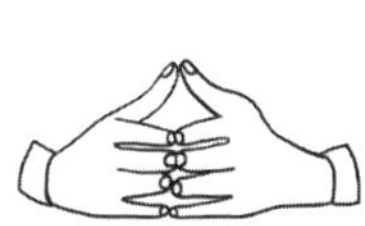

Gleichzeitig können versteckte Daumen auch signalisieren, dass man sich zurücknimmt und weniger streitlustig ist: Bei einer klassischen Faust, mit der man so richtig zuschlagen kann, werden die Daumen eingeklappt, bleiben aber draußen.

Das glatte Gegenteil ist die **doppelte Pistole:** Beide Daumen und Zeigefinger liegen ausgestreckt aneinander und sind auf das Gegenüber gerichtet – ein Zeichen für Aggressivität; hier muss man mit Gegenwehr rechnen.

Es gibt auch Handhaltungen, die von großem Selbstbewusstsein zeugen, von Souveränität und Ruhe. Dabei berühren sich die ausgestreckten und gespreizten Finger beider Hände an den Spitzen und bilden so eine Art Dach. Sie kennen diese Handhaltung auch als **Merkel-Raute.** Werden die Finger dann aber plötzlich verschränkt und es kommt zu einer Art **Händeringen,** ist das wiederum ein Zeichen von großer Unsicherheit und Stress. Verschränkte Hände mit abgespreizten Fingern sehen ein bisschen aus wie ein **Stachelschwein,** und genau das will uns diese Haltung auch sagen. Wir zeigen Stacheln und gehen auf Abwehr.

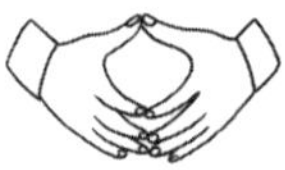

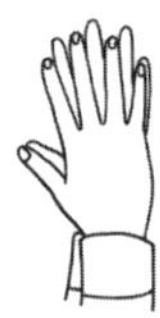

Bitte setzen!

Wer in seiner Praxis Nähe und Verbindlichkeit schaffen will, sollte unbedingt vermeiden, dass sich Arzt und Patient an den Längsseiten eines Tisches gegenübersitzen. Denn der trennende Tisch kann körpersprachlich eigentlich nur als Zeichen für Abstand und Abwehr verstanden werden. Besser wäre es, über Eck am Tisch zu sitzen, in einem offenen Winkel. Die eine Schulter nah und zugewandt, die andere etwas weiter weg. Allein diese Sitzordnung und die damit verbundene Körperhaltung führen dazu, dass sich der Patient mehr wahrgenommen und weniger als Bittsteller fühlt. Der Vorteil für den Arzt: Er ist dem Patienten näher und kann ihn so besser beobachten.

Ich sitze in meinem Sprechzimmer fast immer so, außerdem wird der PC – ich erwähnte es bereits – von einer Helferin bedient.

Ein Luxus, der mir wichtig ist, weil ich meinen Patienten so meine ungeteilte Aufmerksamkeit schenken kann. Außerdem ist die Dokumentation genauer und vollständiger, als wenn ich das alles nebenbei selbst machen müsste. Viele männliche Ärzte legen inzwischen übrigens auch aus anderen Gründen Wert auf eine Helferin im Sprechzimmer: So können sie sich vor späteren Vorwürfen schützen, sie seien einer Patientin zu nahegekommen.

Neben der Sitzposition im Raum können wir auch über die Sitzhaltung etwas ausdrücken. Wenn Sie feststellen, dass Ihr Arzt sich auf seinem Stuhl aktiv bewegt und nicht einfach da so fläzt, dann ist das gut. Er ist nicht etwa aufgeregt, nein, er will Ihre Aufmerksamkeit fesseln, damit Sie möglichst viel aus dem Gespräch für sich mitnehmen können. Deshalb wechselt er öfter seine Sitzposition und seine Körperhaltung und wird auch mit Mimik und Stimme auf das reagieren, was Sie erzählen. Eine deutliche Sprache, das Betonen wichtiger Inhalte und eine lebendige Mimik und Körpersprache erreichen unsere Sinnesorgane eher und helfen uns, Informationen leichter aufzunehmen. Wir fühlen etwas im Gespräch,

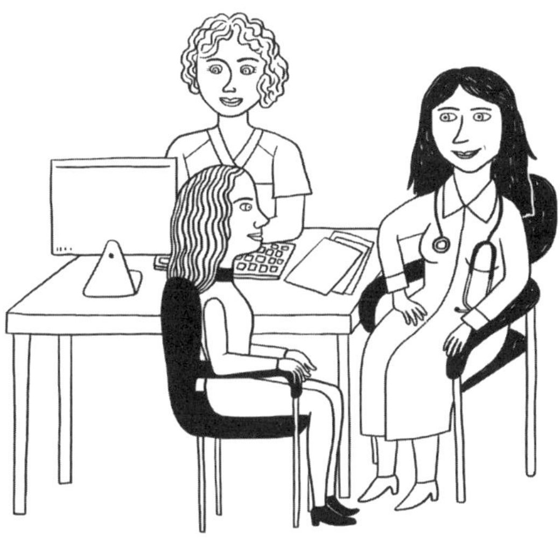

Emotionales bleibt besser in Erinnerung als Botschaften, die nur den Verstand ansprechen.

Sitzt Ihr Arzt sehr breitbeinig vor Ihnen, will er Ihnen offenbar imponieren: »Das ist mein Territorium, und ich bin hier der Chef!« Bei Männern werden über die Duftdrüsen in der Schrittregion Testosteron-Abbaustoffe abgesondert. Sie zeugen von ihrer Männlichkeit. Das gehört eigentlich nicht recht in eine Sprechstunde, aber wenn es Ihnen mal begegnet – jetzt wissen Sie Bescheid.

Beugt Ihr Arzt sich zu Ihnen nach vorne, dann zeigt er, dass er bei Ihnen ist, aktiv zuhört, aber auch, dass er die Führung übernimmt. Ist Ihr Arzt schlecht drauf, müde oder gar depressiv, sitzt er oft mit rundem Rücken und eingefallenen Schultern vor Ihnen. Er geht in die embryonale Schutzhaltung. Ein in sich zusammengesunkener Arztkörper verspricht wenig Aktivität und Engagement für Sie.

Augen-Blicke

Jeder Augenblick zählt. Und das in jeder HinSICHT. Wir alle sind von Glück erfüllt, wenn wir in strahlende Augen blicken, am besten noch in die eines geliebten Menschen. Wenn unser Arzt uns aufmunternd und mit glänzenden Augen anschaut, dann fühlt sich das an wie ein verlockendes Heilversprechen.

Aktiver Augenkontakt in der Arzt-Patienten-Beziehung ist wichtig. Er ist Ausdruck von Partnerschaftlichkeit und sollte deshalb auch im Wortsinn auf gleicher Augenhöhe erfolgen. Schlecht ist es, wenn der eine steht und der andere sitzt oder liegt, denn dann schaut einer auf den anderen hinab, und der andere ist gezwungen aufzuschauen. Gut also, wenn der Arzt sich erhebt, sobald Sie in sein Sprechzimmer kommen, oder sich ebenfalls setzt, wenn Sie bereits im Sitzen auf ihn warten. Wer als Patient im Krankenhausbett liegt und während der Visite zum Ärztetross aufschauen muss, wird das vermutlich immer als unangenehm empfinden.

Wenn Ihr Arzt Sie im Gespräch gar nicht anschaut oder die Augen immer wieder schließt, dann ist das ein Zeichen für einen inneren Fluchtwunsch: Er würde sich am liebsten verstecken. Aber das muss gar nichts mit Ihnen zu tun haben. Vielleicht ist Ihr Arzt einfach nur menschenscheu. Auch das gibt es. Als Studentin hatte ich Vorlesungen bei einem Professor für Biochemie. Er sprach jedes Mal vor Hunderten Studenten und las dabei demonstrativ aus seinen Papieren ab. Klar gab es auch Situationen, in denen er aufblickte und in Richtung Publikum schaute, aber genau dann schloss er die Augen. Wir konnten uns gar nicht richtig konzentrieren, weil wir von diesem Schauspiel so fasziniert waren. Unser Professor empfand die Begegnung mit Menschen wohl eher als Last und wollte auch während der Vorlesung lieber zurück in sein Labor zu seinen Pipetten, Molekülen und Statistiken.

Was die Augen uns sonst noch verraten:

Normalerweise ist das **Augenweiten** ein Zeichen unbändiger Freude oder großen Erschreckens. Reißt Ihr Arzt dagegen die Augen auf, dann kann das bedeuten, dass er nun etwas genauer hinsehen und hinhören muss. Er hat wahrgenommen, dass Sie hier ein ernstes Problem haben oder von einer Gefahr berichten. Vielleicht erzählen Sie ihm aber auch eine so lebendige und fesselnde Geschichte, der er unbedingt mit mehr Aufmerksamkeit folgen muss.

Augenbrauen hochziehen zeigt ebenfalls Erstaunen und Interesse. Ihr Arzt möchte gern mehr sehen und erfahren und schafft sich daher ein größeres Gesichtsfeld. Als Baby wurden wir von unserer Mama so angeschaut und mit hoher Stimme angezwitschert. Sie wollte uns zeigen: Ich sehe dich. Ich bin ganz bei dir.

Wenn nur **eine Braue nach oben** geht, ist unser Gegenüber eher skeptisch und misstrauisch. Vielleicht ist Ihrem Arzt eine Unstimmigkeit bei den Befunden aufgefallen? Dazu könnte es passen, dass er die Augen zusammenkneift, um besser zu fokussieren. Oder er

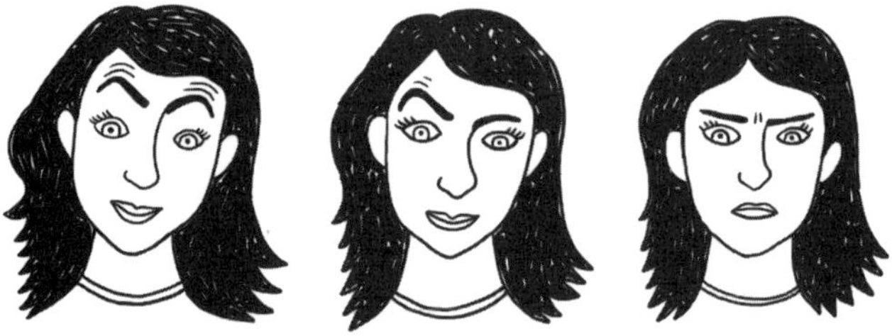

blickt uns schief an und hält dabei den Kopf etwas geneigt. All das sind Zeichen des Misstrauens und des Zweifels.

Meist ist dabei auch die **Zornesfalte** aktiv: Hier werden die Brauen zusammengezogen – ein Zeichen von Konzentration und Nachdenklichkeit, vielleicht aber auch von leichter Wut, wenn Ihr Arzt zum Beispiel einen schlechten Arztbrief voller Unstimmigkeiten aus der Klinik erhalten hat.

Unbehagen bereitet uns immer jemand, der nur so tut, als höre er aufmerksam zu. Ganz besonders gilt das, wenn wir dieses Gefühl bei einem Arzt haben. Der Kopf und die Körperhaltung bleiben starr auf den Patienten gerichtet, die Augen jedoch gleiten schnell zum Computer oder zu einer neuen Nachricht auf der Smartwatch. Auch wenn er noch so aufmerksam scheinen möchte, seine Körperhaltung verrät ihn, denn die ist verspannt, weil der Kopf nicht dem Blick folgt und weiter so tut, als sei er ganz bei uns. Ein sehr unschönes Gefühl für den Patienten.

Viele Patienten beobachten ihren Arzt ganz genau und versuchen seine Blicke zu interpretieren, während er bei einer Untersuchung zum Beispiel auf den Ultraschall-Monitor schaut. Ist da Gefahr in Sicht, droht eine ungute Nachricht? Schaut er jetzt wirklich erschreckt oder zweifelnd erstaunt? Diese Blicke sollten Sie nicht zu ernst nehmen. Vielleicht versucht er gerade nur ein scharfes Bild zu bekommen und ist mal wieder genervt von den Tücken der Technik. Warten Sie ab, bis der Befund wirklich da ist und der Arzt Ihnen wieder ins Gesicht schaut. Der Tipp für uns Ärzte wäre, in solchen Situationen möglichst freundlich und gelöst auszusehen. Sonst führt das zu unnötiger Verunsicherung. Übrigens zeigt meine Erfahrung, dass Patienten ihre Anspannung sehr schnell verlieren, wenn ich während der Untersuchung optimistische Geräusche von mir gebe, ein zufriedenes »mmhhh« oder »guuuut« oder »priiima« oder einfach entspannt vor mich hin brumme …

Lächeln …

… ist Gold wert in der Medizin, quasi eine Power-Heilmethode. Es entkrampft, es schafft Verbindung und gibt vielleicht sogar Hoffnung bei einem eher problematischen Befund. Doch Vorsicht – auch ein professionelles Lächeln sollte echt sein, weil nur dann die Botschaft und die Gefühle dahinter beim Gegenüber ankommen. Für ein echtes Lächeln braucht unser Gesicht immer zwei aktive Muskelregionen: Die eine zieht die Mundwinkel nach oben, und die andere sorgt für die typischen Lachfältchen rund um die Augen.

Lächelt dagegen nur der Mund, ohne dass die Augen Freude signalisieren, ohne dass die berühmten Krähenfüße entstehen, glauben wir diesem Gefühl nicht. Es ist ein falsches Lächeln, vielleicht höflich gemeint, aber eben nur vorgetäuscht – eine soziale Geste. Oder aber es ist doch ein echtes Gefühl, ein echtes Lächeln, aber die Augenmuskeln spielen nicht mit, weil sie durch Botox lahmgelegt worden sind. Wie auch immer, das Gegenüber wird irritiert sein, vielleicht sogar verärgert, weil das Lächeln eben nicht aufrichtig wirkt, sondern maskenhaft starr. Ein echtes Lächeln lässt sich nur schwer vortäuschen, und das ist auch gut so!

Aber was tun in Zeiten des Mundschutzes? In der Praxis sind wir Ärzte zu Corona-Zeiten gehalten, Mundschutz zu tragen, um unsere Patienten vor möglicher Tröpfcheninfektion zu schützen. Bei einem meiner Patienten, einem älteren Herrn, gestaltete sich unser Gespräch durch meine Maske sehr schwierig. Er ist es gewohnt, zusätzlich zu seinen Hörgeräten von den Lippen zu lesen. Zur Kompensation kam er ganz nah ran, verstand immer noch nichts und musste so darüber lachen, dass er losprustete. Die Tröpfchen flogen nur so … Der Mundschutz ist in Gefahrenzeiten oder bei besonderen Untersuchungen wichtig, ein gutes und entspanntes Gespräch aber braucht Augen, Nase und Mund. Ist einfach so.

Seitlich geneigter Kopf

Auch das ist ein sehr authentisches Signal unseres Körpers. Wenn wir uns wohlfühlen und sicher, neigen wir unseren Kopf zur Seite. Ein sehr friedvolles Verhalten, denn wir entblößen dabei unseren Hals und machen uns angreifbar, indem wir so ungeschützt die leicht zu verletzende Halsschlagader präsentieren. Wir bieten quasi unsere offene Seite an.

Wenn Ihr Arzt auf diese Weise den Kopf neigt, dann signalisiert er, dass er Ihnen gerade sehr wohlgesinnt ist, sehr zugetan und empfänglich dafür, was Sie im Augenblick plagt oder beschäftigt. Er zeigt, dass er verständnisvoll, kompromissbereit und offen ist. Er versteht menschliche Schwächen und Gefühle und ermuntert Sie mit diesem Kopfneigen, weiterzusprechen und vor allem Ihre Fragen zu stellen. Letzteres ist gerade beim Arzt sehr wichtig. Aber oft sind Menschen dazu erzogen worden, keine Fragen zu stellen. Das Kind muss brav und still sein und nur dann fleißig Antworten geben, wenn es gefragt wird, sonst gibt es schlechte Noten oder eine andere Strafe. Samy Molcho beschreibt das als Konditionierung. Diese Art der Erziehung (die vor allem die Älteren noch reichlich genossen haben) widerspricht dem Impuls der Neugier, des Interesses und der Selbstbehauptung. Stellen Sie also bitte Ihre Fragen und haben Sie keine Scheu vor den Reaktionen. Es ist nicht peinlich, etwas nicht zu wissen! Im Gegenteil, wenn Sie nachfragen, werden Sie als interessierter und mündiger Gesprächspartner wahrgenommen.

Fazit:
Natürlich gibt es noch viel mehr »Vokabeln« in unserer Körpersprache. Wenn Sie tiefer in dieses Thema einsteigen wollen, lesen Sie mehr dazu in Büchern zur Körpersprache. Vielleicht haben Sie aber jetzt schon ein Gefühl dafür bekommen, wie wichtig es auch in der Arzt-Patienten-Beziehung ist, nicht nur zu hören, was da im Sprechzimmer oder im Krankenhaus gesagt wird, sondern auch, auf welche Weise das gesagt und ausgedrückt wird. Sie können lernen, die Zeichen und das Verhalten der Ärzte richtig zu deuten. Und auch Sie selbst können an Ihrer Körpersprache arbeiten, um dem Arzt wichtige Kommunikationssignale zu senden. Im schönsten Fall können Sie einander besser verstehen – und das auch ganz ohne Worte.

Nähe und Distanz

Zum Abschluss noch ein kleiner Schlenker zum Thema Nähe und Distanz und warum auch hier Kommunikation immer hilfreich ist.

Welche Nähe zwischen zwei Menschen angemessen ist, entscheidet der Grad ihrer persönlichen Beziehung. Je näher wir uns sind, desto mehr Nähe lassen wir auch zu. Wird diese Komfortzone verletzt, reagiert das Gegenüber häufig mit Abwehrgesten, ein paar haben wir gerade kennengelernt. Mal abgesehen von den Empfehlungen in der Corona-Zeit, hat sich als Mindestabstand im Alltag oder in der Arztpraxis eine Armlänge bewährt, denn sie markiert unseren Intimbereich. Wer da hineindrängt, wird schnell als übergriffig und unangenehm empfunden. Als Ärzte aber müssen wir das täglich tun. Keine körperliche Untersuchung ohne Anfassen, ohne Verletzung des Territoriums, des intimen Bereichs rund um den Körper des Patienten. Dabei hilft es immer, wenn der

Arzt sein »Näherkommen« ankündigt, weil man sich dann als Patient innerlich darauf einstellen kann: »Ich werde Sie jetzt untersuchen«, oder: »Nicht erschrecken, gleich pikst es.«

Bevor ich beispielsweise mit einer Hautkrebsvorsorge beginne, erkläre ich den Patienten genau, was sie erwartet, damit sich niemand überrumpelt fühlt: »Zuerst untersuche ich Kopf und Hals, dann den Oberkörper, dann den Unterkörper und zum Schluss den Intim- und Po-Bereich. So, und jetzt komme ich wirklich näher und zerwühle Ihnen erst mal die Frisur.« Dieser kleine Scherz am Ende und das Ankündigen der Distanzverletzung entspannen die allermeisten Patienten. So kann ich vermeiden, dass sie innerlich Fluchtreflexe verspüren und sich verkrampfen und dann auch körpersprachlich auf Abwehr gehen. Das zu verhindern ist wichtig, denn ein verkrampfter Patient hört nicht mehr richtig zu und kann auch keine Informationen mehr aufnehmen.

Apropos Nähe und Intimität – was ist eigentlich, wenn es gar nicht im Wortsinn um Nähe und Distanz geht, wenn wir also nicht über räumliche Abstände reden, sondern über emotionale? In vielen Partnerschaften ist das »Du bist mir nicht nah, du fühlst nicht mit mir!« ein massiver und häufig formulierter Vorwurf. Das gilt auf jeden Fall auch für Konflikte in der Arzt-Patienten-Beziehung. Und damit sind wir schon beim nächsten Kapitel angelangt.

Kapitel 9

DU FÜHLST NICHT MIT MIR!

Ruft ein Arzt seinen Patienten an und sagt: »Ich habe eine gute und eine schlechte Nachricht. Welche wollen Sie zuerst hören?«

»Zuerst die gute, bitte.«

»Sie haben nur noch 24 Stunden zu leben …«

»Und die schlechte?«

»Ich versuche, Sie schon den ganzen Tag zu erreichen …«

Wenn Sie jetzt sagen, was für ein schlechter Witz, dann mögen Sie damit recht haben, Witze sind bekanntlich Geschmackssache. Aber die Realität ist häufig nicht weit davon entfernt, die Sache mit der guten und der schlechten Nachricht scheint geradezu ein Klassiker in Arztpraxen zu sein. Eine Erfahrung, die auch Petra gemacht hat: Seit einiger Zeit hat sie erhöhte Laborwerte der Bauchspeicheldrüsen-Enzyme. Sie spürt, da stimmt etwas nicht. Gleichzeitig hat sie Beschwerden im Bauch und immer wieder das Gefühl, dass mit dem Magen etwas nicht in Ordnung ist. Eine Computertomografie soll Klarheit bringen. Angespannt sitzt sie nun vor dem Internisten, der ihr das Untersuchungsergebnis mitteilen wird. Der Arzt sitzt lässig und etwas selbstgefällig auf seinem Stuhl. Und beginnt das Gespräch so: »Es gibt eine gute und eine schlechte Nachricht.« Nach einer Pause fährt er fort: »Ihr Magen ist okay … Aber in der Bauchspeicheldrüse sitzt ein Tumor!«

Petra hat einen lebensgefährlichen Tumor, der höchstwahrscheinlich schlecht oder gar nicht heilbar ist. Sie muss dringend operiert werden. Ausgang ungewiss, die Prognose bei Tumoren der Bauchspeicheldüse ist nicht besonders gut. Wer eine solch niederschmetternde Nachricht auf die Weise überbringt, wie es Petras Arzt getan hat, der sollte seine medizinischen Kenntnisse lieber in einem Labor einbringen und direkten Kontakt mit Patienten am besten vermeiden. Man kann diesen Gesprächsauftakt ungeschickt finden, wenn man nett ist. Man kann ihn für unpassend halten – das ist er aus meiner Sicht in jedem Fall –, und man kann auch der Auffassung sein, dass dem Arzt jedes Gefühl für die Situation und seine Patientin fehlt. Mangelnde Empathie, mangelnde Nähe und Anteilnahme bis hin zur Gefühlskälte, das sind Erfahrungen, die Patienten und ihre Angehörigen immer wieder in Kliniken und Arztpraxen machen müssen.

Das nächste Beispiel ist ebenfalls direkt aus dem Alltag gegriffen, und auch hier geht es um Leben und Tod: Stellen Sie sich vor, Sie hätten überraschend eine Krebsdiagnose erhalten. Die Prognose ist schlecht, die statistische Überlebenszeit nicht lang. Der Tumor ist aggressiv. Alle Therapien können allenfalls Ihr Leben etwas verlängern, eine Chance auf Heilung gibt es nicht. Nach dem ersten Schock beginnen Sie im Internet zu recherchieren, Sie suchen nach einem Strohhalm, erkundigen sich bei Ärzten und Bekannten aus Ihrem Umfeld, hoffen auf eine Erfolg versprechende Therapie, die gerade erst getestet wird, eine Studie, eine neue Entwicklung, irgendetwas, das Ihnen noch etwas Zeit verschaffen könnte. Und siehe da, Sie finden auf der offiziellen Webseite einer großen Universitätsklinik, an der genau zu Ihrer Erkrankung verschiedene Forschungsvorhaben laufen, folgende Aufforderung: »Schicken Sie uns gern Ihre Unterlagen zu, wir melden uns dann für eine Beurteilung.«

Voller Hoffnung stellen Sie alle wichtigen Dokumente und Befunde zusammen und senden alles an die Uniklinik. Vielleicht gibt es ja doch noch ein Wunder, eine neue, innovative Therapie, die Sie retten könnte. Freilich rufen Sie zwischendurch in der Klinik an und erfahren: Ja, alles sei eingetroffen, die Ärzte würden den Fall prüfen und sich in Kürze melden. Aus »in Kürze« werden zwei, dann drei Wochen, und dann endlich kommt der ersehnte Brief. Mit zitternden Fingern öffnen Sie den Umschlag und beginnen zu lesen:

> Sehr geehrte/-r Frau/Herr xy,
> vielen Dank für die Zusendung der Krankheitsunterlagen. Nach Prüfung der übermittelten Informationen kommen wir zu dem Schluss, dass zum aktuellen Zeitpunkt keine zusätzliche sinnvolle Behandlung oder diagnostische Maßnahme bezüglich Ihrer Erkrankung angeboten werden kann. Das schließt auch die Möglichkeit der Teilnahme an derzeit laufenden Therapiestudien ein.
> Mit freundlichem Gruß,
> Prof. Dr. C. W.

Wie fühlen Sie sich? Niedergeschmettert und abgekanzelt. Ein 08/15-Absagebrief, so als hätten Sie nachgefragt, ob man bei der Behandlung Ihres verstauchten Daumens helfen könne.

Was macht solch ein Schreiben mit Ihnen? Es macht Sie schwach. Dieser im Wortlaut tatsächlich so verschickte Brief steht für den völligen Empathieverlust eines besonderen Karrieretyps. Es sind Ärzte, denen Patienten nur dann am Herzen liegen, wenn sie in eine Studie passen oder man sich mit ihrer Krankengeschichte wissenschaftliche Lorbeeren verdienen kann.

Wie einfach wäre es gewesen, diesem Standardschreiben wenigstens einen Standardspruch anzuhängen, der so ein bisschen nach Mitgefühl oder Aufmunterung klingt, wie etwa: »Wir wünschen Ihnen alles Gute!« Oder auch nur ein winziges Zeichen des Bedauerns einzufügen, dass der Krankheitsverlauf *leider* nicht zum Forschungsvorhaben passt. Von einer ausführlichen Begründung will ich gar nicht reden. Dass der Mensch hinter der Patientenakte nicht oder nur in geringem Maße wahrgenommen wird, ist ganz klar auch der Überlastung der Kliniken geschuldet. Aber eben nicht nur. Für mich stellt sich hier manchmal ganz nüchtern die Frage, wie man Arzt werden kann, wenn einem Menschen eigentlich egal sind.

Beziehungskiller fehlende Empathie

Ärzte ohne Mitgefühl und ohne die Gabe, menschlich angemessen zu reagieren, finden sich in allen Fachrichtungen. Erst kürzlich beriet ich mich mit einem von Kollegen empfohlenen Gastroenterologen über den Sinn und die Umsetzung meiner anstehenden Magen-Darm-Spiegelung. Als Mediziner neigt man durchaus zu beklemmenden Fantasien, weil man weiß, was alles schiefgehen kann, und vor allem, welche schrecklichen Befunde solche Untersuchungen zutage fördern können. Die Darmspiegelung als sinnvolle Vorsorge gegen Darmkrebs wird in Deutschland für Männer ab dem Alter von 50 Jahren und für Frauen ab 55 Jahren empfohlen und von den Kassen übernommen. Der besondere Vorteil dieser auf den ersten Blick unangenehm wirkenden Untersuchung besteht darin, dass mögliche Vorläufer von Darmkrebs, sogenannte Polypen oder Adenome, während der Darmspiegelung erkannt und direkt entfernt werden können. Eine echte Vorsorgemaßnahme also und deutlich mehr als »nur« eine Früherkennung.

Darmkrebs entwickelt sich statistisch gesehen über den Verlauf von zehn Jahren aus relativ harmlosen und gutartigen Vorstufen. Diese Vorstufen gilt es bei der Untersuchung zu entdecken und direkt abzutragen. Wo nichts mehr ist, kann auch nichts mehr entarten. Als Ärztin weiß man aber, dass es selbstverständlich keine hundertprozentige Vorsorge geben kann. Denn wenn man mit einem Schlauch in ein gewundenes, geschlängeltes, dunkles glitschiges und in Ecken und Abschnürungen unterteiltes Organ einführt, in dem vielleicht hier und da auch ein Stuhlpartikel klebt, dann kann es möglich sein, dass einzelne Abschnitte über das Endoskop nicht perfekt eingesehen werden können und man deshalb auch etwas übersieht.

Als entsprechend besorgte Patientin begab ich mich ins Aufklärungsgespräch. Mein Arzt schien durchaus Erfahrung zu haben, vor allem im Herunterrasseln von Risiko-Statistiken. Das liebte er offenbar sehr. Zahlen, Zahlen und nochmals Zahlen, als befände sich um den Darmschlauch herum kein Mensch, sondern eine Rechenmaschine. Meine Gefühlswelt erreichte er damit jedenfalls nicht. Ich horchte erst wieder auf, als er die Geschichte von jenem Fleck im Darm eines Patienten erzählte, den er fast übersehen habe, weil er so harmlos wirkte. Aber dann habe er ihn doch noch entfernt und siehe da – es war ein Karzinom.

Als Arzt muss man leiten und begleiten und auch in schwierigen Momenten Hoffnung geben und einen Weg weisen. Ich hätte mir im Aufklärungsgespräch lieber ein paar weniger beunruhigende Zahlen gewünscht und zu mir und meiner Situation passende Aussagen wie: »Ihr Risiko, liebe Frau Adler, ist sehr gering, Sie sind jung und haben keine familiären Vorbelastungen. Wir machen diese Untersuchung heute nur, damit man ganz auf der sicheren Seite ist, höchstwahrscheinlich wird alles in Ordnung sein!« All das aber sagte er eben *nicht*. Ich versuchte es mit Autosuggestion und stellte mir vor, wie der Arzt sich liebevoll um meine Darmwindungen kümmert, um mir dann am Ende die Nachricht zu überbringen, dass alles perfekt wäre.

Ich wurde jäh aus meinen Gedanken gerissen, als der Arzt nebenbei erwähnte, dass sein Kollege die Spiegelung vornehmen würde. Ich blickte ihn überrascht an: »Wie jetzt? Das machen gar nicht Sie? Nun habe ich gerade zu Ihnen Vertrauen gefasst, woher weiß ich denn, dass dies bei Ihrem Kollegen ebenso sein wird?«

Seine lapidare Antwort: »Kein Problem, der macht auch viele Spiegelungen.«

Warum ist es so schwer, nicht nur ein guter Handwerker, nicht nur ein guter »Untersucher« zu sein, sondern sich als Arzt auch in die Gefühle und Sorgen eines Patienten einzufühlen, ihnen nah zu sein und dafür die richtigen Worte zu finden? Liegt das daran, dass viele Ärzte nicht gern reden, und das in jeder Lebenslage? Das meint zumindest eine gute Freundin von mir, die mal eine Kurzzeit-Beziehung mit einem Kardiologen hatte. Ein kluger Typ, aber ohne jede Empathie, dafür rasend gut im Bett. Der Beziehungskiller: Es gab beim Sex weder eine Vor- noch eine Nachbesprechung …

Reden ist enorm wichtig, gerade bei ängstlichen Patienten. Bettina ist Hypochonderin und stellt sich wegen eines ungewöhnlich heftigen Hustens bei einem Lungenfacharzt vor, denn sie will sichergehen, dass da kein Asthma oder gar Lungenkrebs dahintersteckt. Nachdem sie die komplette Diagnostik durchlaufen hat, sitzt sie zur Besprechung wieder im Arztzimmer und fragt: »Können wir bitte das Röntgenbild zuerst besprechen? Sieht man darauf vielleicht sogar einen Tumor?«

»Nein da ist kein Tumor, die Lunge ist völlig in Ordnung. Aber etwas anderes ist darauf zu sehen.«

Bettina wird unruhig. Was hatte der Arzt gefunden? Doch anstatt schnell zur Sache zu kommen, beginnt der in aller Seelenruhe mit einem Hauch lustvollem Sadismus, ausführlich die Anatomie zu beschreiben: »Hier, sehen Sie, da ist die Lunge, da ist das Herz, hier ist das Zwerchfell …«

Bettina fällt ihm ins Wort. Schließlich ist sie Biologin und weiß, wo Lunge und Herz auf einem Röntgenbild zu finden sind.

»Was heißt, man sieht etwas anderes? Ist es die Brust?«

»Nein!«

»Etwas an den Knochen?«

»Nein!«

»Das Herz?«

»Nein!«

Am liebsten würde sie den Arzt jetzt schütteln. »So sagen Sie es mir doch endlich!«

Der Arzt räuspert sich und lässt sich dann zu einer Antwort herab. »Hier, sehen Sie, der Dickdarm ist komplett aufgebläht, das könnte eventuell Herz-Beschwerden machen!« (Ein aufgeblähter Darm drückt und zwickt, und das kann Beklemmungen und Herzrhythmusstörungen hervorrufen.)

Wie jetzt?! Die ganze Beunruhigung, das Hinhalten und bedächtige Kopfschütteln, das zähe Ratespielchen – nur »heiße Luft«? Statt bösartiger Zufallsdiagnose nur ein aufgeblähter Darm, weil es am Abend vor der Untersuchung Bohnen gegeben hatte? Bettina ist stinksauer. Eigentlich hätte sie jetzt froh sein müssen, weil die Untersuchung gezeigt hatte, dass sie gesund ist und der Husten doch nur ein normaler Husten war. Aber es überwiegt der Frust über einen Arzt, der offenbar gespürt hatte, dass da ein aufgeregtes Huhn vor ihm sitzt, und der sich deshalb einen Spaß erlaubt hat. Ganz nach dem Motto: Ein bisschen hinhalten und besorgt wirken kann ja nicht schaden … Den Schock, den er damit bei Bettina ausgelöst hat, scheint er indes nicht wahrgenommen zu haben. Oder es war ihm egal.

Ein empathischer Arzt muss wissen und fühlen, was er seinen Patienten zumuten kann und was nicht. Das ist nicht leicht, denn jeder Mensch ist anders. Aber jeder hat das Recht, auf eine für ihn passende Weise gut behandelt zu werden. Einfühlungsvermögen und Empathie in der Arzt-Patienten-Beziehung sind nicht nur wünschenswert, sie entfalten auch heilende Kräfte. Und das wirkt sich beispielsweise auf die Therapietreue aus.

Ein hoher Prozentsatz der Patienten nimmt verordnete Medikamente nicht so ein, wie es eigentlich verabredet war. Dahinter steckt manchmal Vergesslichkeit, viele begründen das aber auch mit einem unguten Verhältnis zu ihrem Arzt, mit mangelndem Vertrauen: »Der hat mich eh nur so nebenbei angeschaut, der weiß gar nicht, wie es mir wirklich geht, ich entscheide jetzt selbst, was gut für mich ist.« Also nehmen die einen Patienten zu viele Tabletten, weil sie denken, viel hilft viel, andere fahren die Dosis einfach herunter, weil sie glauben, es gehe ihnen schon besser, und diese doofen Pillen machen eh nur müde. Beides sind schlechte Entscheidungen, weil Medikamente nur dann ihre beabsichtigte Wirkung entfalten, wenn sie so eingenommen werden, wie es vorgesehen ist. Wenn Sie das Gefühl haben, nicht oder nicht länger hinter einer Therapie zu stehen, weil Sie unter Nebenwirkungen leiden oder eine Besserung möglicherweise früher als gedacht eingetreten sein könnte, sollten Sie darüber mit dem Arzt sprechen und nicht eigenmächtig eine Medikation ändern. Und natürlich wird Ihnen ein solches Gespräch leichter von der Hand gehen, wenn Sie ein gutes Verhältnis zu Ihrem Arzt haben – die Katze beißt sich also mal wieder in den Schwanz.

Ein empathischer Arzt steigert das Vertrauen, ihm glaubt man, und ihm bleibt man treu, auch in der Therapie. Viele Patienten fühlen sich einfach schon besser, wenn ihr Arzt aktiv und engagiert versucht, auch unklare und schwer einzugrenzende Beschwerden wie Schmerzen, Verdauungsprobleme oder Müdigkeit ernst zu nehmen, anstatt schroff mitzuteilen, dass es da jetzt keine Diagnose oder wirksame Behandlung gibt.

In der Psychotherapie haben Patienten, die mit einem warmherzigen und aufrichtigen Psychotherapeuten arbeiten und dadurch selbst ein positives Gefühl bekommen, deutlich bessere Heilungschancen. Fachleute sagen dazu: Hier wird eine therapeutische Allianz gebildet, eine Verbindung, die für den Patienten wichtiger sein kann als die Auswahl der perfekten Therapiemethode.

Kapitel 10

NIE HAST DU ZEIT FÜR MICH!

Es gibt viele kluge Sprüche über die Beziehungen zwischen Menschen und die Dauer der Zeit, die sie miteinander verbringen:

»Zeit hat man nicht, die nimmt man sich für das, was einem wichtig ist.« Oder:

»Der Unterschied zwischen Zeit haben und keine Zeit haben heißt Interesse.« Oder auch: »Wie wichtig du einem Menschen bist, siehst du daran, wie viel Zeit er sich für dich nimmt.«

Überträgt man diese Sätze auf die Beziehung zwischen Ärzten und Patienten, dann liegt zumindest in Deutschland der Schluss nah, dass hier dringend Beziehungsarbeit notwendig ist. Viel dringender als in Schweden etwa. Dort dauert ein durchschnittlicher Arzttermin 23 Minuten, bei uns sind es gerade einmal sieben Minuten. Wie soll man es schaffen, in so kurzer Zeit eine gute Verbindung aufzubauen? Wie sollen Ärzte ihren Patienten zeigen, dass sie ihnen wichtig sind, dass sie alles versuchen werden, ihnen zu helfen, dass man gemeinsam einen Therapieplan findet und bespricht?

Wenn in Paarbeziehungen die gemeinsamen Zeitinseln zu klein sind, besteht die Gefahr, dass die Liebe stirbt. In der Medizin stirbt manchmal der Patient, wenn Ärzte keine Chance haben, genau hinzusehen, zu analysieren und die richtige Diagnose zu finden, wenn Patienten ihren »Husch, husch«-Ärzten nicht mehr vertrauen und die für eine Heilung so wichtige Gemeinsamkeit innerlich aufkündigen.

Der alte Mann und die Hautärztin

Gernot ist 75 Jahre alt. Er leidet unter epileptischen Anfällen, seit ihm vor 15 Jahren ein gutartiger Tumor aus dem Gehirn geschnitten und das Operationsgebiet bestrahlt wurde. Als das Narbengewebe im Kopf nach einigen Jahren selbst zu wuchern anfing, nahm die Epilepsieneigung zu. Die bisherigen Medikamente schützten ihn nicht mehr ausreichend vor weiteren Anfällen, er stürzte immer wieder und verletzte sich dabei. Also wurde Gernot auf neue Medikamente eingestellt, was zunächst wunderbar funktionierte. Doch nach einigen Monaten begann seine Haut zu jucken. Erst nur leicht und an einigen Stellen, später erfasste der schwere Juckreiz den ganzen Körper, und es entwickelten sich Blasen auf der Haut. Eine solche blasenbildende Hauterkrankung tritt vor allem bei älteren Menschen auf. Manchmal lässt sich die genaue Ursache für diese Erkrankung nicht herausfinden, aber sehr häufig stecken eine Arzneimittelunverträglichkeit oder ein bislang nicht entdecktes Krebsleiden dahinter. Als Arzt sollte man deshalb genau hinschauen.

Gernot musste dringend zum Dermatologen. In seinem Wohnort mit 33 000 Einwohnern gab es nur eine Hautärztin, deren Praxis heillos überlastet war. Ein halbes Jahr musste er auf einen Termin warten. Derweil quälte er sich weiter mit Juckreiz und Blasen. Seit einiger Zeit fiel ihm auch das Laufen schwer. Er konnte sich nur sehr langsam und mit einem Rollator fortbewegen.

Als Gernot pünktlich zum verabredeten Termin in der Praxis erschien, war das Wartezimmer voll. Er musste drei geschlagene Stunden ausharren, bis er endlich zur Ärztin hineindurfte. Sie nahm ihren Patienten kurz in Augenschein und dachte vermutlich: Alter Mann, Blasen auf der Haut, ist halt so, da kann man nicht mehr viel machen … Sie verschrieb ihm hoch dosierte Kortison-Tabletten, und nach nicht einmal fünf Minuten war Gernot wieder draußen. Der Nächste bitte …

Hätte die Ärztin anders gehandelt, wenn sie mehr Zeit für ihren Patienten eingeplant hätte? Für eine sichere Diagnostik jedenfalls müsste sie einem solchen Patienten normalerweise Blut abnehmen und vor allem eine Hautprobe aus einer der Blasen stanzen. Und zwar *vor* Beginn einer Kortison-Therapie, um das Laborergebnis nicht zu verfälschen. Die Gabe von Kortison mag die Blasen vielleicht für eine kurze Zeit zum Abheilen bringen, sie macht eine genaue Diagnose nachträglich aber unmöglich.

Einen Menschen wie Gernot mit Kortison zu behandeln heißt, die Symptome zu behandeln, aber keinesfalls die Ursachen. Außerdem sind schwere Nebenwirkungen zu erwarten, denn die Immunabwehr wird durch die Dauergabe der Tabletten herabgesetzt. Jede Erkältung kann – gerade bei älteren Menschen – zu einer Lungenentzündung führen und lebensgefährlich werden. Weitere typische Nebenwirkungen sind Diabetes, hoher Blutdruck, psychische Störungen, brüchige Knochen und mehr.

Gernots Ärztin aber hatte offenbar keine Zeit für solche Gedanken und war froh, mit dem Ausstellen des Rezepts einen Haken hinter diesen Patienten setzen zu können. Glücklicherweise hatte der alte Herr eine Tochter, die sich damit nicht zufriedengeben wollte. Sie hörte sich in ihrem Netzwerk um, fand einen anderen Arzt in einer anderen Stadt, der ihren Vater in die Hautklinik einwies. Dort wurde er endlich gründlich untersucht und umfassend zu seinen Beschwerden befragt. Nach einer genauen Diagnostik war klar: Gernot konnte auch weiterhin OHNE Kortison-Tabletten gut leben. Es war einfach nur notwendig, sein Anti-Epilepsie-Medikament gegen ein anderes auszutauschen, welches er auch sofort besser vertrug. Gernot wurde auf die neuen Tabletten eingestellt, die Hautläsionen wurden mit einer Kortison-Creme noch für kurze Zeit weiter behandelt, und dann war alles wieder gut. Die Haut heilte ab, und Gernot freut sich jetzt auf seinen achtzigsten Geburtstag!

Kann man der einzigen Hautärztin in der 33 000-Einwohner-Stadt einen Vorwurf machen? Kann man als Ärztin gründlich arbeiten, auch wenn die Patienten im Minutentakt ins Sprechzimmer kommen? Ja und nein. Mehr dazu etwas später in diesem Kapitel. Die Leidtragenden eines solchen Dilemmas aber sind in jedem Fall die Patienten. Sie können, wie Gernot, unnötig in Gefahr geraten, in Lebensgefahr.

Keine Zeit für Babys? Überlebenskampf auf der Geburtsstation

Die Kinder sind das Wichtigste im Leben! Klingt großartig, nicht wahr? Ach, wenn es doch nur stimmen würde … Im folgenden Beispiel tut es das jedenfalls nicht: Geburtskliniken werden von den Krankenkassen wie alle Kliniken über Fallpauschalen bezahlt. Das heißt, je mehr Schwangere aufgenommen werden, desto höher die Einnahmen. Das kann gut funktionieren, wenn ausreichend Ärzte und Hebammen im Haus sind, die genügend Zeit haben, sich um die werdenden Mütter und den Nachwuchs zu kümmern. In unserem Beispiel war das nicht der Fall. Obwohl die Geburtsstation personell unterbesetzt war, wurden immer weiter Schwangere aufgenommen, besonders gern werdende Mütter, die als Privatpatientinnen mit Chefarztbehandlung noch einen Extragewinn versprachen. So wie Lisa.

Kaum war sie in der Klinik angekommen, wurde die Geburt mit einem Wehen fördernden Medikament eingeleitet. Doch plötzlich kam es bei dem Baby in Lisas Bauch zu einem Abfall der Herzfrequenz. Die junge Hebamme, die für Lisa zuständig war, hatte in der renommierten Entbindungsklinik vier Geburten gleichzeitig zu betreuen. Als Berufsanfängerin und derart unter Zeitstress erkannte sie zu spät, dass hier eine gefährliche Situation entstanden war, ein lebensbedrohlicher Notfall. Deshalb wurden auch die Fachärzte viel zu spät informiert. Und obwohl bei Lisa eine Behandlung durch den Chefarzt verabredet war (und abgerechnet wurde), war der in dieser Situation nicht zu erreichen. Als endlich ein Oberarzt in den Kreißsaal kam, wurde das Kind per Notkaiserschnitt auf die Welt geholt. Jetzt ging es um Leben und Tod. Die Kleine musste wiederbelebt werden, und das draußen auf dem Flur, denn die Reanimationseinheit im OP-Saal war nicht funktionsfähig. Niemand überwachte systematisch die Sauerstoffversorgung des Babys, aber das fiel keinem auf, weil schlicht niemand da war, dem es hätte auffallen können. Erst die Anwälte stellten später fest, dass es dazu auch keinerlei Aufzeichnungen gab. Der Narkosearzt, der das Kind reanimiert hatte, musste parallel dazu noch eine andere Operation betreuen.

Was klingt wie aus einem schlechten Film, ist Realität in einigen deutschen Krankenhäusern. Wenn Ärzte keine Zeit haben, treten schneller Komplikationen auf, im schlimmsten Fall stirbt der Patient. Lisas Baby hat nur mit viel Glück überlebt. Es folgten viele Wochen Klinikaufenthalt, verbunden mit der Unsicherheit, wie es weitergehen würde für Kind und Eltern. Im Gehirn der Kleinen sind sichtbare Schäden geblieben, wie sie sich auswirken werden, kann man noch nicht sagen. Aber das Mädchen ist stark und kämpft sich zurück ins Leben. Jeden Tag ein bisschen mehr.

Notfall Notaufnahme

Tatsache ist: Wenn Menschen Hilfe in der Notaufnahme suchen, wird niemand abgewiesen. Auch wenn großer Andrang herrscht und es zunächst so aussieht, als habe niemand Zeit. Schließlich können selbst hinter eher harmlos wirkenden Symptomen wie

Schmerzen im Bauch oder im Brustkorb, Atemnot oder starken Kopfschmerzen ernste und lebensbedrohliche Erkrankungen stecken. Kein Mediziner möchte so etwas übersehen, das wäre unverzeihlich.

Die allererste Einschätzung, ob es sich bei bestimmten Symptomen um einen Notfall handelt oder eine Bagatelle, trifft der Patient selbst beziehungsweise sein Umfeld. Denn er oder sie entscheiden, ob wegen der Beschwerden die Notaufnahme einer Klinik aufgesucht wird, eine Behandlung also akut erfolgen sollte. In neun von zehn Fällen empfinden sich Patienten, die eine Notaufnahme aufsuchen, wirklich als Notfall. Aber zweifelsohne können erst die Mediziner vor Ort feststellen, ob es sich hier tatsächlich um einen Herzinfarkt, einen Schlaganfall oder eine Lungenembolie handelt oder ob eine harmlosere Diagnose hinter den Symptomen steckt.

Ein Notfall ist also definiert, wenn ein Patient selbst oder seine Angehörigen aufgrund von körperlichen oder psychischen Veränderungen eine medizinische und pflegerische Betreuung unverzüglich für notwendig erachten. Der Knackpunkt ist der Zeitfaktor. Vielleicht haben Sie die Erfahrung auch schon gemacht, dass Personalmangel und Überfüllung in der Notaufnahme zu übermäßig langen Wartezeiten führen. Kommen dann noch Unaufmerksamkeit und Überforderung beim medizinischen Personal dazu, dann wird es auch hier für Patienten mitunter gefährlich:

Michael kam mit Brustschmerzen in die Notaufnahme. Der zuständige Arzt diagnostizierte eine Wirbelsäulenblockade und schickte den Patienten wieder nach Hause. Eine fatale Fehldiagnose. Am nächsten Tag suchte Michael zum Glück einen anderen Arzt auf, weil die Beschwerden weiter zunahmen. Dort wurde festgestellt, dass die Hauptschlagader im Brustkorb erweitert war und zu platzen drohte. Wäre dieser Fall eingetreten, hätte Michael keine Chance gehabt. Er wäre innerhalb weniger Minuten verblutet. Seine Diagnose: gedeckter Riss eines Aorten-Aneurysmas.

Zum Glück geht die Notfallversorgung in den allermeisten Fällen gut. Vielen Menschen kann das Leben gerettet werden, weil die Teams in den Ambulanzen eine gute und engagierte Arbeit machen. Dazu gehört auch die Entscheidung, wer von den Patienten und Notfällen, die rund um die Uhr neu in die Klinik kommen, am dringendsten Hilfe benötigt. Deshalb werden die Fälle in Notaufnahmen auch nicht der Reihe nach abgearbeitet (»first come, first serve«), sondern es muss gesichtet und »vorsortiert« werden. Der Fachbegriff dafür heißt *Triage*. Er kommt vom französischen Verb *trier,* was so viel wie aussuchen, auslesen, sortieren bedeutet. Die Triage bezeichnete ursprünglich in der Militärmedizin die schwierige Aufgabe, bei knappen Ressourcen und vielen Verletzten diejenigen herauszufiltern, bei denen die höchsten Überlebenschancen bestanden. Im Zuge der Corona-Pandemie hörte man den Begriff immer wieder in den Nachrichten, wenn es darum ging, dass nicht genügend Beatmungsgeräte für alle Patienten zur Verfügung stehen.

Ganz grundsätzlich werden bei der Triage mithilfe eines Algorithmus Beschwerden und Leitsymptome abgefragt. Daraus ergeben sich dann Aussagen über die Bedrohlichkeit einer Erkrankung, die dann in einer Art Ampel-Skala sichtbar gemacht wird. Grob eingeteilt (meist gibt es mehr Unterkategorien): Rot bedeutet akute Lebensgefahr, eine sofortige Behandlung ist nötig; Gelb bedeutet schwer erkrankt/verletzt, relativ dringende Behandlung nötig, und Grün bedeutet leicht erkrankt/verletzt, eine Behandlung hat Zeit, der Patient in der Notaufnahme kann warten.

Ein schwerwiegender Notfall mit Heilungschancen sollte nach diesen Leitlinien also immer sofort behandelt werden. Ich habe selbst vor über zwanzig Jahren einige Zeit als Ärztin in der Notaufnahme gearbeitet. Ich weiß, wie es sich anfühlt, wenn der Andrang groß ist und die Zeit knapp. Seitdem hat sich das Problem aber weiter verschärft. Nicht nur wegen der dünnen Personaldecke, sondern auch, weil viele Patienten in der Notaufnahme mittlerweile eine Art 24-Stunden-Praxis sehen. Morgen Vormittag keine Zeit für den Hausarzt? Kein Problem, schnell noch am Abend in die Notaufnahme. Oder, andersherum, beim Hausarzt ist in den nächsten Tagen alles dicht? Dann hilft auch hier die Notaufnahme. Eine Einstellung, die das System zum Kippen bringen kann.

Untersuchungen der Berliner Charité zeigen, dass 60 Prozent der Notfallpatienten zuvor vergeblich versucht haben, bei ihrem Hausarzt einen Termin zu bekommen. Viele von ihnen wussten auch nicht, dass man in solchen Fällen die Telefonnummer 116 117 anrufen kann, um bei akuten Beschwerden Ratschläge zu erhalten, wo man am schnellsten Hilfe bekommt. Dazu später mehr.

Wird man als Patient in der Notaufnahme nicht sofort in die Kategorie »Rot« eingestuft, dann wartet man oft stundenlang auf die Untersuchung durch einen diensthabenden Facharzt. Das kann je nach Beschwerden ein Neurologe, ein Chirurg, ein Kardiologe oder ein HNO-Spezialist sein. Deshalb fordern Experten schon lange den Notfallmediziner als eigenständigen Facharzt, der dann gemeinsam mit einem speziell geschulten Team aus Pflegern und anderen Kollegen einen Großteil der Krankheitsbilder einordnen und auch direkt behandeln kann, ohne die Patienten an Fachärzte anderer Disziplinen übergeben zu müssen.

Bislang kann es nämlich passieren, dass ein Patient mit Nierensteinen und furchtbarsten Schmerzen im Gang der Notaufnahme liegt und viele Ärzte vorübereilen, ohne sich zu kümmern, schließlich sind sie ja keine Urologen. Dabei wäre zu diesem Zeitpunkt vor allem eine effiziente Schmerztherapie wichtig, und die kann von jedem Arzt geleistet werden. Ein Facharzt für Notfallmedizin könnte all das übernehmen und eine Überweisung an einen Spezialisten erst in einem zweiten Schritt regeln, sofern dies dann noch notwendig ist.

Und damit wären wir bei einem weiteren Problem angelangt. Viele Stationen im Krankenhaus haben keinen Platz für Notfallpatienten. Sie vergeben ihre Betten an Patienten mit festen Terminen und sind ohnehin oft gut gefüllt. Ein leeres Bett bedeutet einen wirtschaftlichen Verlust für ein Krankenhaus. Dennoch wäre es wichtig, für die Aufnahme von Notfallpatienten immer ein gewisses Kontingent an freien Betten vorzuhalten – und auch entsprechendes Personal. Denn die Aufnahme eines Spontan-Patienten in der Nacht bedeutet einen größeren Aufwand, der neben dem ohnehin schon enormen Pensum bewältigt werden muss.

Auch in den Notaufnahmen selbst werden mehr Pflegekräfte und Dokumentationsassistenten gebraucht. Das würde Abläufe beschleunigen, mehr Zeit für die Betreuung der Patienten bringen und die Arbeit der Ärzte erleichtern, die dann weniger Zeit am Schreibtisch verbringen müssten. In neuartigen integrierten Notfallzentren könnte all dies besser organisiert werden als in den klassischen Klinikambulanzen.

Beim Thema »Notfall Notaufnahme« gibt es neben dem Aspekt Zeit beziehungsweise Zeitdruck noch einen weiteren, der mir sehr wichtig ist: Respekt. Den Patienten gegenüber, aber auch gegenüber den Ärzten und Pflegern. Leider müssen sich Mitarbeiter in Notaufnahmen zunehmend gegen renitente und randalierende Patienten wehren. Nicht immer handelt es sich dabei um drogenabhängige oder stark alkoholisierte Menschen, die die Kontrolle verlieren. Ich erinnere mich an meine Nachtdienstzeit in einer Klinik, wo man als Arzt oder Pfleger mit einem mulmigen Gefühl durch lange unbewachte Gänge lief, wo sich Junkies mit einem Messer in der Hand Zugriff auf den Giftschrank verschaffen wollten oder wo man in den Personalbädern auf Obdachlose traf, die sich dort häuslich eingerichtet hatten. Es fehlt an Sicherheitspersonal, Mitarbeiter haben mitunter Angst und fühlen sich unsicher. Eine Situation, die keine zugewandte Stimmung schafft, die Patienten und Angehörige zu Recht von Ärzten und Pflegenden erwarten.

Geändert haben sich inzwischen aber auch die Erwartungshaltung und der Umgang von »Otto Normalpatient« mit medizinischem Personal. Häufig fällt der Satz, man zahle schließlich Krankenkassenbeiträge, da könne man jetzt auch einen entsprechenden Einsatz erwarten. Es wird nicht mehr nur mit Worten angegriffen, immer wieder kommt es auch zu körperlichen Attacken. Da packen Eltern den Arzt am Arm und drohen ihm mit rechtlichen Schritten, wenn er nicht sofort ihr Kind behandelt. Manchmal wird auch gleich zugeschlagen. Üble Beschimpfungen gehören beinahe schon zum Alltag.

Einige Mitarbeiter in Notaufnahmen haben sich eine Art Schutzpanzer zugelegt, reagieren mit Zynismus oder ihrerseits mit verbalen Entgleisungen. Das ist aus professioneller Sicht nicht zu entschuldigen, aber doch irgendwie nachvollziehbar, wenn man immer wieder respektlos behandelt und angegriffen wird. Vielleicht ändert sich der Blick auf das, was Ärzte und Pflegepersonal jeden Tag leisten, durch die Corona-Krise. Und vielleicht ist dieser geänderte Blick nachhaltig und nicht nur eine Momentaufnahme. Bislang galt in Notaufnahmen jedenfalls eher: harte Zeiten und ein hartes Umfeld für eine warmherzige Arzt-Patienten-Beziehung.

Warum Zeit allein kein Qualitätsmerkmal ist

Vielleicht kennen Sie diese Diskussion auch aus Ihrer Familie oder aus Ihrem Freundeskreis: Sollte man, um eine Beziehung zu pflegen, möglichst viel Zeit gemeinsam verbringen und dafür andere Dinge, die einem ebenfalls wichtig sind, vernachlässigen? Oder sollte man die ohnehin begrenzte Zeit, die man gemeinsam zur Verfügung hat, besonders intensiv und bewusst nutzen?

Bei Letzterem spricht man gern von »Quality-Time«. Wer kleine Kinder hat, wird sich vermutlich tendenziell für die erste Variante entscheiden, denn da hängt die Qualität der Beziehung auch von der Zeitmenge ab, die man investiert. Kinder richten sich nicht nach Terminkalender und gerade günstigen Gelegenheiten. Da muss man einfach da sein, wenn etwas Wichtiges im Leben der Kleinen passiert, wenn sie Hilfe oder Trost brauchen oder wenn man sich gemeinsam über etwas freuen will, etwas, das sie gerade zum ersten Mal erleben.

Bei Erwachsenen ist das etwas anderes. Hier kann man sich bewusst darauf einigen, gemeinsame Zeit – und sei sie noch so kurz – mit Qualität zu füllen. Hier kann man einander bewusst Aufmerksamkeit schenken und füreinander da sein. Ganz ähnlich verhält es sich mit der Zeit, die Ärzte und Patienten miteinander verbringen. Verständlicherweise belegen Umfragen immer wieder, dass sich Patienten vor allem eines wünschen: mehr Zeit mit ihrem behandelnden Arzt. Wir Ärzte sehen das andersherum genauso. Würden Zeitaufwand und »sprechende Medizin« besser honoriert werden, dann würde vieles besser laufen im Miteinander von Ärzten und Patienten, und dann könnten auch viele Fehler vermieden werden. Vielleicht hätte die Hautärztin ihrem älteren Patienten Gernot dann wirklich nicht nur »husch, husch« Kortison verschrieben, sondern ein Gespräch mit ihm geführt und die erforderliche Diagnostik veranlasst.

Vielleicht aber auch nicht, denn Blut abzunehmen und etwas Haut auszustanzen dauert nicht sehr lange. Das bekommt man auch in wenigen Minuten hin. Man muss nur die Notwendigkeit erkennen, und man muss es tun. Das wäre dann Quality-Time: die wenige Zeit bestmöglich nutzen.

Nicht immer also ist allein entscheidend, wie viel Zeit man füreinander hat, sondern, was in dieser Zeit passiert. Häufig höre ich von Situationen, in denen ausreichend Gelegenheit bestanden hätte, gut zu handeln und gut zu kommunizieren. Nur wurden diese Gelegenheiten nicht genutzt. Entweder bewusst, weil mit Mühe verbunden, oder unbewusst, weil der Arzt es einfach nicht gelernt hat. Im nächsten Beispiel jedenfalls hat es nicht an Zeit gemangelt, und dennoch ging einiges schief.

Marc ist 15 und leidet seit ein paar Jahren unter einem Reizdarmsyndrom. Dabei handelt es sich um ein bisher noch nicht vollständig verstandenes Krankheitsbild. Die Symptome reichen von Übelkeit, Magen-Darm-Schmerzen und Blähungen bis hin zu Durchfall oder Verstopfung. Ein bestimmter Auslöser für die Beschwerden ist meistens nicht erkennbar. Allergien, Unverträglichkeiten, Organveränderungen wie Darmentzündungen, Tumoren oder Parasiten sind ausgeschlossen. Eine angespannte Psyche hingegen schlägt schmerzverstärkend auf den Bauch. Weil die Patienten organisch gesund sind, spricht man auch von einer funktionellen Störung. Die Darmnerven reagieren überempfindlich und geraten in eine Art Dauererregung.

Betroffene quälen sich manchmal so stark, dass ihnen viel Lebensqualität verloren geht. Sie bleiben gern im geschützten Umfeld der eigenen Wohnung und vernachlässigen Freunde und Bekannte. Ohne ein sicheres Klo in der Nähe wagen sie sich kaum noch nach draußen. Oft fühlen sie sich müde und schlapp. Therapien gibt es viele und keine. Jeder Arzt empfiehlt etwas anderes: Meditation und Entspannung, Psychotherapie, Darmflora aufbauen, Nahrung an die Bedürfnisse anpassen, mal mehr, mal weniger Ballaststoffe, viel Bewegung …

Marc hat in seinen jungen Jahren bereits eine lange Arzt-Odyssee hinter sich. Er weiß, dass er kein lebensbedrohliches Leiden hat; gleichzeitig führen Schmerzen und depressive Verstimmungen dazu, dass ihm vieles unmöglich scheint, was für andere in seinem Alter selbstverständlich ist. Seine Mutter, eine Ärztin, bemüht sich seit Längerem um einen Termin in der Kindergastroenterologie einer Universitätsklinik. Quasi als letzte Hoffnung. Nach einigen Monaten klappt es endlich.

In der Uniklinik werden sie zunächst vom Oberarzt empfangen. Ein ernster Mann mit wenig Mimik, der gleich zur Sache kommt und eine lange Liste mit Fragen abzuarbeiten beginnt. Marc und seine Mutter haben sich umfassend auf den Besuch beim Spezialisten vorbereitet, alle Voruntersuchungen sortiert und zusammengefasst. Doch das interessiert den Arzt nicht. Er will auch nicht wissen, welche Vorkenntnisse es zum Krankheitsbild gibt oder welchen Beruf die Eltern haben, in diesem Fall nicht ganz unwichtig, weil die Mutter ja selbst Ärztin ist. Er fragt auch nicht nach, warum der junge Mann gerade jetzt zu ihm kommt und ob es vielleicht aktuell besondere Stressmomente in der Schule oder in seinem Freundeskreis gibt. Fast scheint es, als bestünde der Jugendliche in der ärztlichen Wahrnehmung nur aus einem rülpsenden Darmschlauch, der mal etwas Festes, mal etwas Flüssiges und dann wieder etwas Klumpiges produziert. Mit anderen Worten: Es ging nur um die Wurst, um die Beschaffenheit des Stuhlgangs.

Nach einer Weile kommt der Chefarzt hinzu. Auch der Professor steht nicht unter Zeitdruck. Er überfliegt die Notizen des Kollegen im PC und stellt erneut ein paar Fragen – im Prinzip die gleichen wie der Oberarzt, nur weniger detailverliebt. Im Anschluss daran setzt der Professor zu einer Reihe von Kurzvorträgen an, mehrmals unterbrochen vom Klingeln des Telefons, mit der typischen Folgefrage: »Wo waren wir gerade stehen geblieben?« Er gibt Antworten auf nicht gestellte Fragen und referiert unter anderem über Laktoseintoleranz. 30 Prozent der Menschen hätten so eine Milchunverträglichkeit, aber das sei nicht weiter schlimm, man könne sehr gut ohne Milch leben. Marc trinkt schon lange keine Milch mehr. Er weiß auch seit Langem, dass er keine Krebserkrankung hat und auch keine Entzündung. Er hat die Klinik aufgesucht, weil er Schmerzen hat und wissen will, ob er diese für immer haben wird oder ob sie heilbar sind. Ob er irgendwann ein normales Leben führen kann.

Immer wieder versuchen Marc und seine Mutter, den Monolog zu unterbrechen und den Professor auf ihr eigentliches Anliegen aufmerksam zu machen. Doch erst am Ende der »Vorlesung« können die beiden endlich ihre Fragen loswerden. Für deren Beantwortung hätte ein Bruchteil der gemeinsamen Zeit ausgereicht. Aber die Ärzte haben ihr Schema F durchgezogen und sind nicht auf die individuellen Besonderheiten dieses Patienten eingegangen. Sie haben nicht realisiert, dass der Patient bereits rundum aufgeklärt war, weil sie schlicht nicht danach gefragt haben und Mutter und Sohn auch zwischendurch nicht zu Wort kommen ließen.

Als Marc endlich an der Reihe war, stellte er diese drei Fragen:

1. Ist noch eine Magen-Darm-Spiegelung sinnvoll, wenn die bisherige Diagnostik mit Blut- und Stuhluntersuchungen sowie Ultraschall vollständig abgearbeitet wurde?
   Die Antwort des Professors: »Nein, nicht nötig.«
2. Ich weiß, dass die Erkrankung nicht lebensgefährlich ist, aber ich leide sehr darunter. Im Internet habe ich gelesen, dass ich den Reizdarm nie wieder losbekomme. Gibt es dennoch eine Heilungschance?
   Die Antwort des Professors: »Dazu kann ich nichts sagen.«
3. Fällt Ihnen noch eine Therapie ein?
   Die Antwort des Professors: »Vielleicht eine Verhaltenstherapie, mit der man den Fokus weg vom Schmerz lenken und lernen könnte, damit zu leben. Aber leider kann ich Ihnen da niemanden empfehlen.«

Fünf Minuten hätten für diesen Dialog gereicht. Am Ende dauerte die Begegnung eine Stunde und 15 Minuten, drei Minuten Bauch abtasten inklusive. Es wurde erstaunlich viel geredet. Aber eben vorbei an den Bedürfnissen des Patienten. Stattdessen zitierte der Professor eine Reihe von Studien und philosophierte darüber, dass die Wahrnehmung von Schmerzen auch etwas mit der Erziehung zu tun habe. Da gäbe es drei verschiedene Gruppen: Die erste Gruppe von Kindern werde von den Eltern bei Schmerzen extrem bemitleidet und betüttelt. Die zweite Gruppe werde mit Sprüchen wie: »Ein Indianer kennt keinen Schmerz!« ruhiggestellt. Und bei der dritten Gruppe erlebten die Kinder ihre Eltern als mitfühlend, was den Schmerz betrifft, aber gleichzeitig als optimistisch und aufmunternd, wenn es um Wege heraus aus Schmerz und Leid geht. An Marc gerichtet, folgte nun eine kleine Quizfrage: »Welche Gruppe von Kindern kann am Ende wohl am besten mit Schmerzen umgehen?«

Marc verdrehte die Augen und sagte: »Meine Eltern sind empathisch und aufmunternd. Und trotzdem habe ich Schmerzen.« Klarer kann man seinem Gegenüber eigentlich nicht machen, wie sehr man sich unverstanden fühlt.

So etwas passiert, wenn Ärzte einfach ihr »Programm« abspulen, ohne darauf zu achten, wer da vor ihnen sitzt. Wer nicht nachfragt, warum ein Patient in die Sprechstunde kommt und was er genau abgeklärt haben möchte, wird immer in die gleiche Falle tappen. Wer nicht versucht herauszufinden, wie viel Vorwissen ein Patient mitbringt, wird wertvolle Zeit verschenken, weil er entweder schon Bekanntes erklärt oder, umgekehrt, alles zwei- oder dreimal erläutern muss, weil der Patient weniger weiß, als der Arzt angenommen hat.

Das Kuriose an der Situation aus unserem Beispiel ist, dass sich die beiden Ärzte mit ziemlicher Sicherheit eine gute Leistung bescheinigen würden: »Mann, wir waren richtig toll. Wir haben uns Zeit genommen, wir haben richtig viel geredet. Wir haben beruhigt und gesagt, dass hier keine ernsthafte Erkrankung wie Krebs vorliegt. Und wir haben Studien zitiert, um das Gesagte zu untermauern. Keine Ahnung, warum Marc und seine Mutter so enttäuscht waren.«

Es ist schön, wenn wir in einer Beziehung viel Zeit miteinander verbringen. Aber viel Zeit allein reicht nicht. Man muss sich auch etwas zu sagen haben, einander zuhören, auf den anderen achten. »Nie hast du Zeit für mich!« – dieser Vorwurf lässt sich also um einen kleinen Zusatz erweitern: »… und wenn doch, dann klappt es trotzdem nicht. Weil wir nicht aufeinander eingehen, die Bedürfnisse des anderen nicht erkennen oder diese nicht zur Sprache kommen.«

Termine, Termine, Termine …

Im Kapitel »Ich will doch nur dein Bestes« habe ich schon kurz beschrieben, warum Patienten oft lange und manchmal sehr lange auf einen Termin beim Arzt warten müssen, vor allem wenn sie gesetzlich versichert sind. Das hat mit der Art und Weise zu tun, wie ärztliche Leistungen bei den Krankenkassen abgerechnet werden, und auch damit, wie viele Haus- und Fachärzte es in einer Region gibt. Bei einer Hautärztin für 33000 Einwohner wie im bereits beschriebenen Fall von Gernot kann sich jeder ausrechnen, dass hier längere Wartezeiten an der Tagesordnung sind. Vor allem wenn es um Routineuntersuchungen geht und nicht um Notfälle.

Sollte jemand wirklich dringend Hilfe brauchen, da sind sich bundesweit alle Ärzte einig, werden je nach Indikation schnellstmöglich Termine vergeben, vor allem nach einer Überweisung durch den Hausarzt. Auch die Politik hat inzwischen reagiert und die schon bereits erwähnten Servicestellen für die ambulante Versorgung und für Notfälle eingerichtet. Sollten Sie bei Ihrem Arzt keinen schnellen Termin bekommen, rufen Sie bitte die Notdienstnummer 116117 an. Die Mitarbeiter dort sind jeden Tag rund um die Uhr erreichbar. Hier wird nicht nur in akuten Notfällen geholfen, hier soll man auch Unterstützung bei der Suche nach freien Arztterminen finden – und zwar vom Hausarzt bis zum Spezialisten. Noch läuft diese Art der Terminvereinbarung jedoch nicht allerorts reibungslos.

Einen Termin beim Arzt zu bekommen ist aber nur die erste Etappe auf dem Weg ins Sprechzimmer. Die nächste folgt, wenn wir die Praxis betreten. Dann lautet die Frage: Wie lange muss ich heute wohl warten? Heißt ein Termin um 10 Uhr, dass ich noch vor dem Mittagessen drankomme? Reicht ein Buch als Wartezimmer-Lektüre oder sollte ich lieber ein zweites einstecken? Was passiert da eigentlich in der Praxis, während ich im Wartezimmer vor mich hin schimmele? Sitzt der Arzt auf dem Klo und liest Comics ... oder studiert er doch eher die Aktienkurse? Trinkt er gemütlich mit den Helferinnen Kaffee oder chattet er mit seinen Kumpels?

Damit Sie nicht länger raten müssen, habe ich hier ein paar wichtige Gründe zusammengetragen, die dafür sorgen, dass Sie Ihre weiteren Termine am Tag des Arztbesuchs vergessen können und Ihren Beziehungspartner Arzt manchmal gar nicht gut leiden können.

Hier kommen meine Top 13:

1. Die Grippewelle ist ausgebrochen, alle wollen zum Arzt. Es bilden sich Warteschlangen von der Praxistür bis hinaus auf die Straße.
2. Der Arzt ist ein Chaot und hat kein Zeitgefühl. Er überbucht wie eine skrupellose Airline die Termine, um im Falle des Nichterscheinens eines Patienten keinen teuren Leerlauf zu haben.
3. Es herrscht eine offene Sprechstunde, man benötigt keinen Termin. Das Prinzip »first come, first serve« bedeutet immer langes Warten.

4. Es ist ein Notfall dazwischengekommen. Ein Patient mit klaffender Wunde muss auch ohne Termin versorgt werden.
5. Eine Patientin ist bei der Untersuchung kollabiert und muss gerettet werden.
6. Ein Patient hat neben dem zeitlich einkalkulierten plötzlich noch ein weiteres Leiden, das ebenfalls behandlungsbedürftig ist. Der Termin dauert länger.
7. Der Arzt verquatscht sich mit seinen Patienten.
8. Das Personal ist krank, alles geht langsamer.
9. Der Arzt hat Kopfweh und arbeitet langsamer.
10. Der Server ist mal wieder abgestürzt, nichts geht mehr an der Rezeption und im Behandlungszimmer.
11. Die ambulante Operation dauert länger als gedacht.
12. Sie wurden im Wartezimmer vergessen.
13. Der Arzt kommt zu spät zur Arbeit.

Diese Liste ließe sich ohne jede Frage beliebig fortsetzen. Fakt ist: Termine beim Arzt sind nur begrenzt planbar. Menschen sind Biologie und nicht Mathematik. Aber gewiss wäre es sinnvoll, wenn Ärzte ausreichende Pufferzeiten einplanen und auch öfter mal NEIN sagen würden. Sie kommen mit einem akuten Ausschlag? Okay, aber dann muss die eigentlich geplante Hautkrebsvorsorge an einem anderen Termin stattfinden, zumindest wenn das Wartezimmer voll ist. Denn einfach schneller arbeiten können wir Ärzte in der Regel nicht. Wir verzichten an einem vollen Praxistag ohnehin schon auf Pausen und kommen oft über Stunden nicht zum Essen, Trinken und auch nicht aufs Klo …

Was können Sie tun, um lange Wartezeiten zu vermeiden?

Lassen Sie sich den ersten Termin am Morgen geben. Und kündigen Sie gleich an, dass Sie einen Anschlusstermin haben.
Wenn Sie akute starke Schmerzen haben, sagen Sie das bitte gleich an der Rezeption.
Fragen Sie freundlich nach, wenn Sie den Eindruck haben, dass Sie vergessen worden sind. Das passiert öfter, als Sie denken.
Kündigt man Ihnen gleich beim Betreten der Praxis eine längere Wartezeit an, dann vereinbaren Sie, dass Sie zwischendurch noch etwas erledigen können und später wiederkommen.
Nehmen Sie sich ein bisschen Arbeit mit, die Sie auch im Wartezimmer erledigen können, oder ein gutes Buch oder lauschen Sie Ihrer Lieblingsplaylist.
Schlürfen Sie einen Espresso (aus dem Wartezimmer oder selber mitgebracht) und meditieren Sie beim Blick aus dem Fenster … endlich mal Zeit für sich, wann hat man das schon?
Und wenn Sie den Wartezimmer-Blues nicht länger ertragen können, weil er jedes Mal gespielt wird, dann wechseln Sie den Arzt.

Und zum Abschluss noch eine wichtige Bitte an Sie:

Liebe Patienten, wenn Sie aus irgendwelchen Gründen den heiß erkämpften Termin nicht wahrnehmen können, dann sagen Sie bitte rechtzeitig ab. Verabredungen einzuhalten ist eine Frage des Respekts und der Fairness. Im privaten Umfeld genauso wie in der Arzt-Patienten-Beziehung. Wenn Sie verhindert sind und das rechtzeitig mitteilen, dann hat ein anderer Patient die Chance nachzurücken. Bei längeren Terminen, wie sie beispielsweise für ambulante Operationen eingeplant sind, können sogar mehrere Patienten nachrücken. Ansonsten heißt das für uns: Alle stehen parat, nur einer fehlt – der Patient. »Nie hast du Zeit für mich!« einmal umgekehrt …

Kapitel 11

DU NERVST NUR NOCH!

Ich erlebe in meinem Praxisalltag immer wieder Patienten, die von guten und namhaften Ärzten weggegangen sind, die sogar regelrechte »Traumärzte« verlassen haben. Wenn ich sie dann frage, warum sie die Beziehung beendet haben, warum sie dort nicht weiter in Behandlung geblieben sind, klingen die Antworten oft recht ähnlich:

»Ich hatte eine Menge Fragen und häufig den Eindruck, meinem Arzt waren die nur lästig.«

»Ich habe Pillen verordnet bekommen und verstehe gar nicht, warum. Ich wollte keine Chemie.«

»Der Arzt schaute häufig auf die Uhr, ich war nur einer von vielen!«

»Mein Arzt hat mir das Gefühl gegeben, dass ich ihm nur seine Zeit stehle.«

Obwohl die therapeutischen Entscheidungen der Ärzte in der Regel gut waren, sind die Patienten auf Distanz gegangen. Sie fühlten sich an den Rand gedrängt, nicht mehr ernst genommen, nicht mehr wahrgenommen. Ihr Beziehungspartner Arzt hatte offenbar anderes zu tun, als sich voll und ganz auf sie einzulassen. Er fühlte sich genervt von ihren Fragen, und sie fühlten sich genervt von seiner Genervtheit. Ein echter Beziehungskiller!

Warum auch »gut Gemeintes« nerven kann

Wenn Sie in einer Beziehung stecken, in der Ihr Partner gern skeptisch die Brauen hochzieht und Ihnen Ihre Makel vorhält, dann wird Ihre Partnerschaft davon sicher nicht profitieren. »Schatz, du könntest mal abnehmen« oder »Liebling, du lässt dich ganz schön gehen!« oder auch ein mauliges »Du beachtest mich zu wenig« – solche Sätze sind knallharte Abtörner. Wenn Ihr Partner aber in der Lage ist, Sie als Gesamtkunstwerk mit allen Ihren Vorzügen und Macken zu betrachten, und das mit liebenden Augen, wenn er gern auch mal lobt und Anerkennung ausspricht, dann stärkt das Ihre Beziehung. Sie fühlen sich sicher und geliebt, Sie vertrauen sich und Ihrem Körper auch beim Sex, wovon am Ende beide profitieren.

Was sagt uns das für unsere Arzt-Patienten-Beziehung?

Auch hier ist es absolut kontraproduktiv, wenn Ärzte beginnen, an ihren Patienten herumzumäkeln oder sie zu kritisieren. Was bringt es, einem lebenslustigen und etwas übergewichtigen Familienvater Bier und Schokoriegel vorzuhalten, vielleicht noch mimisch verstärkt durch ein dezent abfälliges Grinsen? Er wird nicht hinhören und vielleicht sogar genervt sein. Besser wäre es doch, als Arzt Angebote zu machen und Lust auf einen gesunden Lebensstil: Torte ja, warum nicht – aber wie wäre es zwischendurch mal mit einem schönen Waldspaziergang und einem Gemüseauflauf? Der erhobene Zeigefinger allein führt auf Dauer nicht zu einer Verhaltensänderung – dafür muss man den Patienten schon mitnehmen. Und das gelingt am besten durch positive Verstärkung und Unterstützung und nicht durch das Aufbauen von Schreckensszenarien à la: »Wenn Sie die Finger in Zukunft nicht von der Schweinshaxe lassen, dann wird Sie bald der Schlag treffen.« Sollten Sie das Gefühl haben, dass Ihr Arzt Sie mit Angstszenarien bedrängt, dann thematisieren Sie das bitte. Denn Angst lähmt und verändert nichts.

In einer Arzt-Patienten-Beziehung dreht sich alles um die Gesundheit, um das Leben und manchmal auch um den Tod. Da werden existenzielle Fragen verhandelt, gerade wenn es einem nicht so gut geht. Man befindet sich als Patient in einer Art Thriller, in dem man selbst die Hauptrolle spielt und der ganz sicher auf dem Friedhof endet – fragt sich nur, wann. Diese permanent vorhandene Möglichkeit von Krankheit und Tod führt bei Patienten im Gespräch mit dem Arzt zu einem erhöhten Adrenalinspiegel. Das passiert ganz automatisch, ohne dass wir Einfluss darauf hätten. Adrenalin schärft die Sinne und verstärkt unsere Fluchtreflexe. Und es führt auch dazu, dass ein Patient seinen Arzt oder dessen Mitarbeiter sehr genau, ja übergenau beobachtet. Jede noch so kleine Regung wird registriert. Selbst vermeintlich Harmloses und nebenbei Gesagtes erreicht die Patientenseele. Jedes Arzt-Wort wird analysiert und auf die Goldwaage gelegt oder vor lauter Stress nicht richtig verstanden. Schon kleine unbedachte Bemerkungen können das Gefühl von Angst und Kranksein verstärken.

Angenommen, Sie wurden operiert und warten voller Anspannung auf die Blutwerte, die darüber entscheiden, ob Sie endlich nach Hause entlassen werden können. Der Stationsarzt kommt ins Zimmer, druckst ein bisschen herum, holt Luft und windet sich. Klar, dass Sie jetzt sofort an schlechte Nachrichten denken. Dabei hatte der Stationsarzt ganz andere Sachen im Kopf. Vielleicht den bevorstehenden OP-Tag, den nörgeligen Chefarzt-Patienten im Nebenzimmer, den er gleich betreuen muss … oder er wollte ganz feierlich einen kleinen Spannungsbogen aufbauen. Wie er dabei auf Sie wirkt, ist ihm offenbar nicht bewusst. Sie jedenfalls sterben tausend Tode, bis er endlich mit der Sprache herausrückt: »Die Werte sind da und alle normal, der Arztbrief ist auch fertig, Sie können nun gehen.«

Oder nehmen wir folgende Situation: Die Krankenschwester betritt das Zimmer und ruft freudig: »Gute Nachrichten!« Sie hoffen selbstredend, dass sie damit den Tumor meint, der gerade rausoperiert wurde und hoffentlich gutartig ist. Die Schwester spricht weiter und sagt: »Ihre Tabletten für zu Hause sind zusammengestellt, auch Ihre Unterlagen sind fertig.« Der Tumorbefund lässt leider noch ein paar Tage auf sich warten …

Das alles passiert deshalb, weil sich weder Arzt noch Pflegekraft vor Betreten des Zimmers in den Patienten hineinversetzt haben. Schön, dass es für die Schwester eine gute Nachricht ist, dass die Entlassungspapiere jetzt vollständig sind und der administrative Teil erledigt ist. Für Sie als Patient zählt aber nach der Tumor-OP nur eines: Krebs – ja oder nein?

Man kann nicht behaupten, dass in den beiden Situationen unfreundlich agiert wurde. Sowohl der Arzt als auch die Pflegekraft waren bemüht, haben aber nicht den richtigen Ton getroffen, nicht den Aspekt angesprochen, der für die Betroffenen gerade entscheidend war. Sie haben ihre Patienten damit unnötig verunsichert, trotz der guten Nachrichten. Auch so etwas kann sehr nerven.

Dass »gut gemeint« auch völlig danebengehen kann, zeigt folgendes Beispiel: Ein Orthopäde empfängt eine jüdische Patientin mit heftigen Knieschmerzen. Er zieht eine Spritze auf, um ihre Qualen zu lindern. Als er die Nadel am Knie ansetzt, sagt er mit betont sanfter Stimme: »Wissen Sie, es ist mir eine Freude, Ihnen helfen zu können. Ihre ›Rasse‹ musste schließlich schon genug Schmerzen erleiden …«

Das sollten Sie vermeiden: Die Top 5 auf der »Geht gar nicht«-Liste

Das alles geht natürlich auch umgekehrt. Was nervt uns Ärzte bei Patienten? Was können wir überhaupt nicht leiden?

Vermutlich werden Sie nun denken, Ärzte mögen es nicht,

wenn der Patient ungeduscht ist und etwas Körpergeruch hat oder wenn er nicht artig seine Tabletten einnimmt. Oder vielleicht auch, wenn er mal fremdgeht und einen anderen Arzt konsultiert. Das alles finden wir Ärzte tatsächlich unproblematisch. Es sind andere Dinge, mit denen wir manchmal schwer umgehen können.

Hier kommen meine Top 5 der Patienten-Nerv-Liste:

1. »Ja, aber …!« sagen

Auch Ärzte sind nur Menschen, auch bei ihnen kann man schnell ungute Gefühle auslösen oder, wie man auf Neudeutsch sagt: Auch Ärzte lassen sich triggern. Zum Beispiel, wenn Patienten sich allzu widerständig zeigen und so tun, als wüssten sie alles besser. Ich kann davon ein Lied singen, denn lange Zeit war ich es, die einen Kollegen mit solchem Verhalten nervte …

Während meiner Zeit in der Klinik hatte ich einen Oberarzt, einen sehr guten Chirurgen, von dem ich als Assistenzärztin viel gelernt habe. Doch immer wieder sagte er Dinge, die ich nicht auf Anhieb verstand oder zu denen ich eine andere Meinung hatte. Und so neigte ich dazu, häufig mit ihm zu diskutieren. Meine Beiträge begannen stets mit einem »Ja, aber …«

»Ja, aber warum muss man den Hautschnitt schräg statt gerade legen?«

»Ja, aber warum untersuchen wir den Patienten nicht noch auf eine Entzündung?«

»Ja, aber warum geben wir hier nicht ein anderes Medikament?«

Damit brachte ich ihn zur Weißglut. Eines Tages brüllte er mich an, dass ich ja eigentlich eine ganz akzeptable Mitarbeiterin sei, aber diese ständigen Widerworte und das »Ja, aber …«-Sagen seien unerträglich.

Ich fiel aus allen Wolken. Ich fragte schließlich so häufig nach, weil ich etwas dazulernen oder verstehen wollte, und nicht, um ihn zu ärgern. Es war keine einfache Situation für mich. Denn wie könnte ich weiter meine Bemerkungen und Fragen loswerden, ohne dass er sich ständig auf den Schlips getreten fühlte?

Ich wagte ein Experiment. Wenn er sich so an meinem ABER stieß, könnte ich das vielleicht in Zukunft einfach weglassen und durch ein anderes Wort ersetzen, zum Beispiel ein UND? Gleich am nächsten Tag setzte ich meine Überlegungen in die Tat um. Statt: »Ja, aber warum geben wir nicht ein anderes Medikament?«, fragte ich nun: »Ja, und warum geben wir nicht ein anderes Medikament?« Tatsächlich ging mein Oberarzt meinem rhetorischen Kunstgriff auf den Leim. Er fühlte sich in seinem Tun zunächst bestätigt und empfand die durch das UND eingeleitete Frage nicht mehr als Kritik, sondern so, wie ich sie gemeint hatte: als reine Sachfrage zu einem bestimmten Thema, zu dem er mich nun dank seines enormen Wissens fundiert aufklären konnte. Ein kleiner Booster für sein Ego. Von diesem Tag an waren wir beste Freunde.

Fazit:
»Ja, aber …« ist ein verbales Zeichen für einen Machtkampf. Da will einer recht behalten und zeigen, dass er es besser weiß. Das geht auf Kosten des partnerschaftlichen Gefühls. Fragen Sie als Patient alle Ihre Fragen, doch versuchen Sie es mit Geschick. Zeigen Sie Ihrem Arzt, dass Sie gemeinsam mit ihm eine gute Lösung finden wollen, ohne ihn dabei zu provozieren oder seine Sachkenntnis anzuzweifeln. Starten Sie mit dieser leichten Übung: Sagen Sie einfach UND, wenn Sie eigentlich ABER meinen …

2. Den Arzt testen

Ärzte wünschen sich nicht nur, dass Patienten ihnen vertrauen, sondern auch, dass *sie* ihren Patienten vertrauen können. Stellt ein Patient den Arzt immer wieder auf die Probe, kann das wirklich sehr nervend sein.

Herr G., ein etwas selbstgefälliger Polterer, kommt zum Zahnarzt. Der Arzt fragt ihn: »Was führt Sie zu mir?«

Herr G. dröhnt: »Schauen Sie mal in meinen Mund und dann sagen SIE es mir!«

Der Arzt findet solche Ratespiele abtörnend und erwidert: »Ich bitte SIE, mir zu schildern, welche Beschwerden Sie haben. Wir sind doch hier nicht bei einer Quizshow.«

Der Patient hat den Arzt durch seine Bemerkung in eine Art Prüfungssituation gebracht. Er hat seine Verantwortung abgegeben und sich nicht selbst zu seinen Beschwerden geäußert, nach dem Motto: »Mal sehen, was der Kerl kann.« Das fühlt sich nach Kontrolle und Austesten durch den Patienten an, und – das wird jeder verstehen – das mögen Ärzte nicht besonders.

Fazit:
Helfen Sie Ihrem Arzt. Geben Sie, so gut Sie können, präzise Informationen zu Ihrer Krankengeschichte oder Ihrem Leidensdruck. Ratespiele kosten Zeit. Nötigen Sie Ihren Arzt nicht zu subjektiven Aussagen. Bedenken Sie – eine Anamnese erheben, also Sie nach Ihrer Geschichte zu befragen, hat einen Sinn, denn es unterstützt die Diagnosefindung immens!

3. Geschichten vom Pferd erzählen

Der 14-jährige Max hat einen Termin beim Kieferorthopäden. Diesmal sind auch die Eltern mit dabei, denn es gibt Probleme. Obwohl Max die neue Zahnspange schon eine ganze Weile trägt, geht die Therapie nicht so richtig voran. Der Kieferorthopäde zweifelt an der Compliance – der Mitarbeit und Therapietreue – seines pubertierenden Patienten. Er wagt eine kritische Nachfrage: »Trägst du die Spange wirklich die vereinbarten 22 Stunden am Tag?« Max schaut schweigend in die Luft, seine Eltern, sie Steuerberaterin und er Anwalt, blicken vorwurfsvoll in Richtung des Kieferorthopäden, nicht des Sohnes ... Wie kann dieser Nichtsnutz von Arzt an der Kooperation ihres wohlgeratenen Sohnes zweifeln? Es liegt doch wohl eher an der falschen Behandlung, dass sich der Erfolg nicht einstellen mag! Der Kieferorthopäde lässt sich davon nicht beirren. Er will Gewissheit und setzt einen kleinen Chip in die Zahnschiene ein. Der zeigt an, wie lange und wie oft die Spange wirklich getragen wird. Und siehe da, sein Verdacht bestätigt sich: Max trägt die Spange statt der geforderten 22 höchstens zwölf Stunden am Tag.

Fazit:
Erzählen Sie Ihrem Arzt bitte die Wahrheit, auch wenn es Ihnen vielleicht peinlich ist. Auch Ärzte verstehen, dass manchmal Dinge anders laufen als beabsichtigt oder verabredet. Nur wenn Sie offen darüber sprechen, kann man gemeinsam Tricks und Wege finden, die auch in Ihrem Fall zu einer besseren Therapietreue führen. Mit Geschichten vom Pferd schaden Sie sich selbst am meisten. (Mehr zum Thema »schwindelnde Patienten« finden Sie im nächsten Kapitel.)

4. Nicht zum Punkt kommen

Wenn Sie im Sprechzimmer oder in einer Klinik auf einen erfahrenen Arzt treffen, wird dieser Ihre Beschwerden und Ihr Leiden recht schnell erfassen. Dennoch wird er Sie bitten zu berichten, seit wann Sie Probleme haben und wie es dazu gekommen ist. Nur wenige Ärzte sind dann allerdings wirklich geduldig: Im Durchschnitt unterbrechen Ärzte ihre Patienten schon nach den ersten zehn bis dreißig Sekunden. Das empfinden viele Patienten als unhöflich. Ob zu Recht oder zu Unrecht, hängt ein wenig von der Situation ab. Denn manchmal muss der Arzt klärende Zwischenfragen stellen und nachhaken: »Seit wann verspüren Sie diesen Schmerz?« Oder: »Wo und wann tritt der Schmerz auf?« Für Sie als Patient ist das ein positives Zeichen, dass der Arzt Ihnen zuhört. Manchmal wird er auch Dinge wiederholen, um zu zeigen, dass das Gesagte bei ihm angekommen ist: »Aha, *deshalb* können Sie also nicht schlafen!«

Ganz grundsätzlich aber sollte gelten: Ein guter Arzt zollt seinem Patienten und seiner Geschichte Respekt und räumt ihm die nötige Zeit ein. Wenn man einen Patienten ausreden lässt, hat er das Gefühl, der Arzt nimmt ihn ernst und hört ihm zu. Ohne Unterbrechung enden die meisten Schilderungen im Schnitt nach neunzig Sekunden. Das ist also gar nicht so lang.

Doch es gibt Patienten, denen diese Zeitspanne viel zu kurz erscheint, und wenn sie erst einmal ins Plaudern kommen, haben wohlerzogene Ärzte kaum eine Chance dazwischenzukommen. So wie im folgenden Beispiel: Frau G. hat Schwindel und soll ihre Beschwerden kurz darlegen. Sie sagt: »Also, ich habe da diesen Schwindel. Aber keiner kümmert sich darum. Die wissen alle nicht weiter. Ich war deswegen schon bei Dr. R. Er hat mich untersucht und dann gesagt, das Gehör sei okay. Er meinte auch, ich müsse damit leben. Ich bin ja schon älter, aber damit wollte ich mich nicht abfinden. Jedenfalls war ich kürzlich auf dem Weg zu einer Freundin, und da entdeckte ich auf der Straße eine weiß gekleidete junge Frau. Ich habe sie angesprochen und gefragt, ob sie zu der Arztpraxis über dem Blumenladen gehört. Sie sagte, sie sei eine der Helferinnen. Da habe ich sie spontan gefragt, ob denn ihr Chef einen Termin für mich habe. Und da hat die Helferin gesagt: ›Ich frage gerne mal nach.‹ Dann ist sie nach oben in die Praxis gegangen und hat mich auf der Straße warten lassen, aber nicht, weil sie unhöflich war. Nein, sie wollte mir ersparen, dass ich die Treppe hochlaufen muss. Nach ein paar Minuten ist sie wieder runtergekommen und hat gesagt: ›Ich habe mit Dr. M. gesprochen, Sie können in zwei Tagen in die Sprechstunde kommen.‹ Und da habe ich geantwortet: ›Ach, Sie gutes Kind, das ist ja wunderbar, da freue ich mich!‹

Später habe ich das meiner Freundin erzählt, und die sagte auch, wie gut, dass das so schnell geklappt hat. Und dass mit Schwindel nicht zu spaßen sei. Wissen Sie, eine Bekannte hatte mal einen Tumor im Kopf …« Und so weiter und so fort. Ein Monolog vor ratlosem Publikum. Minutenlang, ausführlich, aber kaum etwas dabei, was den Arzt bei der Suche nach der Ursache des Schwindels weiterbringen würde. Und wie im Theater kann es passieren, dass man sich dabei ertappt, wie man mit den Gedanken davonfliegt auf dem Klangteppich der unwichtigen Details. Eine Kollegin ist sogar schon einmal kurz eingenickt, während ein Patient ohne Punkt und Komma auf sie einredete.

Manchmal kann hinter einem so enormen Redefluss ein Krankheitsbild stecken: Logorrhö. Der Begriff leitet sich von Diarrhö – Durchfall – ab und bedeutet »Sprechdurchfall«. Mögliche Gründe sind psychische Störungen, aber auch der übermäßige Genuss von Alkohol oder Drogen. Patienten, die darunter leiden, können weder zum Punkt noch zum Ende kommen. Nicht nach neunzig Sekunden, nicht nach fünf und auch nicht nach zehn Minuten. Man muss sie unterbrechen, was allerdings kaum gelingt. Ich erinnere mich an einen Patienten, der ohne Pause Geschichten aus seinem Leben erzählte – die geplante Hautkrebsvorsorge und die Erörterung des Befundes hätten wir deshalb fast nicht geschafft. Sogar als ich am Ende des Sprechtages aus meiner Praxis kam, stand er immer noch vor dem Haus und wollte das Gespräch, oder besser seinen Monolog, fortsetzen.

Sehr viel häufiger aber stecken keine Krankheitsgründe hinter einem verstärkten Redebedürfnis. Manchmal hat das ganz schlicht mit Einsamkeit zu tun. Gerade ältere allein lebende Menschen kommen gern auf ein Schwätzchen zum Arzt, um einfach mal jemanden zum Reden zu haben. Solange es nicht den kompletten Rahmen der Sprechstunde zerlegt und zulasten der anderen Patienten geht, ist dagegen nichts einzuwenden; es zeigt aber auch, dass

Einsamkeit ein Kostenfaktor für das Gesundheitswesen ist und ausreichend soziale Strukturen in unserer Gesellschaft fehlen.

Manchmal sprechen Patienten auch deshalb so viel, weil sie nervös sind und nicht wissen, was wirklich wichtig sein könnte. Also erzählen sie lieber etwas mehr, mehr, als für den Arzt notwendig wäre. Hier sollten Sie sich nicht ärgern, wenn Sie unterbrochen werden, sondern dies als Führungsversuch des Arztes betrachten.

Und schließlich gibt es noch jene Form des Redeflusses, mit der Menschen ihre Umwelt dominieren wollen. Als Partner und als Arzt fühlt man sich davon gleichermaßen eingeengt.

Fazit:
»Sprechende Medizin« ist wichtig. Bedenken Sie aber bitte bei der Anamnese, bei der Schilderung Ihrer Beschwerden, dass daraus kein Drehbuch für einen Spielfilm werden muss. Angaben wie: »Und dann hat mein Mann gesagt …«, »Und da habe ich so bei mir gedacht …«, oder: »Man liest ja auch immer wieder, dass …« sind – überflüssig. Versuchen Sie bitte, sich auf das Wesentliche zu konzentrieren. Ein guter Arzt wird nachfragen, wenn er mehr Informationen benötigt. Und ein schlechter hat eh nicht zugehört.

5. Arztbesuch aus Langeweile

Es gibt Patienten, die gehen auch zum Arzt, weil sie sonst nicht allzu viel zu tun haben. Wer dabei nur an einsame Rentner denkt, liegt falsch. Montag Friseur, Dienstag Hausarzt, Mittwoch Orthopäde, Donnerstag medizinische Fußpflege und Freitag Apotheke – so einen Wochenplan gibt es auch bei Jüngeren. Oft handelt es sich dabei um Menschen, die viel Zeit zu Hause verbringen, aus welchen Gründen auch immer. Da trifft man sich dann morgens im Wartezimmer und tut so, als wäre man beim Kaffeeklatsch. Wenn dazu noch kostenlose Zeitschriften herumliegen, umso besser. Die Arztpraxis als soziales Zentrum.

Es gibt Ärzte, die finden diese Stammkundschaft ganz putzig, andere reagieren genervt. Gerade wenn der Andrang groß ist und das Wartezimmer voll, dann hätte man als Arzt gern mehr Zeit für die Patienten, die wirklich dringend Hilfe brauchen und nicht wegen desselben Zipperleins schon zum fünften Mal da sind. Viele dieser Dauergäste sind noch dazu sehr anspruchsvoll. Als erfahrene Praxisbesucher wissen sie genau, wann ihnen die nächste Massage, die nächste Physiotherapie oder eine Kur zusteht, und sie fordern das alles auch ein. Einige, Stichwort »sekundärer Krankheitsgewinn«, haben sich in ihrer Diagnose so bequem eingerichtet, dass sie Arzt-Hopping betreiben, wenn sie die gewünschte Behandlung bei ihrem »Stamm-Arzt« nicht länger erhalten.

Fazit:
Jeder, der sich krank fühlt und ärztliche Hilfe benötigt, soll diese so schnell und so gut wie möglich bekommen. In Deutschland gehen die Menschen allerdings deutlich häufiger zum Arzt als in den meisten anderen entwickelten Ländern, ohne dass sie dabei gesünder wären oder länger leben würden. Das Gegenteil ist der Fall, wie bereits im Kapitel »Ich will doch nur dein Bestes …« geschildert. Wer möchte, dass Ärzte mehr Zeit für ihre Patienten haben, sollte darüber nachdenken, wie sich nicht notwendige Arztbesuche vermeiden lassen. Natürlich sollten Sie dabei nicht Ihre Gesundheit riskieren.

Nervige Mythen (Patient)

In einer Beziehung sind wir nicht nur genervt, wenn unser Partner dauernd zu viel redet, sondern auch, wenn er plötzlich anfängt, Blödsinn zu erzählen. Wenn er immer wieder falsche Dinge behauptet, wenn er komplizierte Themen nur noch in simple Botschaften verpackt, wenn er einfach daherschwätzt und alles besser weiß oder wenn immer nur die anderen schuld sind und niemals er. Das können wir nur schwer ertragen und beginnen langsam zu (ver)zweifeln. Klar sollte man auch hier Geduld haben und versuchen, den Partner oder die Partnerin mit Argumenten und Einfühlungsvermögen zu erreichen. Aber manchmal reicht's einfach …

Auch wir Ärzte kennen solche Gefühle, auch wir geraten manchmal in Situationen, in denen unsere Geduld arg strapaziert wird. Die Belastungsgrenze wird dabei sicher jeder etwas anders für sich definieren. Aber ein No-Go sind definitiv Beschimpfungen: In der Kinderwunsch-Sprechstunde sitzt ein Paar. Sie ist 39 Jahre alt und von Kopf bis Fuß in Designerklamotten gehüllt, mit Schmuck behangen, perfekter Frisur und aufwendigem Make-up. Sie beschimpft den Arzt, weil auch der fünfte Versuch der künstlichen Befruchtung wieder gescheitert ist.

Der Ehemann schaut betreten und erklärt: »Sie bekommt sonst immer, was sie will!«

Ganz sicher eine besondere Herausforderung für jede Arzt-Patienten-Beziehung ist auch der Umgang mit ewigen Weisheiten. Wer als Arzt immer wieder Energie aufwenden muss, um Patienten zu erklären, dass sie in dieser oder jener Sache einem Mythos aufsitzen, kann davon ganz schön herausgefordert sein. Höchste Zeit also, ein paar der Klassiker unter den hartnäckigen Mythen auszuräumen.

»Der Pickel an der Oberlippe kommt vom Aufrasieren!«

Nein, kommt er nicht. Zumindest dann nicht, wenn er nicht mehr abheilen will, wie normale Pickel das für gewöhnlich tun. Leider steckt bei hellhäutigen Hauttypen ab ca. fünfzig Jahren häufig ein weißer Hautkrebs dahinter. Und der ist natürlich nicht durch das Rasieren entstanden, sondern durch viele Jahre in der Sonne, begünstigt durch den hellen Hauttyp.

»An die Wunde muss Luft ran!«

Jaaaa, das haben unsere Großeltern immer gesagt. Aber heute weiß man es besser. Heute werden Wunden gern »feucht« behandelt, mit atmungsaktiven Folienpflastern, die auf die Verletzung geklebt werden. Das Wundwasser bleibt auf der Wunde und ist die perfekte Nährlösung für frisches Gewebe und neue Zellen. Schorf und Krusten dagegen sind nur ein notdürftiger Wundverschluss, denn darunter können sich Keime sammeln. Außerdem bohren sich die harten Krustenkanten ins frische Fleisch und können es erneut verletzen.

»Wenn man einen Krebs herausschneidet, dann streut er erst recht.«

Oder: »Wenn man Luft an den Krebs lässt, dann streut er.«

Falsch! Denn wenn eine Krebserkrankung rechtzeitig erkannt wird, kann sie in vielen Fällen geheilt werden. Das klappt inzwischen im Durchschnitt bei mehr als der Hälfte aller Betroffenen, auch oder gerade, weil sie rechtzeitig operiert werden.

»Ich habe mich sooo geekelt, deshalb habe ich Herpes bekommen.«

Klingt irgendwie logisch, weil ja auch Herpes nicht appetitlich aussieht, stimmt aber nicht. Herpesviren verkriechen sich im Körper und warten geduldig darauf, dass unser Immunsystem mal einen schwachen Tag hat. Dann klettern sie flugs am Nerv entlang Richtung Hautoberfläche und werfen Blasen. Für andere ist dieser unangenehme Wanderausflug der Viren sofort sichtbar, wenn die Lippen das Ziel waren. Ekel allein macht keinen Herpes, aber er kann unser Immunsystem so schocken, dass die Viren eine Chance wittern …

»Mit nassen Haaren rausgehen macht eine Erkältung.«

Auch Quatsch. Eine Erkältung ist ein Infekt der Atemwege, der durch Viren verursacht wird. Ohne Erreger keine Infektion, egal wie nass die Haare sind. Da ist ein Aufenthalt in überheizten Räumen viel gefährlicher, wenn Menschen mit Husten und Schnupfen in der Nähe sind.

Erst wenn wir die Erkältungsviren bereits in uns haben und das Immunsystem im Abwehrkampf ist, kann ein Auskühlen der Kopfhaut die Abwehr reduzieren, weil sich die Blutgefäße zusammenziehen, um dem Wärmeverlust entgegenzutreten. Das betrifft auch die Schleimhäute von Nase und Rachen. Sie werden dann weniger durchblutet, und das bedeutet weniger Abwehrstoffe vor Ort.

»Der Ausschlag kommt durch das neue Waschmittel.«

Ein Lieblingssatz vieler Patienten, wenn sie mit einem Ausschlag in die Sprechstunde kommen, ein Ausschlag, der symmetrisch und regelmäßig verteilt auf dem ganzen Körper des Patienten zu finden ist. Die roten Stellen schuppen nicht. Die Hautärztin sieht sofort: Hier liegt eine Allergie gegen ein Arzneimittel vor, Penicillin etwa oder ein Schmerzmittel, oder es könnte auch ein Ausschlag nach einer bakteriellen oder viralen Infektion sein. Doch der Patient will das nicht glauben, er weiß genau: Das neue Waschmittel ist schuld, selbst als die Ärztin erklärt, dass der Ausschlag dann anders aussehen würde: mit Bläschen, Schuppen und verbunden mit starkem Juckreiz.

Ja, es stimme schon, er habe in den letzten Tagen eine Kopfschmerztablette gebraucht, ABER die habe er ja schon oft genommen, ohne darauf folgenden Ausschlag. Das Waschmittel hingegen, das sei neu.

Die Ärztin erklärt jetzt geduldig, dass Allergien gegen Arzneimittel immer erst nach einer Weile auftreten, wenn das Medikament bereits mehrfach eingenommen wurde. Dennoch bleibt der

Patient dabei: Er wechselt wieder zu seinem alten Waschmittel … und – nur zur Sicherheit – auch zu anderen Kopfschmerztabletten. Überzeugt ist er freilich nicht.

»Ich bin nicht übergewichtig, ich habe schwere Knochen.«

Es gibt Patienten, die meinen diesen Satz wirklich ernst und leiten daraus sogar ab, dass auch bewusster essen, mehr Sport und Bewegung nicht zu einer Gewichtsreduktion führen würden … Knochen machen 8 bis 10 Prozent unseres Körpergewichts aus. Bei zwei gleich großen Personen kann das Knochengewicht maximal um zwei bis drei Kilogramm variieren. Das hat mit der Knochendichte zu tun, die bei Menschen, die viel Sport treiben, übrigens höher ist. Das heißt: Die Sportlichen und Schlanken haben die »schweren« Knochen und nicht die mit dem Bäuchlein …

»Wenn sich ein roter Strich bildet und zum Herzen wandert, ist es vorbei.«

Das stimmt so nicht ganz. Viele halten einen roten Strich, der über den Arm hinauf Richtung Herz wandert, für das Anzeichen einer Blutvergiftung. Tatsächlich zeigt er an, dass die Lymphbahnen entzündet sind, weil an irgendeiner Stelle Bakterien in den Körper eingedrungen sind. Die kämpfen sich jetzt durch das Gewebe, das mit einer vermehrten Durchblutung reagiert und eben einem roten Strich.

Die Lymphbahnen führen in Richtung Lymphknoten. Bevor es aber gefährlich wird, kommt es erst mal zu Schmerzen und Fieber. Dennoch wird man nicht gleich sterben, denn noch helfen Antibiotika. Ob man sie verordnet oder erst mal nur lokal antibakteriell behandelt, hängt von den Beschwerden ab. Besser ist es definitiv, rechtzeitig mit der Gabe von Antibiotika zu reagieren, wenn die Entzündung noch lokal begrenzt ist.

Die Anzeichen einer Sepsis, so der Fachbegriff für eine Blutvergiftung, sind leider nicht ganz so einfach zu erkennen wie ein roter Strich. Eine schwere Entzündung *kann* zu einer Sepsis führen, den roten Strich als Symptom haben aber die wenigsten Patienten mit einer Blutvergiftung. Die klassischen Anzeichen ähneln denen einer Grippe: Fieber, Schüttelfrost, extremes Krankheitsgefühl, schnelle Atmung, manchmal Verwirrtheit. Dann bitte umgehend einen Arzt oder eine Klinik aufsuchen. Eine Sepsis ist ein absoluter Notfall!!!

»Wenn sich der Ring mit den Bläschen schließt, stirbt man.«

Kein Grund für Panik. Die Gürtelrose wird durch Varizella-Zoster-Viren ausgelöst. Das sind exakt dieselben Viren, die Windpocken auslösen. Hat man als Kind Windpocken gehabt, überleben die Viren in den Nervenschaltstellen in der Tiefe unseres Körpers. Von dort aus können sie bei abgeschwächter Abwehrlage hervorkriechen, zuerst die Nervenfasern entzünden und dann die Haut, die von den Nervenfasern versorgt werden. Auf der Haut treten dann sichtbar die typischen Bläschen auf. Die Varizella-Zoster-Viren sind sehr einseitige Typen, denn entweder entzünden sie den Nerv rechts des Rückenmarks beziehungsweise Hirnstamms oder den auf der linken Seite. Die Mittellinie wird dabei nicht überschritten, der Ring schließt sich also nie. Deshalb müsste man eigentlich von einer Halb-Gürtelrose sprechen.

»Mein Heilpraktiker sagt, ich darf keine Kortison-Creme nehmen.«

Manchmal möchte man als Arzt an dieser Stelle ausrufen: »Und warum lassen Sie Ihr Problem dann nicht komplett von Ihrem Heilpraktiker behandeln? Mit allen Risiken und Nebenwirkungen?« Aber das tut man als wohlerzogener und empathischer Mediziner dann doch nicht. Stattdessen wird man erklären, dass moderne Kortison-Cremes nicht mehr in den Körper übergehen und die Haut auch nicht mehr dünn machen. Lieber die Haut kurz und intensiv mit einer Kortison-Creme behandeln als wochenlang Entzündungen mit sich herumschleppen, die obendrein auch gern von Eiterbakterien besiedelt werden.

»Vom Sitzen auf einem kalten Stein kriegt man eine Blasenentzündung!«

Ähnlich wie beim Rausgehen mit nassen Haaren steigt das Risiko für eine Blasenentzündung zwar, wenn es kalt wird, weil die Abwehr runterfährt und sich Krankheitserreger ausbreiten können. Ist aber gerade kein Krankheitserreger anwesend, kommt es auch nicht zu einer Blasenentzündung, selbst wenn der Stein noch so kühl ist.

Eine Blasenentzündung wird eher durch eine schlappe Darmflora und viel Sex (Flitterwochen-Krankheit) gefördert oder durch einen Mangel an Vitamin D, Eisen, B-Vitaminen und Zink begünstigt. Weitere Risikofaktoren sind Rauchen, Diabetes und bei Frauen eine falsche Abwischtechnik nach dem Toilettengang. Wird nämlich von hinten nach vorne gewischt statt umgekehrt, gelangen vermehrt Darmbakterien in die Nähe von Scheide und Harnröhre.

»Ich muss meinen Körper entgiften, entschlacken, entsäuern und den Darm reinigen.«

Das ist ein Lieblingsmythos vieler Patienten. Aber bitte schön, welche Schlacken im Körper sind gemeint? Unser Darm ist doch kein Ofenrohr, in dem sich irgendwelche Rückstände ablagern. Auch unser Blut übersäuert nicht, weil es von Natur aus immer gepuffert wird, egal ob wir Essig zu uns nehmen oder gedämpftes Gemüse. (Der unwissenschaftliche Begriff »Übersäuerung« meint eigentlich, dass viele Menschen zu viele tierische Nahrungsmittel konsumieren und damit auch die darin enthaltene entzündungsfördernde Arachidonsäure. Eine gesunde »basische Ernährung« führt dem Körper pflanzliche Kost und Mineralien zu und wirkt deshalb antientzündlich. Außerdem wird »saurer Urin« vermieden und die Gefahr für Nierensteine reduziert.)

Und abgesehen davon ist unser Darm auch nicht schmutzig. Was soll da also gereinigt werden? Der Zustand und die Zusammensetzung unserer Darmflora hängen vor allem davon ab, was wir essen und trinken, und auch von genetischen Faktoren. Wer sich gesund und ausgewogen ernährt, tut schon ganz viel für einen lebendigen Darm. Sauber gemacht werden muss da nicht!

»Im Winter wird die Haut immer trocken, weil die Talgdrüsen ihre Arbeit einstellen.«

Das ist immer wieder zu hören und zu lesen, und es ist und bleibt totaler Quatsch. Den Talgdrüsen ist die Temperatur draußen völlig egal. Sie machen ihre Arbeit, weil sie durch körpereigene Hormone und Botenstoffe aktiviert werden. Auch im Winter gibt es Hauterkrankungen wie Akne oder das fettige Ekzem, die beide durch hyperaktive Talgdrüsen verursacht werden.

Woher soll dann aber die trockene Haut kommen, wenn nachweislich weiter fleißig Fett produziert wird? Die Erklärung ist simpel: Talg wird bei Kälte hart wird wie Butter im Kühlschrank, weshalb sie sich dann auch nicht wie warme Butter gleichmäßig auf dem Butterbrot – ergo unserem Gesicht – verteilt. Deshalb können manche Partien trockener werden, verstärkt durch die feuchtigkeitsarme Heizungs- und Winterluft.

All diese Mythen, all diese ewigen Weisheiten bekommen wir Ärzte immer wieder zu hören, egal wie alt unsere Patienten sind. Offenbar werden sie von Generation zu Generation weitervererbt. Da hilft einfach nur, tief durchzuatmen und auch zum tausendundersten Mal geduldig zu erklären, wie die Dinge eigentlich wirklich zusammenhängen. Aber zugegeben, ein bisschen anstrengend ist das manchmal schon. Wobei – und da bin ich mir sicher –, auch wir Ärzte können ganz schön nerven …

Die nervigsten Arztsprüche

Zu Beziehungskrisen gehören bekanntlich immer zwei. Ich habe weiter oben bereits von Ärzten berichtet, die ihren Patienten – ob gewollt oder ungewollt – Unbehagen bereiten, und das aus ganz verschiedenen Gründen. Doch neben Unaufmerksamkeit und mangelndem Einfühlungsvermögen gibt es hier auch noch ein paar verbale Klassiker, Arztsprüche, die zu Beziehungskillern werden:

»Wie geht's uns denn heute?«

Ein typischer *Pluralis majestatis,* eine Mehrzahl der Hoheit. Monarchen und andere Hochwohlgeborene glaubten früher, auch für ihre Untertanen zu sprechen oder sprechen zu müssen. Deshalb die Mehrzahl. Gerade Ärzte und Pflegekräfte vom alten Schlag nutzen diese Wendung noch heute und empfinden sich dabei möglicherweise wirklich als überlegen und hoheitsvoll. Glücklicherweise wird heute in der medizinischen Ausbildung gelehrt, dass man diese Formulierung einfach lassen sollte.

»Der Nächste bitte!«

Ja, sind wir denn hier am Fließband? Dieser Wartezimmer-Klassiker sollte wirklich abgeschafft werden, weil er Patienten zu beliebigen Nummerngirls und Nummernboys macht. Wenn man aus Datenschutzgründen den Namen des nächsten Patienten nicht laut durchs Wartezimmer rufen möchte, dann kann man einfach zu ihm oder ihr hingehen, freundlich nicken und sagen: »Wir können dann loslegen …«, oder: »Darf ich bitten?«

»Na, wo drückt der Schuh?«

Wenn der Schuh drücken würde, hätte man sicher nicht den Hausarzt aufgesucht, sondern die nächste Filiale eines Schuhgeschäftes … Bessere Einstiegsfragen für ein Arzt-Patienten-Gespräch sind: »Bitte erzählen Sie, ich höre zu!«, oder: »Was führt Sie zu mir?«

»Was kann ich für Sie tun?«

Das ist ein Grenzfall. Auf den ersten Blick ist daran nichts auszusetzen. Auf den zweiten präsentiert sich der Arzt damit als selbstgefälliger Dienstleister. Das mag vielleicht an der Theke eines Juweliergeschäftes ganz nett klingen, im Sprechzimmer aber wirkt es arrogant.

»Machen Sie sich mal frei!«

Da fragt man sich manchmal schon, was meint der Arzt jetzt genau? Diese Aufforderung ist viel zu unkonkret, und mögliche Hemmungen beim Patienten werden so auch nicht abgebaut. Besser und vor allem eindeutiger ist es, wenn Ärzte genau sagen, was der Patient tun soll. Also: »Bitte ziehen Sie Hose und Socken aus«, oder: »Ich möchte mir jetzt Ihren Rücken anschauen, bitte legen Sie die Bluse und das Unterhemd ab. Den BH können Sie anbehalten.«

Auch für uns Ärzte gilt also die alte Autorenweisheit: »Kill your darlings!« Trenne dich von vielleicht lieb gewordenen Sprüchen oder Formulierungen, wenn sie aus Sicht der anderen – in diesem Fall der Patienten – eher für Verwirrung oder gar negative Gefühle sorgen. Eine klare, zugewandte und originelle Sprache wird Menschen eher erreichen als inhaltsleere Floskeln und abgedroschene Phrasen.

Das gilt auch für die folgende Situation, die Sie möglicherweise alle kennen und bei der sich das negative Gefühl schon einstellt, wenn man gerade eine Arztpraxis betreten hat.

Abgewatscht am Tresen

Kennen Sie das? Sie kommen in eine Praxis und gehen zur Rezeption. Der Tresen ist so hoch, dass Sie als kleiner Mensch erst mal auf die Zehenspitzen gehen müssen, um zu sehen, was da auf der anderen Seite los ist. Sie entdecken eine Arzthelferin, vielleicht sogar mehrere, aber die sind alle gerade sehr in ihre Arbeit vertieft. Da wird Papierkram erledigt, angestrengt in den PC geschaut oder telefoniert. Oder es werden wichtige Gespräche geführt. Da passiert so einiges, nur eines passiert nicht: dass jemand in Ihre Richtung schaut.

Sie warten weiter höflich, denn Sie sind ja der Bittsteller. Doch noch immer blickt niemand auf, und Sie hören auch kein freundliches »Guten Tag, ich bin gleich für Sie da«. Ihr Blutdruck steigt, und es stellen sich erste Fluchtreflexe ein. Aber Sie wollen ja etwas, Sie sind in der schwächeren Position. Sie haben Angst, dass Sie viel-

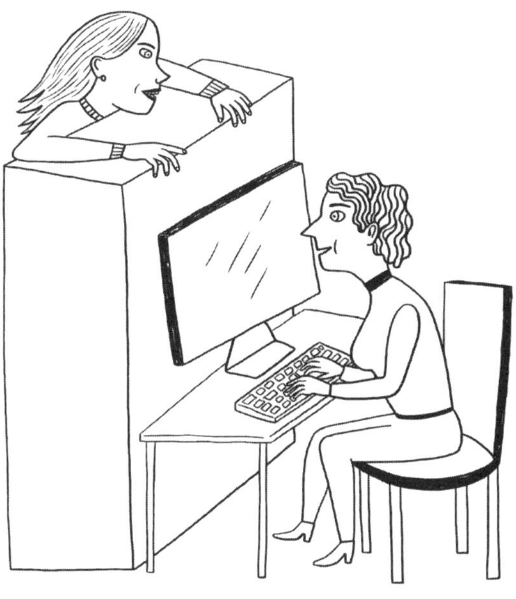

leicht schwer krank sind. Sie brauchen diesen Termin und die Hilfe des Arztes. Also bleiben Sie. Und warten. Vielleicht sind Sie normalerweise ein Macher, einer, der Dinge gern anpackt und löst, selbstbewusst und direkt, und würden in ähnlichen Alltagssituationen aufbegehren. Freundlich, aber bestimmt. Aber all das zählt hier am Praxistresen plötzlich nicht, Sie stehen einfach da und warten.

Dann endlich – Sie haben innerlich schon überlegt, die erste Leuchtrakete abzuschießen – blickt Sie eine der Mitarbeiterinnen an und sagt mit unnachahmlicher Herzlichkeit in der Stimme: »Hier, ausfüllen! Und dann in den Wartebereich!«

Manchmal aber kommt es am Empfang doch zu längeren Dialogen. Dann nämlich, wenn Sie – nach langem Ausharren und etwas paralysiert – plötzlich und unvermittelt erklären sollen, warum Sie eigentlich da sind. Quasi von null auf hundert in zwei Sekunden. Auch das sind oft nervige und vor allem peinliche Situationen, denn nur ein paar Meter vom Tresen entfernt ist der Wartebereich, und alle hören mit oder auch die Leute in der Schlange hinter Ihnen. Die haben gar keine andere Wahl, als mitzuhören, während Sie den Praxismitarbeitern etwas von Warzen im Intimbereich, Juckreiz am After oder Mundgeruch erzählen. Vielleicht müssen Sie auch Ihre Krebsdiagnose formulieren. Wenn die anderen Patienten im Wartebereich dezent sind, tun sie so, als hätten sie all das nicht wahrgenommen; aber dass bei ihnen das Kopfkino angegangen ist, das spüren Sie genau, wenn Sie sich zwischen all den anderen auf den einzigen noch freien Stuhl setzen.

Kein schöner Einstieg in die Arzt-Patienten-Beziehung. Sie sind schon angefasst und genervt, bevor Sie Ihren Partner überhaupt richtig kennengelernt haben. Und Sie spüren, wie erste Zweifel an Ihnen nagen. Wenn sich schon die Mitarbeiter an der Rezeption so unsensibel verhalten – was sagt das über die Qualität der Praxis? Hat der Arzt seine Mitarbeiter nicht »im Griff«? Weiß er überhaupt, wie das Personal mit den Patienten umgeht? Oder will er ganz bewusst eine »harte Rezeption«, um in bester Türsteher-manier schon mal für ein bisschen Disziplin unter den Patienten zu sorgen?

Was auch immer die Gründe sein mögen: Sie sollten mit Ihrem Arzt sprechen, wenn Sie sich im Empfangsbereich seiner Praxis nicht gut behandelt fühlen. Vielleicht wird er Ihnen sagen, dass er das Problem kenne, aber froh sei, bei dem allgemeinen Personalmangel überhaupt jemanden gefunden zu haben. Vielleicht wird er Ihnen aber auch dankbar sein für Ihre Einschätzung, weil er dieses Problem so bisher noch nicht wahrgenommen hat. Und dann wird er hoffentlich mit seinen Mitarbeitern reden und ihnen im Idealfall diese Empfehlungen geben:

Bitte begrüßen Sie jeden Patienten, der in die Praxis kommt, und lächeln Sie dabei.
Falls gerade wirklich Stress ist, teilen Sie das bitte kurz und höflich mit: »Einen Moment, ich bin gleich bei Ihnen."
Wenn es Probleme gibt, bleiben Sie trotzdem freundlich und suchen Sie gemeinsam nach Lösungen. Haben Sie Verständnis für die Situation des Patienten, der möglicherweise emotional aufgewühlt ist oder Schmerzen hat.
Verbalisieren Sie, was der Patient beanstandet, weil Sie so zeigen, dass Sie ihn verstanden haben.
Bedenken Sie, dass sich auch der Patient im Recht fühlt. Überlegen Sie im Konfliktfall, wie sich die Situation aus seiner Sicht darstellt, und versuchen Sie, darauf einzugehen.

Viele Praxismitarbeiter beherzigen dies längst in ihrer täglichen Arbeit. Aber eben nicht alle. Dabei ist der erste Eindruck enorm wichtig. Denn er entscheidet, ob wir jemanden vertrauenswürdig und sympathisch oder nervig und belastend finden. Die Mitarbeiter, vor allem die am Empfang, sind nun einmal die Visitenkarte einer Praxis. Wenn Patienten sich von ihnen nicht gut behandelt fühlen, schwächt das auch das Vertrauensverhältnis zum Arzt.

Kapitel 12

ICH VERTRAUE DIR NICHT MEHR!

Es gibt eine wunderbare Anekdote, die sich Mediziner über Ferdinand Sauerbruch erzählen, einen der berühmtesten und einflussreichsten Chirurgen des 20. Jahrhunderts. Sie soll sich während des Erstens Weltkriegs zugetragen haben, also noch lange bevor Sauerbruch an die Charité nach Berlin kam.

Die Geschichte beginnt mit einem Patienten, der im Krankenhaus liegt und dem es täglich schlechter geht. Die Ärzte sind ratlos, aber der Patient fragt unverdrossen immer wieder nach, bei jeder Visite: »Herr Doktor, bitte, was fehlt mir denn? Warum können Sie mir nicht helfen?« Und jedes Mal antwortet der behandelnde Arzt: »Tja, tut uns leid, wir wissen es auch nicht.« Doch eines Tages fügt der Doktor folgenden Satz hinzu: »Morgen, morgen kommt der berühmte Professor Sauerbruch. Den führe ich gleich zu Ihnen, und ich verspreche: Wenn der herausfindet, was Sie haben, dann bekommen wir Sie schon wieder hin.«

Am nächsten Morgen nimmt Professor Sauerbruch den Kranken in Augenschein. Nach einer Weile sagt er mit ernster Miene zu seinen Kollegen: »Moribundus!« Was so viel heißt wie: Der Mann wird sterben. Der Kranke aber, der kein Latein versteht, denkt: »Jetzt wissen sie endlich, wie sie mir helfen können!« Er fasst neuen Mut und verlässt das Krankenhaus zwei Wochen später – und zwar gesund.

Niemand weiß genau, ob diese Anekdote wirklich stimmt, aber sie erzählt sehr viel über Vertrauen. Vertrauen in den Partner Arzt, in diesem Fall in einen berühmten Chirurgen, eine Autorität im Kollegenkreis und eine Koryphäe auf seinem Fachgebiet. Vertrauen kann mitunter besser helfen als manches Medikament, ein klassischer Fall von Placeboeffekt. Doch was passiert, wenn Patienten das Vertrauen in ihre Ärzte verlieren und die Beziehung so in eine Krise gerät? Wodurch wird Vertrauen überhaupt zerstört, vielleicht sogar auf beiden Seiten? Darum geht es in diesem Kapitel.

Warum Patienten so häufig schwindeln und welchen Anteil der Arzt daran hat

»Vertraust du deinem Arzt?« Diese Frage wurde Ihnen vielleicht öfter schon mal gestellt, im Kreis der Familie oder der Freunde. Vielleicht haben Sie sich das auch selbst schon mal gefragt. Aber kann der Arzt umgekehrt auch Ihnen vertrauen?

Es klingt unglaublich, aber einer aktuellen Studie aus den USA zufolge haben 60 bis 80 Prozent der Patienten schon mindestens einmal ihren Arzt angeschwindelt. Eine erstaunlich hohe Zahl, wenn man bedenkt, dass es hier ja um die eigene Gesundheit geht und selbst kleine Lügen ernsthafte Folgen haben können. Zum Beispiel, wenn vor einer Operation die Einnahme bestimmter Medikamente verneint wird und das dann während des Eingriffs zu Komplikationen führt.

Warum aber ist das so? Warum flunkern Patienten beim Arzt? Warum schwören sie Stein und Bein, das Medikament X eingenommen zu haben, obwohl sie es nicht getan haben? Mit der Konsequenz, dass der Arzt nun denkt, es wirke gar nicht. Die Gründe sind vielfältig. Manche Patienten sind im Sprechzimmer einfach so aufgeregt, dass sie wichtige Informationen vergessen, was zwar kein bewusstes Lügen ist, aber trotzdem gefährlich werden kann. Andere verheimlichen wichtige Dinge, weil diese nicht zu ihrem Selbstbild passen: »Ich war doch immer gesund. Ich hatte doch nie etwas.« Hinzu kommt auch die Selbsttäuschung. Wer gibt schon gerne zu, dass er für seine Erkrankung selbst ein Stück weit die Verantwortung trägt, weil er zu viel Alkohol trinkt, raucht und sich nicht ausreichend bewegt. Und bestimmt ist es einem peinlich, dass man heimlich weiter ungesunde Dinge in sich hineinstopft, anstatt abzunehmen.

Viele Patienten wollen ihrem Arzt gefallen, einen guten Eindruck machen und sich so sein Wohlwollen sichern. Auch deshalb wird geflunkert: »Toll, Frau Doktor, wie Sie mir geholfen haben. Schauen Sie, der Ausschlag ist tatsächlich weg.« Dass er ganz von allein verschwunden ist, ohne die verschriebene Kortison-Creme, will man der Frau Doktor lieber nicht sagen. Eine Art vorgetäuschter Orgasmus in der Arzt-Patienten-Beziehung.

Nicht immer haben die Patienten Schuld, wenn im Sprechzimmer nicht die Wahrheit gesagt wird. Denn wie in jeder guten Beziehung hängt Ehrlichkeit von Vertrauen ab. Je enger und eingespielter eine Beziehung ist, desto weniger wird geschwindelt. Und weil zu einer Beziehung immer zwei gehören, liegt ein Teil der Verantwortung beim Arzt: Wenn ein Patient Angst haben muss, dass er vom Arzt belehrt oder gar abgelehnt wird, wenn zu wenig Vertrauen besteht, dann wird er vermutlich all die Dinge verheimlichen, die ihm Missbilligung einbringen könnten. Wir alle fürchten uns vor Tadel und Kritik und vor einer negativen Bewertung. Warum also sollten wir uns im Sprechzimmer plötzlich anders verhalten als im Alltagsleben?

Wir Ärzte sind weder Priester, die eine Beichte abnehmen wollen, noch besonders anspruchsvolle Partner, denen man etwas vorgaukeln müsste. Jeder Patient ist mündig und darf selbst entscheiden, welche Informationen er preisgeben möchte. Aber je ehrlicher wir miteinander sind, desto geringer sind später die Verletzungen – und das im doppelten Wortsinn …

Die Last des Lästerns – wenn Ärzte schlecht über Kollegen reden

Würden Sie jemandem, der gern über andere herzieht, etwas Wichtiges oder Privates offenbaren? Vermutlich nicht. So unterhaltsam Lästermäuler manchmal sein können – sie gehören eher nicht zu dem Menschenschlag, dem man vertraut, egal ob in der Liebe oder in der Arztpraxis. Wenn jemand es nötig hat, andere kleinzumachen, um selbst größer zu erscheinen, dann erzählt das viel über das eigene Selbstwertgefühl dieser Leute, auch wenn sie noch so cool und selbstbewusst tun. Sollten Sie also einem Arzt begegnen, der gern schlecht über Kollegen spricht, dann seien Sie vorsichtig. Sehr vorsichtig.

Eine Sechzigjährige, seit einigen Jahren Patientin in meiner Praxis, kam eines Tages in die Sprechstunde und klagte über Veränderungen an Haut und Schleimhäuten. Ständig habe sie einen trockenen Mund, außerdem würden sich ihre Finger neuerdings so merkwürdig verfärben. Anfallsartig erst ganz weiß, so wie Leichenfinger; dann würden sie plötzlich blau, und etwas später sei die Haut stark gerötet. Ich untersuchte die Patientin und stieß auf weitere Auffälligkeiten: viele auf die Lippen zulaufende Falten rund um den Mund – unter Medizinern bekannt als Tabaksbeutelmund –, dazu eine verhärtete Fingerhaut und mikroskopisch sichtbare Miniblutgefäße am Nagelfalz. Für mich ergab sich daraus der Verdacht auf eine seltene Autoimmunerkrankung, eine Erkrankung also, bei der sich das Immunsystem gegen körpereigene Strukturen richtet. Ich vermutete ein sogenanntes CREST-Syndrom. Diese Erkrankung führt zu Kalkablagerungen in der Haut, Durchblutungsstörungen an den Fingern und Schluckstörungen, weil sich auch in der Speiseröhre das Bindegewebe verhärtet. Diese Autoimmunerkrankung kann einen sehr ernsten Verlauf nehmen, der weit über das dermatologische Fachgebiet hinausgeht. Deshalb überwies ich meine Patientin an ihre Internistin; diese sollte weitere Untersuchungen, insbesondere des Blutes, durchführen.

Die Kollegin schätzte die Situation leider anders ein. Sie reagierte genervt und abweisend und erklärte, sie sähe überhaupt keine Notwendigkeit für diesen Aufwand. Außerdem stellte sie gegenüber der Patientin meine Kompetenz infrage. Ich sei doch »nur« eine Hautärztin und würde komplett übertreiben. Meine Patientin versuchte der Internistin zu erklären, dass sie meine Kompetenz durchaus schätze, schließlich hätte ich ihr bereits in der Vergangenheit sehr geholfen. Nach langen Jahren mit Darmbeschwerden hätte ich ihr eine Ernährungsumstellung empfohlen – hin zu mehr Ballaststoffen und fermentierter Kost –, und seitdem seien die Beschwerden vorbei. Diese Schilderung machte die Internistin offenbar noch fuchsiger. Ihr Kommentar: »Alles Quatsch!«

Als die Patientin wieder zu mir kam, war sie noch sichtlich erschüttert von so viel Zurückweisung und berichtete mir von der Kollegenschelte. Nun gab ich selbst die internistischen Untersuchungen in Auftrag, und wie vermutet bestätigten die Ergebnisse den Verdacht der aktiven entzündlichen Autoimmunerkrankung. Die Therapie wurde eingeleitet und die Patientin so vor einem schlimmeren Verlauf der Erkrankung bewahrt.

Warum die Kollegin so reagiert hat, kann ich nur vermuten: Vielleicht war sie narzisstisch gekränkt, vielleicht überfordert, vielleicht kannte sie das Krankheitsbild gar nicht, oder vielleicht wollte sie einfach nicht mit anderen Ärzten kooperieren. In jedem Fall aber hat sie das Vertrauen ihrer Patientin verloren.

Manchmal aber haben das Lästern über Kollegen und der gezielte Aufbau von Misstrauen auch ganz profane Gründe, so wie im folgenden Beispiel aus der Welt der Zahnärzte:

Familie Beutler ist empört. Die Prophylaxe – die professionelle Zahnreinigung – bei ihrem Stamm-Zahnarzt ist etwas teurer geworden und kostet nun 95 Euro pro Behandlung. Eine Leistung, die von den gesetzlichen Kassen nicht übernommen wird. Die Familie schaut sich woanders um und findet einen Zahnarzt, der die gesamte Prophylaxe für fast den halben Preis macht. Für unschlagbare 50 Euro. Der Stamm-Zahnarzt warnt: »Solche Schleuderpreise für eine Stunde qualifizierte Arbeit kann es nicht geben, es sei denn, der Zahnarzt holt das an anderer Stelle wieder rein! Seien Sie vorsichtig.«

Familie Beutler lässt sich nicht beirren und wechselt gleich komplett zum Spar-Zahnarzt, wo zunächst auch alles gut läuft, zumindest bei der Prophylaxe. Doch siehe da – egal welches Familienmitglied sich von nun an auf den Zahnarztstuhl setzt, überall entdeckt der neue Doktor plötzlich dringenden Handlungsbedarf. Der Zahnstatus sei desolat, überall Löcher und kaputte Füllungen. Was das wohl für ein Kollege sei, der sie bisher behandelt habe …

Die Beutlers können es nicht fassen: Ihr alter Zahnarzt war also nicht nur teuer, sondern auch noch schlampig? Wütend lassen sie sich einen Termin bei ihrem alten Zahnarzt geben, um ihn zur Rede zu stellen. Er legt ihnen noch einmal alle Befunde und Dokumentationen vor und kann quasi gerichtsfest nachweisen, dass alle Familienmitglieder zum Wechselzeitpunkt ein gut saniertes und gesundes Gebiss hatten. Doch die Beutlers wollen das nicht glauben. Der neue Zahnarzt ist billiger und offensichtlich auch besser, basta! Dass die Familie jetzt plötzlich ganz viele Zahnarzt-Termine hat und dabei auch diverse Zuzahlungen leisten muss, ist offenbar egal. Man spart ja schließlich bei der Prophylaxe … Profitiert hat von der Diskreditierung des Kollegen nur einer: der neue Zahnarzt.

Nicht nur Patienten leiden also unter ärztlichen Besserwissern und Schlechtmachern. Auch innerhalb der Ärzteschaft – wo es im Interesse der Patienten und einer bestmöglichen Behandlung eigentlich immer um ein Miteinander gehen sollte und nicht um ein Gegeneinander – wird gern mal Kollegenschelte betrieben, und das manchmal auf sehr aggressive Weise. So referierte ein Kollege auf einem Allergologen-Tag einmal über den Fall eines Patienten, der sehr viele Medikamente und Drogen einnahm. Dieser Patient hatte eine Allergie gegen ein bestimmtes Antibiotikum. Also hatte der Arzt für die Behandlung ein anderes ausgewählt. Leider vertrug der Patient auch dieses Mittel nicht, er kollabierte und musste notfallbehandelt werden.

Den auf der Tagung anwesenden Allergologen war klar, dass ein Patient mit einer langen Medikamenten- und Drogenkarriere für jeden Arzt eine besondere Herausforderung darstellt. Sie waren dankbar für diese Fallschilderung. Doch dann stand eine Kollegin auf und zog hämisch über den Referenten her: »Ich bin Ihnen sehr verbunden, dass Sie diese Geschichte erzählt haben. An ihr kann man mal sehen, was passiert, wenn man keine Ahnung von Allergologie hat!«

Erst erschrockenes, dann ungläubiges Kopfschütteln bei den anderen Ärzten, denn hier hatte sich eine Kollegin zu Wort gemeldet, die bekannt dafür war, ihren Patienten regelmäßig Narben ins Gesicht zu säbeln, beim Entfernen von braunen Flecken auf der Haut. Dabei gibt es für solche Behandlungen inzwischen moderne Laser, die völlig narbenfrei arbeiten. Da die Kollegin diese Investition aber sparen möchte und ihre Patienten auch nicht »abgeben« will, nutzt sie weiterhin ihr altmodisches Verfahren und erzählt den Patienten, es ginge eben nicht ohne bleibende Spuren …

Selbstaufwertung durch Fremdabwertung – auch unter Ärzten ist das immer wieder ein Thema. Den Schaden haben am Ende die Patienten, denn wie viel mehr Vertrauen könnten wir bei ihnen gewinnen, wenn es uns Ärzten gelingen würde, wirklich *gemeinsam* zu arbeiten. Wir könnten unsere kollegiale Schwarmintelligenz nutzen, gemeinsam Fallbeispiele diskutieren, aus Fehlern lernen und neue Therapieansätze entwickeln. Und das nicht nur auf großen Kongressen, sondern auch im Praxisalltag.

Die Medizin ist ein so komplexes Feld, es ist heute kaum noch möglich, es allein zu übersehen. Jedes Fach entwickelt sich rasant weiter, und im menschlichen Körper gibt es vielfältige Überschneidungen der Organsysteme, alles hängt mit allem zusammen. Umso wichtiger wäre das Zusammenspiel der verschiedenen Fachrichtungen bei der Behandlung eines Patienten mit einer komplexen Symptomatik.

Für mich gehört das Hinzuziehen von Kollegen zu meiner täglichen Arbeit. Ich versuche, meinen Patienten zu zeigen, dass es wirklich um ihre Gesundheit geht und nicht um berufliche Eitelkeiten. Bei bestimmten Krankheitsbildern empfehle ich Kollegen, von denen ich glaube, dass sie dem Patienten besser helfen können als ich. Und wenn das dann wirklich klappt, wenn sich der empfohlene Kollege auch noch toll um meinen Patienten kümmert, dann wächst das Vertrauen. Gemeinsam, nicht gegeneinander und loben statt lästern – nur so funktioniert's!

Die Schweigepflicht

Diskretion ist in der Liebe ein hohes Gut. Man muss sich auf die Verschwiegenheit des Partners verlassen können. Gelingt das nicht, sind Vertrautheit und Vertrauen ganz schnell verschwunden.

In der Medizin ist das sogar juristisch verankert – in Form der ärztlichen Schweigepflicht. Jeder Arzt hat die ihm »anvertrauten Geheimnisse auch über den Tod der Patientin oder des Patienten hinaus« zu wahren. So ist es im Standesrecht der Mediziner geregelt und auch im Strafgesetzbuch.

Dieser Grundsatz gilt für den medizinischen Alltag und genauso für unser Privatleben. Mein Mann ist Zahnarzt, ich bin Hautärztin. Einige Patienten kommen zu uns beiden. Sie möchten manchmal, dass wir Grüße an den jeweils anderen ausrichten, doch eigentlich verbietet die Schweigepflicht auch das. Theoretisch müsste uns ein Patient formal von der Schweigepflicht befreien, erst dann wäre es uns erlaubt, Grüße zu übermitteln. Ich darf einem Patienten auch nicht sagen: »Ach, letztens war ja Ihre Frau hier!« Viele Paare möchten beim Arzt ihre Intimsphäre gewahrt sehen. Das kann ganz besonders wichtig werden, wenn der eine dem anderen nicht verraten will, dass er zum Botox-Spritzen geht oder sich eine Geschlechtskrankheit eingefangen hat, was übrigens häufiger passiert. Egal was, der Arzt muss schweigen wie ein Grab. Doch nicht alle halten sich daran:

Eine meiner Patientinnen wollte sich bei einem Schönheitschirurgen beraten lassen. Sie hatte hängende Unterlider und war an einer Straffung interessiert. Der Chirurg betrachtete sie und sagte: »Sie sehen wirklich sehr gut aus! Aber mit den Lidern, da sollten wir schon was machen. Die Straffung ist ein Kinderspiel – und wenn wir schon mal dabei sind … Sie haben da so einen Höcker auf der Nase, den könnte man auch gleich mit wegschleifen!«

»Ich dachte, ich sehe gut aus!«, antwortete sie leicht beleidigt. Sie spürte leichtes Misstrauen aufsteigen. War das wieder so ein Beutelschneider? Während sie noch darüber nachdachte, ob sie auch mit der Nase unters Messer sollte, fragte der Chirurg beiläufig, wo sie arbeite. Als sie den Namen eines bekannten Unternehmens im Ort nannte, antwortete er: »Das ist ja witzig, letzte Woche war Ihr Chef da. Zur operativen Penis-Verlängerung.«

Sollte das ein Witz sein? Konnte man diesem Arzt trauen, wenn er so lax mit dem Thema Schweigepflicht umging? Doch bevor sie etwas sagen konnte, klingelte das Telefon. Der Chirurg hob ab, lümmelte sich in seinen Chefsessel, verdrehte die Augen und stöhnte in den Hörer: »Was will DIE denn schon wieder?« Offensichtlich war eine seiner Helferinnen am Apparat, die eine Patientin ankündigte.

Das war der berühmte letzte Tropfen, der das Fass zum Überlaufen brachte. Meine Patientin verließ den Schönheitstempel, sie verzichtete auf die Operation und sieht noch immer – oder gerade deshalb – großartig aus.

Manche Restaurantbesitzer pflastern voller Stolz die Wände ihrer Lokale mit Fotos von Schauspielern, Prominenten und Politikern, die bei ihnen gespeist haben. In Arztpraxen sind Patienten-Galerien dagegen unüblich. Wäre auch irgendwie reichlich merkwürdig, wenn der Ministerpräsident sich für die Behandlung von Gallensteinen, die beliebte Nachrichtenmoderatorin für eine Grützbeutel-Entfernung auf dem Kopf und der Kino-Actionstar für die erfolgreiche Einstellung des Blutdrucks öffentlich und für alle klar sichtbar bedanken würden. Die Straße der Besten im Wartezimmer!

Wobei – vielleicht haben Sie auch schon mal Orthopäden aufgesucht, bei denen Autogrammkarten von Promisportlern an den Wänden hängen. Eine Sportverletzung ist ja auch eher etwas Heroisches und kein Stigma. Dennoch gilt: Ohne die ausdrückliche Einwilligung eines Patienten darf kein Arzt öffentlich oder privat mit »Genesungsgeschichten« prahlen. Hier greift die Schweigepflicht. Gleichwohl gibt es Kollegen, die gern vielsagend darauf »hinweisen«, dass sie bekannte Tennisspieler, Bürgermeister, Chefredakteure oder Sänger geheilt haben. Irgendwie scheint es sie zu adeln.

Apropos Reklame: Lange war es verboten, dass man Ärzte bei ihrer Tätigkeit filmte. Das könnte als Werbung verstanden werden und widerspricht daher dem Standesrecht.

In den letzten Jahren wurde das Werbeverbot zunehmend aufgeweicht, wie man in vielen Medizinsendungen im Fernsehen beobachten kann oder auch in kleinen Vorstellungsfilmen auf den Internetseiten einiger Arztpraxen. Die sozialen Medien und YouTube entziehen sich zudem der Kontrolle der Ärztekammern. So findet man besonders auf diesen Plattformen Ärzte, die sich in Aktion mit ihren Patienten zeigen. Sei es beim Entfernen von Zysten, beim Lippenaufspritzen oder gar bei plastischen Operationen, Nasenbegradigungen, Fettabsaugung und Brustvergrößerung. Das ist nichts für schwache Nerven, generiert aber viele Follower und erleichtert auch die Aufklärung. Wenn man als Patient bei anderen gesehen hat, wie es geht, steigt das Verständnis für die Prozedur, und man hat vielleicht weniger Angst. Auch die Kollegen können zuschauen und sich etwas abgucken.

Der Arzt als Influencer ist gerade im Kommen. Allerdings: Sowohl der Name als auch alle Bilder des Patienten unterliegen dem allgemeinen Persönlichkeitsrecht. Ohne ausdrückliche Einwilligung des Patienten darf keine Veröffentlichung erfolgen. Vorher muss er über die Art der Verbreitung der Aufnahmen aufgeklärt werden, und er muss diese Aufklärung unterschreiben. Außerdem ist das Gebot der Sachlichkeit zu beachten: Die Dokumentation muss Informationszwecken dienen, nicht der Werbung. So ist auch über positive Reaktionen der Patienten sachlich und zurückhaltend zu berichten. Wer sich solche Filmchen im Internet schon einmal angesehen hat, wird jedoch feststellen: Das klappt nicht immer…

Was Vertrauen kaputt macht

»Ich gehe nur noch in ein Krankenhaus, wenn ich einen Arzt, einen Juristen und eine Krankenschwester meiner Wahl dabeihabe«, sagte ein Arztkollege nach einer schweren Erkrankung. Gewiss ist das etwas überspitzt formuliert, aber mit seiner Meinung steht er sicher nicht allein. Zu vieles kann schiefgehen – im medizinischen Bereich ebenso wie im zwischenmenschlichen. Eine Erfahrung, die auch Luise gemacht hat. Ihre Geschichte ist die

Geschichte einer großen Enttäuschung. Denn am Ende hat diese Frau, die selbst vielen Menschen geholfen hat, ihr Vertrauen in die Medizin verloren.

Luise ist gelernte Kinderkrankenschwester und Ende siebzig. Gemeinsam mit ihrem Mann betrieb sie über Jahrzehnte eine onkologische Frauenarztpraxis, in der Frauen mit Brust- und Unterleibskrebs betreut wurden. Immer war es ihr Ziel, den betroffenen Frauen Zuwendung zu geben und ihnen in dieser schweren Zeit beizustehen.

Kurz vor ihrem sechzigsten Geburtstag wurde Luise selbst zur Patientin. Sie entwickelte Herzrhythmusstörungen. Ein angesehener Professor sollte die Erregungsbahnen im Herzen kappen, damit der Muskel wieder normal schlagen konnte. Der Eingriff erfolgte ohne Vollnarkose. Schon im Vorfeld bekam Luise mit, wie der Professor sein Team immer wieder beschimpfte. Im Verlauf des Eingriffs wurde er mit einem Mal hysterisch und brüllte: »Sie verblutet mir, macht doch irgendwas!« Bei einem Eingriff kann immer etwas schiefgehen, unvorhergesehene Komplikationen können auftreten. Aber ein Chefarzt, der die Nerven und damit die Kontrolle verliert, der die Verantwortung auf sein Team schiebt, ist keine Instanz, die Vertrauen schafft. Das eigentliche Ziel der Operation wurde nicht erreicht, aber immerhin hat Luise überlebt, nach vier verzweifelten Stunden im OP-Saal. Für die weitere Behandlung wechselte sie den Kardiologen.

Mit Anfang siebzig wurde bei Luise eine Wirbelkanalverengung festgestellt. Bevor sie operiert wurde, musste eine Punktion des Rückenmarkskanals für eine Kontrastmittelgabe ins Nervenwasser durchgeführt werden. Zuvor lag Luise wartend im Flur, als eine Schwester zu ihr kam und ihr schroff erklärte: »Sie müssen sich jetzt ausziehen, es wird gleich punktiert.« Vor den Augen vorbeieilender Menschen musste Luise ihre Kleidung gegen ein Flügelhemd tauschen und sich dabei öffentlich komplett entblößen.

Die Operation selbst verlief am nächsten Tag wieder nicht wie gewünscht. Kaum schlug Luise nach der Narkose ihre Augen auf, teilte ihr eine Ärztin mit, dass man die Operation leider wiederholen müsse, da die verwendeten Schrauben zu lang und zu dünn seien. Luise brach in Tränen aus. In diesem Moment betrat eine weitere Ärztin das Zimmer; die Kolleginnen scherzten und plauderten über das neue Auto, das eine der beiden gerade gekauft hatte. Der Zustand der Patientin, ihre Angst und Verzweiflung wurden völlig ignoriert. Als sich Luise später während der Chefvisite über die mangelnde Empathie der beiden Ärztinnen beschwerte, antwortete der Professor, sie solle sich nicht so haben. Die beiden Ärztinnen seien seine besten Kräfte.

Vor zwei Jahren schließlich, an einem kalten Wintertag, stürzte Luise auf der Straße. Sie hatte schreckliche Schmerzen und konnte nicht mehr aufstehen. Sie vermutete, sie habe sich die Hüfte gebrochen. Ein Rettungswagen der Feuerwehr brachte sie in das örtliche

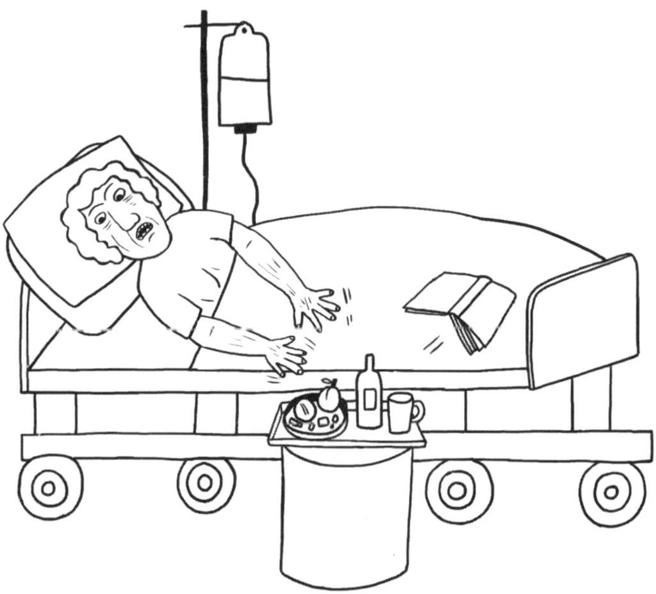

Krankenhaus. Die Sanitäter waren sehr aufmerksam und vorsichtig. Ganz anders in der Notaufnahme: Die Schwester zerrte Luise sofort die Winterstiefel von den Füßen. Das tat sie sehr grob und ohne jede Vorankündigung, sodass Luise vor Schmerzen fast kollabierte und laut aufschrie. An Schwester Rabiata gewandt, flehte sie: »Halten Sie doch bitte wenigstens das Knie fest!« Doch die machte unbeirrt weiter.

Wenig später kam die Orthopädin, die sich ebenso wenig vorstellte wie Schwester Rabiata zuvor. Da noch kein Röntgenbild vorlag, überprüfte die Orthopädin den möglichen Schaden auf ihre Weise: indem sie mit der Faust auf das schmerzende Hüftgelenk schlug.

Das Röntgenbild bestätigte Luises Befürchtungen: Trümmerbruch der Hüfte. Weil der Chirurg im Urlaub war, wurde sie die nächsten Tage mit starken Schmerzmitteln ruhiggestellt. Immerhin glückte die Operation diesmal gleich beim ersten Versuch. Zurück auf Station, begann eine quälende Zeit voller Demütigungen. Das Essen wurde auf einen zwei Meter entfernten Tisch gestellt. Keine Chance für Luise, da heranzukommen. Sie bat das Pflegepersonal um Hilfe und erhielt die Antwort: »Dafür haben wir jetzt keine Zeit.« Um das Wasser für die Einnahme der Schmerzmedikamente musste sie mehrfach bitten, und als ihr einmal die Zeitung auf den Boden fiel und sie die Pflegerin fragte, ob sie das Blatt aufheben könne, wurde sie angeherrscht: »Was möchten Sie denn noch alles haben? Sie sind hier nicht im Grandhotel.« Während ihrer gesamten Zeit im Krankenhaus hörte Luise immer wieder Sätze wie: »Reißen Sie sich mal zusammen!«, »Passen Sie doch besser auf!« und »Muss das jetzt sein?«.

Hinzu kam, dass ständig das Personal wechselte, und Luise den Eindruck hatte, dass hier die rechte Hand nicht wusste, was die linke tut. Die Kommunikation zwischen Ärzten und Pflegepersonal stimmte nicht, und wenn Luise vorsichtig nachfragte, bekam sie zu hören: »Davon weiß ich nichts.« Niemand schien mehr den Überblick zu haben. Selbst der Operateur kam allein zur Visite. Dabei wäre es wichtig gewesen, dies gemeinsam mit den Pflegekräften zu tun, um sich gegenseitig auf den aktuellen Stand zu bringen.

Immerhin setzte sich der Chirurg zu Luise auf die Bettkante und streichelte ihr trostspendend über den Arm. Er bestärkte sie auch darin, sich bei der Klinikleitung über die harsche Behandlung durch einige Mitarbeiter zu beschweren. Er selbst sei da machtlos.

Zeitdruck und personelle Unterbesetzung sind die größten Probleme in vielen Kliniken. Sie dürfen aber keine Entschuldigung sein für das Fehlen selbst eines Fünkchens Nächstenliebe und jeglicher Umgangsformen. Gerade bettlägerige Patienten fühlen sich ohnehin schwach und hilflos, man muss das Gefühl des Ausgeliefertseins nicht noch aktiv verstärken. Und schon gar nicht durch Sadismus und Zynismus.

Vom Krankenhaus ging es direkt weiter in eine Reha-Klinik. Und leider wurde es dort nicht viel besser. Schon nach ein paar Tagen litt Luise unter einem schweren Magen-Darm-Infekt durch ein in der Klinik grassierendes Norovirus. Immer wieder musste sie zur Toilette, und das mit ihrer frisch operierten Hüfte. Als sie einmal auf dem Klo saß, sackte ihr Kreislauf ab. Im letzten Moment konnte sie noch die Notklingel ziehen, dann wurde ihr schwarz vor Augen.

Als Luise wieder zu sich kam, war immer noch keine Pflegekraft da. Sie zog sich mühsam hoch und schaffe es irgendwie zurück in ihr Bett. Erst eine halbe Stunde später kam jemand, um nach ihr zu sehen. Der Pfleger sagte, er habe die Notklingel ignoriert, es sei gerade so viel zu tun gewesen. Wie gut, dass Luise nicht auf dem Klo verstorben war.

Wegen der starken Schmerzen in der operierten Hüfte hatte Luise schon im Krankenhaus ein morphinartiges Medikament erhalten, das während der Reha abgesetzt werden sollte. Aber anstatt das Mittel langsam auszuschleichen, wurde es von den Ärzten abrupt abgesetzt, was bei Luise zu Herzrasen, Schwindel und Halluzinationen führte, alles Symptome für einen schweren Medikamentenentzug. Ein echter Höllentrip …

Sechs Monate später – Luise war schon wieder zu Hause – wachte sie morgens auf und spürte, dass unter ihrer Haut der Hüftknochen plötzlich hervorstach. Offensichtlich war irgendetwas an der operierten Hüfte zu Bruch gegangen. Luise musste wieder ins Krankenhaus und erneut operiert werden.

Sie erhielt eine Drainage, also einen Schlauch, der in das operierte Gelenk hineingesteckt wurde, um das Wundsekret in den ersten Tagen nach draußen abzuleiten. Ein paar Tage nach der OP kam ein Assistenzarzt an ihr Bett, den sie bis dahin noch nie gesehen hatte. Auch er hielt es nicht für nötig, sich vorzustellen, aber daran war Luise ja fast schon gewöhnt. Mit einem festen Ruck und ohne jede Vorankündigung zog er ihr die Drainage heraus. Es war nicht nur der heftige Schmerz, der Luise in diesem Augenblick die Tränen in die Augen trieb. Es war vor allem das Gefühl von absoluter Ohnmacht.

Nach all diesen Erfahrungen hoffte Luise nun, dass ihre Krankenhaus-Odyssee endlich ein Ende nehmen würde. Doch es sollte anders kommen. Ein paar Monate später entwickelte sie plötzlich Luftnot und Husten. Ihr Mann, der Gynäkologe, hörte ihre Lunge ab und vermutete eine Lungenentzündung. Da es ein Wochenende war, entschied sich das Paar, in die Notaufnahme zu fahren. Die Ärztin dort nahm Luise Blut ab und machte eine Röntgenuntersuchung, sah aber auf den Bildern keine Anzeichen für eine Lungenentzündung. Da aber ein Entzündungseiweiß im Blut extrem hoch war, wurde Luise stationär aufgenommen. Allerdings nur zur Beobachtung. Erst 24 Stunden später erhielt sie versuchsweise ein Antibiotikum, das sofort wirkte.

Wenige Tage später, nach ihrer Entlassung, saß Luise mit ihrem Mann beim Italiener. Plötzlich bekam sie wieder keine Luft mehr und konnte sich kaum noch auf den Beinen halten. Sie hatte das Gefühl zu sterben. Sofort fuhren die beiden erneut in die Notaufnahme.

Diesmal hatte eine andere Ärztin Dienst, die zunächst gar nichts unternehmen wollte. Luises Atmung habe sich ja inzwischen stabilisiert. Luises Ehemann wurde wütend. Er erklärte, er sei selbst Arzt und bitte eindringlich um eine Blutentnahme einschließlich der Bestimmung der D-Dimere. Das sind Marker für eine Lungenembolie, eine lebensgefährliche Verstopfung der Lungenarterien durch geronnenes Blut. So ein Blutgerinnsel entsteht meist in den Beinvenen (Thrombose) und kann von dort in die Lunge gespült werden. Als Folge der verstopften Arterie wird die Lunge nur noch schlecht durchblutet und kann den Körper nicht mehr ausreichend mit Sauerstoff versorgen. Es droht ein Kreislaufzusammenbruch, im schlimmsten Fall kann der Patient sterben.

Die diensthabende Ärztin in der Notaufnahme verdrehte die Augen und nahm Luise dann zähneknirschend doch Blut ab. Anschließend schickte sie Luise und ihren Mann nach Hause. Stunden später, mitten in der Nacht, rief die Klinik an. Die D-Dimere waren um den vierzigfachen Wert erhöht. Sofort brachte ihr Mann Luise in die Klinik, wo sie als Notfall direkt auf die Intensivstation kam. Eine CT-Untersuchung bestätigte, dass Luise eine fulminante beidseitige Lungenembolie hatte.

Je rascher in so einem Fall die Behandlung beginnt, desto besser ist die Prognose. Dabei werden vor allem Schmerzstiller und Gerinnungshemmer eingesetzt, damit sich keine neuen Blutgerinnsel bilden können. Bereits bestehende kleinere Blutpfropfen werden vom Körper selbst abgebaut. Doch was passierte bei Luise? Die Frühschicht auf der Intensivstation »vergaß« die Thrombosespritze zur Blutverdünnung, obwohl Luise mehrfach daran erinnert hatte. Als der Spätdienst übernahm, flehte Luise immer noch um ihre Spritze. Die Reaktion der Schwester: »Sie bekommen Ihre Spritze, wenn Sie dran sind, Sie sind nicht die einzige Patientin auf der Station.«

Luise erhielt die lebenswichtige Spritze schließlich zwölf Stunden später als vorgesehen. Die Schwester im Spätdienst fühlte sich dennoch zu Unrecht kritisiert: »Das können Sie ruhig dem Chef sagen – ich hab's ja nicht vergessen, sondern die Frühschicht.«

Wenige Wochen später musste Luise noch ein weiteres Mal auf eine Intensivstation: Eine Durchblutungsstörung im Gehirn verursachte Sehstörungen. Als sie erschrocken bemerkte, dass der Überwachungsmonitor an ihrem Bett plötzlich wild Alarm blinkte, klingelte sie. Doch niemand kam. Luise konnte hören, dass sich draußen auf dem Flur Schwestern und Pfleger unterhielten, aber niemand reagierte auf ihre Notglocke. Erst viel später betrat ein Pfleger das Zimmer. Er erklärte ihr, es sei überhaupt kein Problem, wenn der Monitor am Bett Alarmzeichen gebe, man überwache ihre Herz-Kreislauf-Funktionen ja in der Zentrale. Das konnte Luise natürlich nicht wissen, genauso wenig wie er wissen konnte, warum die Patientin geklingelt hatte. Solche Situationen könnte man sich sparen, wenn man die Patienten kurz über die Eigenheiten solcher Kontrollgeräte informieren würde. Das würde ihnen unnötige Ängste und dem Pflegepersonal unnötige Rennereien ersparen.

Heute kann Luise halbwegs normal leben. Die Lunge ist wieder gesund und die Hüfte hält. Doch ein Krankenhaus möchte sie nie mehr von innen sehen. Sie sagt: »Für menschliche Bedürfnisse ist in der Medizin kein Platz mehr. Es mangelt an Liebe und Ehrlichkeit und dem Vermögen, mit Fragen und Kritik umzugehen. Die Patienten werden zu Untertanen, zu Nummern. Zu viele Menschen im Gesundheitswesen können nicht mehr fühlen, was der andere denkt und braucht. Wir Patienten sehnen uns nach Zuwendung, nach Warmherzigkeit und Lachen, auch oder gerade in schweren Stunden. Manchmal braucht es nur ein freundliches Wort, eine mitfühlende Geste.« Was Luise stattdessen erleben musste, war ein wachsender Vertrauensverlust durch fehlende Aufklärung, mangelnde Empathie, Ignoranz, Sadismus, fachliche Inkompetenz und vor allem das Gefühl des hilflosen Ausgeliefertseins.

Kapitel 13

ICH WILL DIE TRENNUNG!

Hält eine Beziehungskrise lange an, stellt sich irgendwann die Frage: Gehen oder bleiben? Lohnt es sich noch, die Beziehung zu retten, lohnt es sich, an ihr zu arbeiten, oder war es das jetzt? Ist eine Trennung vielleicht sogar die beste Lösung, weil alles festgefahren ist, weil das Vertrauen weg ist, weil man sich nur noch unwohl fühlt und kein Fünkchen Hoffnung auf Besserung mehr besteht?

Wenn einstige Liebes- und Lebenspaare sich trennen, dann geht das oft nur unter Schmerzen. Es hagelt gegenseitige Vorwürfe, es kommt zu Verletzungen, es gibt Streit um Geld, Kinder und Besitz.

Wenn man sich von seinem Arzt trennt, sind sicher deutlich weniger Emotionen im Spiel. Die Trennung kann schnell und in aller Stille vollzogen werden, wenn der Patient einfach nicht mehr in die Praxis kommt und stattdessen zu einem Kollegen geht. Es kann aber auch lauter werden, weil noch einiges zu klären ist oder weil der Grund für die Trennung ein Behandlungsfehler war und man sich vielleicht sogar in einem Rechtsstreit befindet.

Ein paar Klassiker unter den Trennungsgründen

Hier ein paar wahre Begebenheiten, die Patienten derart entsetzt haben, dass jede weitere »Beziehungsarbeit« aus ihrer Sicht sinnlos geworden war und sie die Trennung von ihrem Arzt vollzogen haben.

Leseschwäche oder Unwissenheit des Arztes

Beatrice ist 31 Jahre alt und hat zwei kleine Kinder. Kurz nachdem ihre jüngste Tochter ihren ersten Geburtstag feierte, wurde Beatrice erneut schwanger. Diesmal etwas überraschend und just in der Phase, in der ihre langjährige Frauenärztin in den Ruhestand ging. Leider war die erneute Schwangerschaft nicht intakt. In der Gebärmutter von Beatrice befand sich eine leere Fruchthöhle ohne Embryo. Ein sogenanntes Windei, eine Molenschwangerschaft. Quasi als letzte Amtshandlung überwies die Gynäkologin Beatrice ins Krankenhaus, wo das Windei aus der Gebärmutter ausgeschabt werden musste. Wie üblich in solchen Fällen wurde das Gewebe anschließend von einem Pathologen untersucht.

Mit dem Befund ging Beatrice dann zu einer neuen Frauenärztin, die ihr von Bekannten empfohlen worden war. Die Ärztin blickte auf den Befund des Pathologen und sagte betont einfühlsam: »Oh, das muss Ihnen ganz schön Angst machen. Eine Blasenmole … das kann ja weiterwuchern und schnell zu Krebs werden. Da werden Sie schön aufpassen müssen.«

Wie jetzt? Krebs? Beatrice rief etwas panisch den Pathologen an. Der blieb ganz ruhig und bestätigte: Es war ein Windei oder, wie die Fachleute sagen, eine Windmole. Alles völlig harmlos.

Was war passiert? Vermutlich hatte die neue Frauenärztin beim Lesen des Befundes Windmole mit Blasenmole verwechselt, eine Art weiterentwickeltes Windei, das in der Tat entarten kann. Oder sie kannte den Unterschied gar nicht. Für Beatrice war klar: Aus dieser neuen Arzt-Patienten-Beziehung wird nichts. Wer ihr gleich zu Beginn so einen Schrecken einjagte, den mochte sie als Gynäkologin nicht weiter an ihrer Seite haben. Quasi eine Trennung, schon bevor es richtig begonnen hatte.

Lügen und Geldgier

Dieter hatte eine leichte Rötung an der Eichel. So etwas kommt häufiger vor, wenn die Schleimhautbarriere an der Eichel geschädigt ist durch zu viel Seife, Diabetes oder »mechanische« Überbeanspruchung. Fast immer genügt es, wenn man so eine leichte Rötung mit Cremes oder einem speziellen Öl behandelt; nur in hartnäckigen Fällen muss manchmal die Vorhaut entfernt werden. Doch Dieters Urologe hatte eine andere Strategie. Er bestellte seinen Patienten alle drei Monate, also einmal im Quartal, in die Praxis. Jedes Mal sollte Dieter dort Sperma abgeben, das der Arzt dann auf Bakterien untersuchte. Erwartungsgemäß fand er immer welche und verschrieb daraufhin Antibiotika.

Was Dieter nicht wusste: Die angeblich gefährlichen Bakterien waren harmlose Hautkeime, die nichts mit der Rötung an der Eichel zu tun hatten. Das erfuhr Dieter erst, als er wegen der Rötung einen Hautarzt konsultierte. Der wunderte sich über diese seltsame Therapie und rief einen befreundeten Urologen an, um nachzufragen, ob ständige Spermaspenden und die Verabreichung von Antibiotika gängige urologische Praxis seien. Die Reaktion des Kollegen kam prompt: »O weh, der Patient kommt sicher aus der Praxis von Dr. K. Dieser Kollege macht das mit allen Patienten so! Das ist völlig sinnlos und reine Abzocke.« Diese Aussage ist kein Lästern und Schlechtmachen, sondern eine berechtigte Kritik unter ärztlichen Kollegen. Dem Patienten gegenüber wurde es etwas sanfter formuliert.

Dennoch zog Dieter seine Konsequenzen. Bis dahin hatte er gedacht, dass er bei seinem Urologen in den Händen eines guten Facharztes sei. Nun war er geschockt. Er war weder krank, noch war sein Sperma bakteriell infiziert. Die Antibiotika waren überflüssig gewesen und schwächten Darm- und Schleimhautflora unnötig. Die rote Stelle an seiner Eichel ist inzwischen abgeheilt, weniger Seife und ein Intimöl reichten dafür. Das aber unter der Obhut eines neuen Arztes.

Blickdiagnose und ab unters Messer

Anna ist Anfang zwanzig und studiert Medizin. Auf einer Party wird sie beim ausgelassenen Hüpfen zu Heavy-Metal-Klängen von einem Mittänzer zu Fall gebracht. Ihr Knöchel ist sofort dick und blau und entsetzlich schmerzhaft. Ihr Hausarzt empfiehlt ruhig stellen und verschreibt ihr Tapes und eine Schiene.

Leider werden die Beschwerden nicht besser. Nach ein paar Wochen lässt sie ein MRT anfertigen und wendet sich vertrauensvoll an den ärztlichen Direktor der Universitätsklinik für Orthopädie, den sie im Medizinstudium kennengelernt hat. Der Professor empfängt sie in seinem Büro, würdigt sie aber keines Blickes, sondern starrt die ganze Zeit auf das MRT-Bild. Er ist überzeugt: Hier muss operiert werden, man erkenne eine Prellung des Knochens und womöglich eine Gelenkmaus, ein abgesprengtes Stück Knochen, das im Gelenk herumschwimmt. Anna ist entsetzt. Sie fürchtet sich vor dem Infektionsrisiko bei der Operation und einer späteren Vernarbung der Wunde. Außerdem fragt sie sich, wie sich der Professor ein richtiges Bild von ihrem Knöchel machen konnte, ohne den Fuß auch nur einmal zu berühren. Während ihres Studiums hat sie das irgendwie anders gelernt.

Deshalb hört sie sich nach Alternativen um. Ein sehr sportlicher Kommilitone empfiehlt ihr den Orthopäden und Mannschaftsarzt des örtlichen Fußballvereins. Der hebt bei der Untersuchung Annas Fuß an, tastet ein bisschen und bewegt das Gelenk. Dann lässt er eine einfache Röntgenaufnahme anfertigen, in der das Gelenk nicht nur seitlich aufgeklappt, sondern auch nach vorne geschoben wird. Seine Diagnose: ein Bänderriss im Sprunggelenk. Dieses Gelenk wird von drei Bändern gehalten, nur das vordere ist kaputt. Der Arzt gibt ihr zwei Spritzen und verschreibt ihr Physiotherapie, eine Operation ist aus seiner Sicht völlig unnötig. Und siehe da, nach ein paar Wochen tobt Anna wieder zu »Highway to hell …« über die Tanzfläche.

Der Professor hätte das sicher auch so sehen und entscheiden können, aber er hatte offenbar nur eine für die Klinik profitablere Operation im Kopf. Hätte er sich im Wortsinn herangetastet, wäre er möglicherweise zu einer anderen Entscheidung gekommen.

Und jetzt noch drei Trennungsgründe im Schnelldurchlauf:

Unvermögen und Besserwisserei

Peters Leberwerte sind erhöht, Reginas Blutdruck geht nicht runter. Zwei Patienten, zwei Symptome und eine gemeinsame Erfahrung: In beiden Fällen glaubt der Arzt zu wissen, woran es liegt, und in beiden Fällen liegt er falsch.

Peter bekommt zu hören, seine hohen Leberwerte stammten vom Alkohol. Dabei trinkt Peter gar nicht. Und bei Regina weiß der Doktor ganz genau, dass sie ihre Blutdruck-Tabletten nur unregelmäßig nimmt und also ebenfalls selbst schuld ist. Aber auch hier irrt der Experte, denn Regina ist absolut therapietreu. Ein anderer Arzt empfiehlt eine MRT-Untersuchung und siehe da: Der Radiologe entdeckt einen hormonproduzierenden Tumor der Nebenniere, der den Blutdruck in die Höhe treibt. Bei Peter werden später Gallensteine diagnostiziert, die für die erhöhten Leberwerte verantwortlich sind.

Zwei Patienten, zwei Erkrankungen und ein Arzt, der alles besser weiß. Er misstraut den Aussagen seiner Patienten und verzichtet auf die jeweils notwendige Diagnostik. Da kann man als Patient wirklich nur eines machen: Tschüss und weg!

Mangelnde Einfühlsamkeit

Doris ist Krebspatientin. Bei einer Kontrolluntersuchung sagt der Onkologe zu ihr: »Wenn ich nicht wüsste, dass da noch vor Kurzem Metastasen waren … ich kann nichts mehr sehen!« Doris ist extrem erleichtert, Glück durchströmt sie. Nach der langen Chemo endlich ein Erfolg! Sie kann es kaum fassen. Dann aber sagt der

Arzt: »Tja, der Tumor ist in die Nachbarorgane gewandert.« Wie ein Kartenhaus stürzt die Hoffnung zusammen.

Wie kann man als Arzt nur so ein Eisblock sein? Oder, andersherum, wie kann man als menschlicher Eisblock Arzt werden? Zwei Fragen, eine Antwort: Beides geht eigentlich nicht – und doch ist beides oft traurige Realität. Auch hier gilt: Wenn Sie einem solchen Arzt begegnen, halten Sie lieber Abstand und sehen Sie sich nach einer Alternative um.

Der Arzt spurt nicht!

Bei diesem Trennungsgrund liegt die Sympathie klar auf der ärztlichen Seite. Denn hier beklagen sich Patienten mit einem ausgeprägten Anspruchsdenken über ihre Ärzte. Sie wollen sich trennen, wenn der Arzt nicht umfassend all das liefert, was sie verlangen: zum Beispiel eine Krankschreibung, obwohl der Patient gar nicht krank ist, oder immer neue Schmerzmittel, obwohl die Knieprobleme sofort vorbei wären, wenn der Patient sich etwas bewegen und abnehmen würde; oder sie pochen lautstark auf die pünktliche Einhaltung des Arzttermins, obwohl gerade ein Notfall viel dringender Hilfe braucht. Sollten diese Patienten sich trennen wollen, würden so manche Ärzte dies wohl »einvernehmlich« nennen.

Trennung im Streit: Wenn Ärzte und Patienten sich vor Gericht treffen

Wenn Patienten und Ärzte nur noch über Anwälte kommunizieren, dann liegt meist der Verdacht auf einen Behandlungsfehler vor. Dieser Verdacht kann aufkommen, wenn Patienten nach einer Therapie unter massiven gesundheitlichen Beschwerden leiden oder sie verunsichert sind, weil sie ein anderes Behandlungsergebnis erwartet hatten. Patienten fühlen sich dann oft hilflos und ausgeliefert.

Ob es sich wirklich um einen Behandlungsfehler handelt, ist in vielen Fällen schwer zu beurteilen, denn Ärzte und auch Mitglieder aller anderen Heilberufe können nicht für den Erfolg einer Therapie garantieren. Sie sind nur verpflichtet, bei allem, was sie tun, die anerkannten fachlichen Standards einzuhalten. Kann nachgewiesen werden, dass dies nicht passiert ist oder dass das Personal für die Behandlung nicht ausreichend qualifiziert war oder es grobe Organisationsfehler im Krankenhaus gab, dann ist davon auszugehen, dass hier in der Tat ein Behandlungsfehler gemacht wurde.

Viele Ärzte fühlen sich, als stünden sie vor jeder Therapie mit einem Fuß im Gefängnis. Jeder Eingriff am Patienten erfüllt eigentlich den Tatbestand der Körperverletzung, der nur *nicht* geahndet wird, weil der Patient vorher in die Behandlung eingewilligt hat. Bei Notfällen, wenn jemand zum Beispiel ohnmächtig ist, geht man davon aus, dass der Betroffene mutmaßlich zugestimmt hätte. Deshalb ist bei jeder Behandlung und vor allem vor größeren Eingriffen eine mündliche Aufklärung erforderlich. Den Inhalt des Gesprächs muss der Arzt in der Akte dokumentieren. Es kann auch eine schriftliche Aufklärung geben, die allgemein verständlich auf alle wesentlichen Risiken hinweist und nach der Lektüre durch den Patienten gemeinsam mit dem Arzt besprochen werden muss. Kann der Patient beweisen, dass es keine Aufklärung gab, hat der Arzt in jedem Verfahren schlechte Karten.

So eine Aufklärung sollte aber niemals als Muss und als trockene Amtshandlung abgearbeitet werden. Sie kann – lebendig ausgeführt – schon der erste Schritt der Therapie sein, verbunden mit der Botschaft, dass der Patient damit den richtigen Weg beschreitet, den Weg zum Ziel Heilung, trotz aller Risiken.

Sollte dennoch etwas schieflaufen – weil eine unerwünschte Nebenwirkung eintritt oder weil Ärzte eben auch Fehler machen –, dann geht es vielen Betroffenen zunächst gar nicht um eine gerichtliche Auseinandersetzung. Sie wünschen sich vor allem ein klärendes Gespräch mit den verantwortlichen Ärzten, sie wollen erfahren, was schiefgelaufen ist, und vielleicht auch einen Satz des Bedauerns, eine Entschuldigung hören. Wird all das von den betroffenen Ärzten verweigert – weil sie sich über jeden Zweifel erhaben fühlen –, bleibt häufig wirklich nur der juristische Weg.

»Urwaldmedizin«

Hans ist Jurist und Mitte sechzig. Er hat viele Jahre in Berlin gelebt, nun freut er sich, die ersten Monate des Ruhestands bei Freunden in einer kleinen Stadt im Norden Deutschlands zu verbringen. Nach ein paar Tagen fällt ihm plötzlich das Laufen immer schwerer, er hat starke Rückenschmerzen, seine Füße wirken wie gelähmt. Er kommt ins örtliche Krankenhaus und wird stationär aufgenommen.

Die Ärzte beginnen mit der Diagnostik, veranlassen ein MRT und auch eine Computertomografie der Wirbelsäule. Aber sie finden die Ursache nicht. Die Beschwerden nehmen zu, und nach zehn Wochen im Krankenhaus und vielen Schmerzmitteln kann Hans gar nicht mehr laufen. Die Ärzte sind ratlos. Als ein Freund aus Berlin ihn besuchen kommt, sagt er: »Du musst hier raus. Das wird nix hier.« Der Freund hat »gute Beziehungen« zu einem großen Krankenhaus in Berlin und kann eine Verlegung in die Hauptstadt veranlassen. Den Transport übernimmt der ADAC, da es sich ja quasi um einen Rücktransport in die Heimat handelt.

In Berlin wird Hans erneut stationär aufgenommen, diesmal bei den Wirbelsäulenspezialisten der Neurochirurgie. Er übergibt dem Stationsarzt alle Befunde und Aufnahmen, die in den vergangenen Wochen entstanden sind, und bezieht sein Zimmer. Kaum hat er gemeinsam mit dem Pflegepersonal alle Sachen verstaut, kommt der Chefarzt zu ihm: »Wir haben uns die Unterlagen angeschaut, die Sie mitgebracht haben, und glauben zu wissen, was Ihre Beschwerden verursacht. Sie haben einen Abszess an der Wirbelsäule, eine bakterielle Entzündung.«

Wie jetzt? Er lag zehn Wochen in Norddeutschland im Krankenhaus, mit starken Schmerzen und ohne dass die Ärzte die Ursache herausbekommen haben? Und hier finden die Neurochirurgen innerhalb kurzer Zeit eine Erklärung, und das sogar, ohne eine eigene Diagnostik veranlasst zu haben? Hans ist erleichtert und wütend zugleich. Noch am selben Abend wird er operiert. Danach erfolgt eine Behandlung mit Antibiotika. Eine sehr langwierige Therapie, weil die Entzündungsprozesse weit fortgeschritten sind, aber am Ende wird er gesund. Die Lähmung geht zurück, er kann wieder laufen, und das ohne Schmerzen.

Nach seiner Entlassung ruft Hans noch einmal in dem städtischen Krankenhaus in Norddeutschland an. Er möchte dem Chefarzt gern von seiner Heilung berichten und nachfragen, warum dies in seinem Krankenhaus nicht gelungen ist. Als er zum Chefarzt durchgestellt wird, hofft er auf ein klärendes Gespräch, er will verstehen, wo der Fehler lag. Doch der Arzt am anderen Ende der Leitung versucht, ihn kurz und knapp abzufertigen: was er überhaupt genau wolle und er scheine ja zu glauben, dass sie in seinem Krankenhaus Urwaldmedizin betreiben würden.

Jetzt ist Hans richtig empört, über so viel Arroganz und auch über das schiefe Bild, das der Chefarzt gebraucht. Albert Schweitzer zum Beispiel war ein hervorragender »Urwaldmediziner«. Hans hatte nur ein Feedback geben und verstehen wollen, warum er so viele Wochen umsonst im Krankenhaus gelegen hatte. Doch die harsche Reaktion des Chefarztes konnte der Jurist in ihm nicht unkommentiert lassen. Er verklagte das Krankenhaus. Am Ende schloss man einen Vergleich, die Klinik musste nicht nur Lehr-, sondern auch viel Schmerzensgeld zahlen.

Es ist für Patienten nicht leicht, gegen Ärzte oder Kliniken einen

Prozess zu führen. Denn die Beweispflicht liegt beim Patienten. Der Arzt kann relativ entspannt sein, denn er ist über eine Haftpflichtversicherung abgesichert und muss keine Angst haben, dass er persönlich für Behandlungsfehler aufkommen muss. Dennoch fällt es vielen Ärzten schwer, auf Patienten zuzugehen, wenn wirklich etwas schiefgegangen ist. Alle Haftpflichtversicherungen sehen in ihren Versicherungsbedingungen Schadensersatzansprüche gegen den Arzt vor, wenn dieser unautorisiert seine Haftung für einen Behandlungsfehler anerkennt. Experten sprechen von »Anerkenntnisverbot«. Dabei könnte durch eine ehrliche und offene Kommunikation so mancher Prozess vermieden werden.

Es gibt aber auch Patienten, für die es eine Art Sport zu sein scheint, ihre Beziehung zu einem unliebsam gewordenen Arzt mit einem juristischen Paukenschlag zu beenden. Sie sind recht gut zu erkennen, weil sie schon beim ersten Date mit dicken Aktenordnern in der Praxis auftauchen und gern betonen, dass sie mit vielen Ärzten bereits schlechte Erfahrungen gemacht und einige schon verklagt haben. Mitunter wird auch – ganz nebenbei – auf gute Beziehungen zur juristischen und journalistischen Zunft hingewiesen: »Mein Mann/meine Frau/mein Sohn ist übrigens Anwalt …!« Oder: »Ich kenne da jemanden bei der Zeitung …«

So ein Einstieg ist nicht gerade hilfreich für eine gute Arzt-Patienten-Beziehung, weil hier gleich eine Drohkulisse aufgebaut wird. Wenn Sie als Patient eine lange Odyssee hinter sich haben, müssen Sie mit diesen Informationen natürlich nicht hinter dem Berg halten. Aber Sie sollten einen neuen Arzt nicht unter Generalverdacht stellen. Seien Sie offen und ehrlich, geben Sie aber auch Ihrem Gegenüber eine faire Chance. Ihr Arzt will Ihnen helfen, nicht schaden. Dafür ist ein gutes beiderseitiges Vertrauensverhältnis unerlässlich. Was Sie tun können, wenn dieses Vertrauen durch den Verdacht auf einen Behandlungsfehler gestört ist, erfahren Sie im letzten Kapitel.

TEIL IV

Arzt und Patient – ein Happy End

Wir alle wollen, dass am Ende alles gut wird. So wie im Märchen. Doch das Leben ist leider kein Märchen. Und schon gar nicht in der Medizin. Menschen werden krank, sie leiden, und wenn es keine Heilung mehr gibt und keine Hoffnung, dann sterben sie. Nichts ist dann gut. Kein glückliches Ende.

Auf dem Weg dahin wollen wir aber viele gute Momente erleben und Menschen um uns haben, bei denen wir uns wohlfühlen und geborgen und mit denen wir, wenn es klappt, auch glücklich sind. Das gilt in der Liebe, im Freundeskreis und unter den Kollegen am Arbeitsplatz, und ganz sicher auch in den Beziehungen zu unseren Ärzten.

Wenn Sie das Buch bis hierher gelesen haben, ist Ihnen hoffentlich klar geworden, warum eine gute Arzt-Patienten-Beziehung so unglaublich wichtig ist – und zwar für beide Seiten. Wir haben gesehen, was diese Beziehung bedroht und wie man daran arbeiten kann, dass es gar nicht erst so weit kommt. Wie in der Liebe gibt es auch bei Ärzten und Patienten Traumpaare, Menschen, die sich auf Anhieb verstehen und sich verbunden fühlen. Andere passen auf den ersten Blick nicht so gut zueinander und finden dennoch einen gemeinsamen Weg. Und bei einigen will es einfach nicht funktionieren. Gut, wenn man das rechtzeitig erkennt und dann entsprechend handelt.

Natürlich hängt die Beziehungschemie davon ab, welcher Typ Arzt da auf welchen Typ Patienten trifft. Ein paar Klassiker habe ich ja in den Kapiteln 3 und 4 beschrieben. Nicht jeder kann mit jedem, die einen mögen eher die gütige, leise und einfühlsame Arztversion, andere haben es gern etwas direkter und lieben klare Ansagen ohne große Umschweife. Die hohe Kunst besteht wie in jeder Beziehung darin, zu erkennen, was der andere mag und was ihm guttut und wo man Grenzen überschreitet und Vertrauen aufs Spiel setzt. Selbstverständlich gilt das für beide Seiten, für Ärzte und Patienten. Bei aller Unterschiedlichkeit gibt es dennoch ein paar allgemeine Regeln und Verhaltensweisen und auch einige Rechte und Pflichten, die, wenn sie beachtet werden, ein Beziehungs-Happy-End zumindest wahrscheinlich machen.

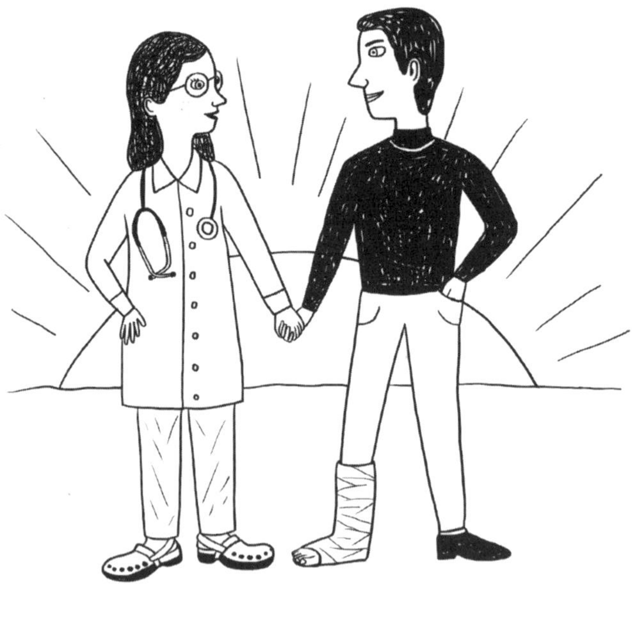

Kapitel 14

TIPPS NICHT NUR FÜRS ERSTE DATE

Das erste Treffen ist immer aufregend. Das gilt vermutlich für alle Begegnungen mit Menschen, die man näher kennenlernen möchte und die man zum ersten Mal bewusst trifft. Der Stresspegel steigt, weil wir Erwartungen mit diesem Treffen verbinden – Erwartungen, die leider auch enttäuscht werden können. Wir wissen nicht, was passieren wird, und können die Situation nur bedingt kontrollieren. Noch ist unser Gegenüber der oder die große Unbekannte.

Sollten Sie bei der Erstkonsultation eines neuen Arztes aufgeregt sein wie beim ersten Date, dürfen Sie das ruhig zulassen und auch zugeben. Der Arzt wird Sie verstehen und sich dann hoffentlich besonders feinfühlig um Sie kümmern und noch einmal nachfragen, wenn Ihnen vor lauter Nervosität wesentliche Dinge zu Ihrer Krankengeschichte nicht mehr einfallen. Was aber kann noch wichtig sein beim ersten Date und eigentlich auch bei allen anderen, die folgen? Wie schaffen Sie es als Patient, einen Rahmen zu setzen, in dem eine gute Beziehung gedeihen kann? Meine Empfehlungen dazu folgen in diesem Kapitel.

Pünktlichkeit und praktische Kleidung

Jeder Mensch hat ein inneres Wertesystem mit verschiedenen Parametern, die ihm helfen, andere zu beurteilen. Diese »Freund-Feind-Erkennung« läuft sehr schnell und unbewusst ab und gibt eine Antwort auf die Frage, ob ich meinem Gegenüber trauen kann oder eher nicht.

Dieses Wertesystem unterscheidet sich von Mensch zu Mensch, aber ein Thema rangiert bei den meisten ziemlich weit oben: Pünktlichkeit. Denn wer pünktlich ist, signalisiert dem anderen: »Ich respektiere dich und ich respektiere deine Zeit!« Wer einen Termin beim Arzt hat und rechtzeitig erscheint, zeigt an, dass man sich auf ihn verlassen kann. Wenn alle pünktlich sind – auch der Arzt – und wenn kein Notfall für eine Verzögerung sorgt, können geplante Zeitabläufe in der Regel eingehalten werden. Das reduziert unnötigen Stress und lange Wartezeiten. Einigen Menschen aber fällt Pünktlichkeit sehr schwer. Vielleicht, weil sie etwas unorganisiert und unstrukturiert durchs Leben gehen oder weil Pünktlichkeit in ihrem Umfeld oder ihrer Kultur keine allzu wichtige Rolle spielt. Möglicherweise wollen sie auch einfach nur Kontrolle über andere ausüben, indem sie diesen ihr eigenes Zeitmanagement aufdrücken. Oder sie lieben den großen Auftritt und wollen erst auf der Bildfläche erscheinen, wenn alle anderen schon da sind.

Wie auch immer, in der Arztpraxis gilt: Bitte seien Sie pünktlich. Denn wer zu spät kommt, den bestraft das Wartezimmer. Und wer zum notorischen Wiederholungstäter wird, gefährdet seine Beziehung.

Beim Thema Klamotten haben wir Ärzte es ja ziemlich einfach. Da reicht ein frischer und sauberer weißer Kittel, um perfekt auszusehen, oder eine andere angemessene Arztkleidung. So zeigen wir den Patienten: Hier ist jemand, der auf Hygiene achtet, und ganz nebenbei verstärken wir auf diese Weise unsere »therapeutische Wirkung«, wie wir schon im Kapitel »Kittelträger« erfahren haben.

Als Patient können Sie eigentlich anziehen, was Sie wollen. Mit Sicherheit ist es ganz praktisch, Kleidung auszuwählen, die man recht einfach an- und ausziehen kann, wenn man weiß, dass man sich für eine Untersuchung entkleiden muss. Viele Frauen tragen deshalb einen Rock, wenn sie zum Frauenarzt gehen, weil man den rauf- und runterklappen kann, wenn man auf den Gyn-Stuhl steigt, oder sie haben eine bequeme Hose mit Gummizug an. Andere denken noch weiter: Ich hatte mal einen proktologischen Patienten, der konnte seinen Schlüpfer bei der Behandlung stets anbehalten, weil der Slip mit einem großen Loch am Po versehen war …

Ob Ihre Socken ein Loch haben oder schwarze Flusen zwischen den Zehen kleben, ob der BH zum Schlüpfer passt oder nicht, all das ist uns Ärzten egal. Allerdings erzählt ein verwahrloster Fuß mit dicker Hornhaut und ungeschnittenen Nägeln schon etwas über Sie. Gleiches gilt für sehr schmutzige Kleidung oder ungeputzte Zähne. Wir Ärzte erfahren so etwas über die Aufmerksamkeit, die Sie Ihrem Körper schenken, oder auch über die eventuell begrenzten Möglichkeiten für eine ausreichende Körperpflege. Der Arzt achtet schon auf den körperlichen Eindruck, den Sie hinterlassen, aber ohne zu werten. Er fügt auch diese Informationen in sein Gesamtbild ein. Dennoch muss niemand frisch geduscht oder »porentief rein« zum Arzt kommen, eine gewisse Grundhygiene ist völlig ausreichend.

Wer fragt, gewinnt

Viele Wege führen nach Rom, auch in der Medizin. Deshalb gibt es für viele Krankheiten ganz verschiedene Behandlungsmöglichkeiten. Überlassen Sie nicht Ihrem Arzt allein die Entscheidung, sondern versuchen Sie gemeinsam mit ihm den besten Weg zu finden. Fragen Sie nach, welche Therapieformen es gibt und welche Variante zu Ihnen und Ihrer konkreten Lebenssituation am besten passt. Um das entscheiden zu können, müssen Sie nach den Vor- und Nachteilen der verschiedenen Behandlungsmethoden fragen. Und auch danach, wie häufig und wahrscheinlich die Risiken und Nebenwirkungen sein können.

Nehmen Sie eine Checkliste mit, auf der Sie Ihre Fragen an den Arzt notiert haben; anhand dieser Liste können Sie direkt überprüfen, ob alles, was Ihnen wichtig ist, wirklich besprochen wurde. Von solchen ganz persönlichen Fragen abgesehen, sollten Sie die folgenden Punkte bei jedem Arztbesuch beherzigen und im besten Fall klären:

Wie lautet die Diagnose? Lassen Sie sich den Namen der Diagnose aufschreiben.
Was bedeutet die Erkrankung? Bitten Sie um die Übersetzung von unverständlichen Fremdwörtern.
Welche Behandlungsmöglichkeiten werden empfohlen? Oft gibt es mehrere Optionen, wie verschiedene Medikamente, Operationsverfahren, physikalische Therapien, Naturheilverfahren.
Welche Chancen und Risiken haben die jeweiligen Behandlungen?
Wie sind die Erfolgsquoten? Wie ist die Prognose?
Was kann ich zu einer erfolgreichen Therapie selbst beitragen?

Wenn die vom Arzt empfohlene Therapie nicht mit Ihrem Privat- oder Berufsleben zu vereinbaren ist, wenn die Nebenwirkungen Sie zu sehr einschränken könnten oder vielleicht auch eine harte, kurze Therapie eine höhere Erfolgsquote verspricht als eine sanfte, lang andauernde, dann gilt es gemeinsam abzuwägen – mit dem Arzt, aber vielleicht auch mit Ihren Angehörigen. Entscheiden Sie nicht allein und nehmen Sie sich ausreichend Bedenkzeit. Und falls Sie den Eindruck haben, Ihr Arzt sperrt sich oder nimmt sich zu wenig Zeit für Ihre Fragen, sprechen Sie das offensiv an. Es ist Ihr Recht zu fragen und seine Pflicht zu antworten.

Wer schreibt, der bleibt

Unabhängig von der Checkliste ist es, wie schon erwähnt, immer eine gute Idee, sich vor einem Arztbesuch Dinge aufzuschreiben, die einem wichtig sind. Gerade wenn es vielleicht der erste Termin bei einem Facharzt ist. Das Thema Aufregung beim ersten Date hatten wir ja schon …

Notieren Sie sich also alles auf einem Zettel und arbeiten Sie die Fragen ab. Sollte nicht für alles genug Zeit sein, können Sie gemeinsam die wichtigsten Punkte herausfiltern und beim nächsten Termin die anderen durchgehen. Und, ganz wichtig: Solange es noch keine zentral gespeicherte digitale Akte von Ihnen gibt, bringen Sie bitte Vorbefunde mit. Es müssen nicht gleich ganze Aktenordner sein, aber wichtige Labordaten, Arztbriefe aus der Klinik oder MRT- oder Gewebebefunde sollten auf jeden Fall dabei sein.

Und bitte, seien Sie nicht irritiert, wenn der Arzt im Rahmen der Anamnese, also der Bestandsaufnahme Ihres persönlichen Gesundheitszustands, auch ganz private Dinge von Ihnen wissen möchte. Freuen Sie sich, wenn der Arzt Sie nach Ihrem Beruf, Vorerkrankungen und Krankheiten in der Familie fragt, wenn er wissen möchte, ob Sie Sport treiben, was Sie essen, wie es um Ihr Sexualleben bestellt ist und wie stark Ihre Psyche ist. Wenn Ihr Arzt all das wissen will, dann sind Sie ihm nicht gleichgültig. Er will ein umfassendes Bild gewinnen, ein ganzheitliches, das wichtig ist, um nach weiteren möglichen Ursachen für eine Erkrankung zu forschen. Außerdem kann er so auch genauer einschätzen, wie er Dinge erklären muss, was Sie vielleicht schon wissen und was noch nicht.

Nie ohne meinen Plan – warum wir über Grapefruitsaft reden müssen

Viele Patienten haben keinen festen Hausarzt, bei dem alle Fäden und Informationen zusammenlaufen und der einen vielleicht schon jahrelang betreut. Diese Patienten haben viele erste Dates, nämlich immer dann, wenn sie wegen eines konkreten Problems ärztliche Hilfe benötigen. Jeder der verschiedenen Ärzte, die sie dann aufsuchen, wird für seine Therapie eine eigene Medikation verordnen. Wenn Sie bei mehreren Ärzten gleichzeitig in Behandlung sind, kann es leider schnell zu Doppelmedikationen kommen oder zu ungünstigen Wechselwirkungen der Arzneimittel untereinander. Deshalb sollten Sie immer Ihren Medikamentenplan dabeihaben, wenn Sie zu einem neuen Arzt gehen. Und diesen Plan unbedingt auch mit dem Arzt durchgehen. Denn es gibt Präparate, deren Wirkung sich ungut verstärken oder abschwächen kann, wenn sie mit dem Medikament X eingenommen werden, oder es entsteht eine gefährliche Nebenwirkung durch die Kombination der beiden Medikamente. Falls Sie also ein neues Medikament verschrieben bekommen, fragen Sie beim Arzt und gern auch noch einmal beim Apotheker nach, was es hier für Neben- und Wechselwirkungen geben kann.

Wie wichtig das ist, zeigt ein Blick in die Statistik: Etwa 3000 Menschen werden Jahr für Jahr in Deutschland durch Verkehrsunfälle getötet. Rund 18- bis 19-mal so viele sterben an unerwünschten Neben- und Wechselwirkungen von Medikamenten. Das sind nach aktuellen Schätzungen 54 000 bis zu 58 000 Tote jedes Jahr. Meist kommt es dann zu tödlichen Magenblutungen, Unterzuckerung, Herzschwäche, schweren Allergien oder auch Nieren- und Leberversagen. Viele dieser Todesfälle wären vermeidbar, wenn Ärzte und Apotheker genau wüssten, welche Medikamente ihre

Patienten einnehmen, und sich die Zeit nähmen, alle möglichen Wechselwirkungen auch detailliert zu überprüfen. Dazu gehört übrigens auch das Nachdenken über Nahrungsmittel, die in Kombination mit bestimmten Arzneimitteln ebenfalls verheerende Wirkungen haben können.

Der Klassiker im Bereich Nahrungsmittel ist Grapefruitsaft. Der blockiert nämlich Enzyme im Magen-Darm-Trakt, die für den Abbau vieler Medikamente verantwortlich sind. Das heißt, die Wirkstoffe bleiben im Körper, und so kann es sein, dass der Patient plötzlich mit einer höheren, ja sogar mit einer Überdosis klarkommen muss.

Milch hat den gegenteiligen Effekt und kann manche Medikamente im Darm abfangen, sodass sie weniger stark wirken als eigentlich beabsichtigt.

Auch Kaffee beeinflusst den Effekt vieler Medikamente und konkurriert zum Beispiel mit Neuroleptika um dasselbe Abbauenzym. Goji-Beeren können bei Patienten, die Mittel zur Blutverdünnung einnehmen, zu inneren Blutungen führen. Und Lakritze kann in Verbindung mit manchen Blutdrucksenkern gefährliche Herzrhythmusstörungen provozieren.

Die Liste ließe sich beliebig lang fortsetzen. Grüner und schwarzer Tee, Alkohol, Grillgerichte, fermentierte Nahrungsmittel … – sie alle beeinflussen die Wirkung von Arzneimitteln und können zu schweren Unverträglichkeiten führen. Das gilt auch für viele pflanzliche Arzneimittel, die sogar den Erfolg einer Chemotherapie gefährden können.

Wenn Sie zum Arzt gehen, sprechen Sie also bitte über Risiken und Nebenwirkungen, wenn Sie ein neues Medikament verordnet bekommen. Fragen Sie nach, wie es genau einzunehmen ist, welche Speisen oder Getränke Sie meiden sollten, und vor allem: Legen Sie immer Ihren Medikamentenplan vor.

Selbst Verantwortung übernehmen

»Wenn etwas schiefgeht, ist immer der Patient schuld!« Das sagen Ärzte gern mal »im Scherz«. Aber wer weiß, vielleicht glauben sie sogar wirklich daran?

Auf jeden Fall gilt: Die Schuldfrage ist in jeder Partnerschaft ein Beziehungskiller!

Dass Raucher und Übergewichtige von Ärzten schlechter behandelt werden, ist hoffentlich ein Gerücht. Raucher bringen Ärzte eher zur Verzweiflung. Besonders schockierend ist der Anblick von Patienten, die durch das Rauchen einen Kehlkopfkrebs entwickelt haben. Musste dann der gesamte Kehlkopf operativ entfernt werden, können die Betroffenen nur noch mithilfe eines Luftröhrenventils sprechen. Manche Patienten rauchen über diese künstliche Öffnung am Hals einfach weiter. Andere Patienten, denen ein Bein amputiert werden musste, weil die Beinschlagadern durch das Rauchen verschlossen waren, geben das Rauchen ebenfalls nicht auf und verlieren eines Tages noch das andere Bein.

Für Außenstehende nur schwer nachzuvollziehen, aber leider erleben wir Ärzte das immer wieder und fragen uns: Warum fällt es vielen so schwer, für die eigene Gesundheit selbst Verantwortung zu übernehmen? Wir wissen alle, dass dies manchmal nicht einfach ist, weil man lieb gewonnene Gewohnheiten aufgeben muss – auch beim Thema Ernährung und Übergewicht. Dabei ist allen klar, dass starkes Übergewicht krank machen und zu Komplikationen bei der Behandlung anderer Krankheiten führen kann. So erschwert Übergewicht die Diagnostik beim Abtasten des Körpers oder beim Ultraschall. Auch beim CT oder beim MRT wird es manchmal kompliziert: Der Patient passt einfach nicht in die Röhre. Bei Operationen muss der Chirurg erst die schwere Fettschürze zur Seite drängen, um überhaupt etwas sehen zu können und an das Zielorgan heranzukommen. Auch die Intubation und die Narkose führen bei stark übergewichtigen Patienten häufig zu Problemen.

Die mangelnde Fitness und der eingeschränkte Stoffwechsel verzögern die Heilung und erhöhen so auch die Anzahl der Komplikationen und Misserfolge. Das kann Ärzte ziemlich frustrieren, heißt aber nicht, dass Sie jetzt einen demotivierten Arzt befürchten müssen. Am liebsten wäre uns, wenn Sie spüren, dass auch Sie Verantwortung für Ihre Gesundheit haben, und dass wir darüber miteinander ins Gespräch kommen müssen. Vertrauen Sie nicht irgendwelchen Wunderdiäten, sondern entwickeln Sie gemeinsam mit Ihrem Arzt clevere Strategien, wie Sie Ihr Leben so verändern können, dass die Pfunde womöglich von ganz allein purzeln.

Finden Sie heraus, was Sie selbst zur Heilung einer Krankheit beitragen können. Bleiben Sie aktiv, auch wenn Sie bereits erkrankt sind. Klären Sie, ob es Bewegungs- und Sportprogramme gibt, die gut zu Ihnen passen. Erproben Sie Meditation, autogenes Training oder andere Entspannungstechniken. Nutzen Sie die Hilfe von Psychologen oder Psychotherapeuten. Werden Sie unabhängig und stark, werden Sie zu einem mündigen Patienten, einem Partner für Ihren Arzt. Und glauben Sie mir: Wer einmal die Erfahrung gemacht hat, selbst Dinge verändern zu können, der gewinnt Kraft und Hoffnung. Ihr Immunsystem wird es Ihnen danken.

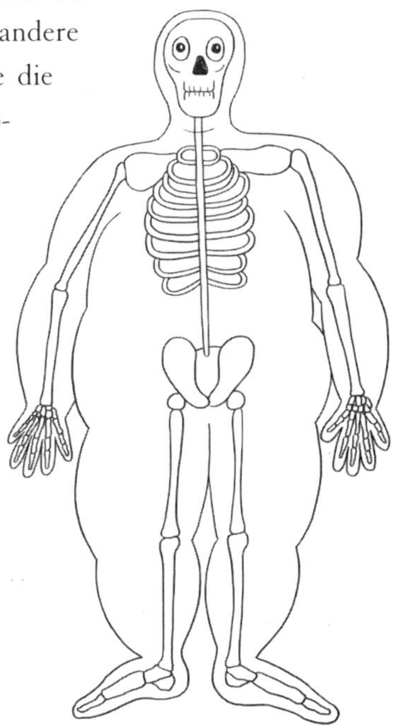

Geduld haben

Wenn Sie sich mit einer schweren Erkältung zum Arzt geschleppt haben, seien Sie nicht enttäuscht, wenn er Sie nur untersucht, aber dann nichts weiter verordnet. Ein Schnupfen dauert mit Medikamenten eine Woche und ohne sieben Tage. Wir Ärzte nennen das »Watch and Wait« oder ganz motivierend »aktives Zuwarten«. Prüfen Sie, ob Aktionismus wirklich gerade angebracht ist. Manchmal verschreiben Ärzte nur deshalb Medikamente, weil sie glauben, der Patient erwarte das jetzt und wäre tief verunsichert, wenn er nur auf seine Selbstheilungskräfte vertrauen sollte. Dabei sind die größer, als viele vermuten.

Aktionismus an der falschen Stelle führt beispielsweise dazu, dass bei viralen Infekten viel zu viele Antibiotika verschrieben werden oder völlig wirkungslose rezeptfreie »Heilmittel«, die nur einem Gewinn bringen: dem Hersteller. Antibiotika wirken überhaupt nicht gegen Viren, sondern nur gegen Bakterien! Der schnelle Griff zum Antibiotikum ist deshalb nicht nur überflüssig, sondern sogar schädlich.

Jede Antibiose schwächt unsere Darmflora und andere Schleimhäute im Körper, was wiederum zu neuen Erkrankungen führen kann. Weltweit steigen die Resistenzen gegen Antibiotika mit der Folge, dass die Medikamente dann, wenn sie wirklich gebraucht werden, keine Wirkung mehr zeigen. Geben Sie Ihrem Körper eine Chance, haben Sie Geduld und setzten Sie Ihren Arzt nicht unter Druck.

Mut zum Fremdgehen, auch nach dem ersten Date

Wenn Sie bei einem Arzt kein gutes Gefühl haben, wenn Sie seiner Diagnose und vor allem seinem Therapievorschlag nicht ganz trauen, dann haben Sie jederzeit das Recht, eine zweite Meinung einzuholen und einen anderen Mediziner zu befragen.

Ärzte haben Menschenhirne und sind keine Computer. Zwar gibt es für die Diagnostik und die Behandlung von Erkrankungen spezielle Leitlinien, aber viele Ärzte ergänzen diese durch eigene Erfahrungen und eigene Einschätzungen. Manches, was fachlich richtig wäre, wird vom Arzt auch mal wieder vergessen, gerade wenn es seltene Erkrankungen sind, und andere neue Erkenntnisse werden vielleicht nicht wahrgenommen. Sie dürfen und sollten Ihrem Arzt vertrauen, aber niemals blind. Genauso wenig wie in der Liebe. Manchmal stecken auch wirtschaftliche Interessen hinter einem Therapievorschlag, weil die Operation eines Knies zum Beispiel besser bezahlt wird als eine konservative Heilmethode.

Leider können auch zwei Ärzte mitunter vier Meinungen haben – lassen Sie sich nicht verwirren, sondern trauen Sie auch hier Ihrem Bauchgefühl und fragen Sie dann lieber noch einen dritten Arzt, wenn Sie sich gar nicht entscheiden können.

Oft hat das Fremdgehen, das Einholen einer zweiten Meinung, aber auch eine beruhigende und stabilisierende Wirkung. Denn wenn der zweite Arzt ebenfalls findet, dass die vorgeschlagene Behandlung ein guter Weg ist, dann wird Sie das sicherer machen. Vielleicht kann der zweite Kollege den Sinn und den Ablauf der Therapie sogar noch besser erklären, und Sie verstehen jetzt, was der erste Arzt eigentlich genau meinte.

Mehr Tipps und Hinweise zum Thema Zweitmeinung finden Sie in Kapitel 15.

Lassen Sie sich von einem »Anstandswauwau« begleiten

»Anstandswauwaus« sind zwar keine bellenden Hunde, aber mindestens genauso wachsam. Und diese Wachsamkeit ist oft hilfreich und sogar notwendig, wenn es Ihnen selbst nicht gut geht oder Sie sich von einer komplizierten Diagnose überfordert fühlen. Bei schwierigen Themen, bei großer Nervosität und Ängstlichkeit ist es immer gut, jemanden dabeizuhaben, der auf Sie aufpasst und an Ihrer Seite ist. Das können Angehörige sein oder auch Freunde. Vier Ohren hören immer mehr als zwei. Das gilt übrigens auch für die ganz normale Sprechstunde. Hier kann ein Begleiter Sie ebenfalls jederzeit unterstützen.

Geben Sie Ihr Schicksal nicht allein in die Hände Ihrer Ärzte. Rechnen Sie damit, dass auch Fehler passieren können und dass es gut ist, jemanden zu haben, der für Sie nachfragen kann, der Ihre Rolle übernimmt, vor allem wenn Sie gerade nicht selbst für sich sorgen können. So, wie im folgenden Beispiel:

Wolfgang lag nach einem Schlaganfall im Krankenhaus. Da er nicht schlucken konnte, wurden ihm Nahrung und Flüssigkeit über eine Magensonde verabreicht. Eines Tages erbrach er sich ständig. Man war ratlos, die plötzliche Übelkeit war durch den Schlaganfall nicht zu erklären. Sabine, Wolfgangs erwachsene Tochter, folgte einer Eingebung und griff sich die Teekanne am Bett des Vaters. Sie schnupperte am Inhalt und wusste schlagartig, was sie die ganze Zeit schon irritiert hatte. Im Zimmer roch es nicht nach Pfefferminztee, sondern stark nach einem Putzmittel. Ein Geruch, den sie in den Tagen zuvor nicht wahrgenommen hatte. Dieses Putzmittel befand sich in der Kanne. Offenbar waren zwei Gefäße versehentlich vertauscht worden. Ihr Vater hatte den ganzen Tag schon Putzmittel statt Tee über die Sonde verabreicht bekommen. Ein Skandal, der nur entdeckt wurde, weil die Tochter aufgepasst hatte.

Angehörige und Freunde haben aber nicht nur eine Überwachungsfunktion. Sie können auch Mittler sein zwischen Ärzten und Patienten und die Arbeit der Mediziner unterstützen, indem sie Befunde oder Therapien noch einmal ganz in Ruhe mit dem Kranken besprechen und gemeinsam Fragen formulieren, die diesem im letzten Arztgespräch nicht gleich eingefallen sind. Viele Ärzte und Pflegekräfte werden für diese Unterstützung dankbar sein. Auch ihnen gibt es ein gutes Gefühl, dass der Patient nicht allein ist.

Die Mutter einer Freundin lag, von Medikamenten ruhiggestellt, mit unklarer Bewusstseinseintrübung im Krankenhaus und schwebte quasi zwischen den Welten. Die hellen Lampen an der Decke blendeten sie, und sie kam gar nicht auf die Idee, endlich die Augen aufzuschlagen. Eine junge Ärztin versuchte vergeblich, die alte Dame mit lautem Rufen zu wecken, auch starke Schmerzreize auf den Brustkorb halfen nichts. Eine erfahrenere Kollegin motivierte dann die Tochter, mit ihrer Mutter zu sprechen, über den Alltag, über das Leben zu Hause und welche Tageszeit es sei. Und siehe da – es funktionierte. Nach vielen sanften Worten schlug die Mutter die Augen auf und war zurück in dieser Welt. Ärzte tun gut daran, Angehörige bewusst mit ins Boot zu holen. Auch das soziale Umfeld eines Patienten kann heilsam sein.

Kapitel 15

IN JEDER BEZIEHUNG GIBT ES RECHTE UND PFLICHTEN

Keine funktionierende Partnerschaft, keine innige Beziehung ohne ein gemeinsames Wertesystem und gemeinsame Regeln. Das gilt definitiv auch für die Medizin. Viele Jahre gab es keine extra formulierten und festgeschriebenen Rechte und Pflichten für Patienten. Im Streitfall musste ein Gericht entscheiden. Es galt das sogenannte Richterrecht, also die jeweils aktuelle Rechtsprechung. Das änderte sich 2013. Da trat das »Gesetz zur Verbesserung der Rechte von Patientinnen und Patienten« in Kraft, das in der Kurzform Patientenrechtegesetz genannt wird und im Bürgerlichen Gesetzbuch ein eigenes Unterkapitel bildet.

Allerdings zeigen Untersuchungen, dass 60 Prozent der Deutschen dieses Gesetz nicht kennen und damit auch nicht ihre Rechte als Patienten. Deshalb wollen wir uns in diesem Kapitel die wichtigsten Patientenrechte etwas näher anschauen.

Bevor es überhaupt zum Arzt geht

In der Gesetzgebung werden die Patientenrechte drei zeitlichen Ebenen zugeordnet. Da geht es um die Rechte, die Sie bereits vor einem Arztbesuch haben, außerdem um all das, was während einer Behandlung wichtig ist, und dann auch das, was Ihnen nach einer Therapie zusteht, vor allem wenn es möglicherweise Probleme gab. Beginnen wir mit dem, was Sie vor einem Arztbesuch wissen und beachten sollten.

Freie Arztwahl

In Deutschland haben Sie das Recht, sich Ihren Arzt oder Ihre Ärztin frei auszusuchen, und das völlig unabhängig von der Fachrichtung. Bei Privatpatienten gilt das ohne jede Einschränkung sowohl für die ambulante als auch für die stationäre Versorgung Wenn Sie gesetzlich versichert sind, gilt das grundsätzlich nur für Ärzte und Krankenhäuser, die Teil des Systems der gesetzlichen Krankenkassen sind. Müssen Sie zur stationären Behandlung in ein Krankenhaus, wird Ihr Arzt Ihnen vermutlich eine Klinik empfehlen oder im Gespräch mit Ihnen ein Krankenhaus auswählen und dann eine Einweisung ausschreiben. Sollte es sich um eine besondere oder weiter entfernte Klinik handeln, wird geraten, die Kostenübernahme vorher mit Ihrer Krankenkasse zu klären, um nicht eventuelle Mehrkosten, etwa durch eine längere Anfahrt, selbst tragen zu müssen.

Temin beim Haus- oder Facharzt

Was tun, wenn man als gesetzlich Versicherter dringend einen Termin bei einem Facharzt oder auch bei einem Hausarzt benötigt und keinen bekommt?

Hier sollen, wie bereits erwähnt, die **Terminservicestellen** der Kassenärztlichen Vereinigung helfen (Nummer: 116117). Sobald Sie dort angerufen haben, sind die Mitarbeiter verpflichtet, Ihnen innerhalb einer Woche einen Behandlungstermin zu vermitteln und Sie auch bei der eventuellen Suche nach einem Hausarzt zu unterstützen. Die Zeit zwischen dem ersten Anruf bei der Servicestelle und dem zu vermittelnden Termin beim Facharzt darf maximal vier Wochen betragen, bei einer psychotherapeutischen Akutbehandlung maximal zwei Wochen.

Sollte es innerhalb dieser Fristen keine Arztpraxis geben, die Zeit für Sie hat, muss die Terminservicestelle Ihnen einen ambulanten Termin in einem Krankenhaus vorschlagen. Voraussetzung für eine Vermittlung durch die Servicestelle ist eine Überweisung durch den Hausarzt oder einen anderen Facharzt. Terminwünsche für Augenärzte, Gynäkologen und für Erstgespräche bei Psychotherapeuten sind von dieser Überweisungspflicht ausgenommen.

Die Servicestellen helfen *nicht,* wenn es nur um Termine für Routineuntersuchungen geht, wie zum Beispiel die jährliche Vorsorge, oder um Bagatellerkrankungen wie etwa die Entfernung von gutartigen Hautanhängseln. Wichtig ist das Terminservice- und Versorgungsgesetz (TSVG) besonders für alle Patienten, bei denen dringend ein schwarzer Hautkrebs, eine Multiple Sklerose, Brustschmerzen, ein Hirntumor oder etwas ganz Akutes wie ein schlimmer Bauch, Lähmungserscheinungen oder andere neurologische Ausfälle abgeklärt werden müssen. Hier geht es oft um Tage oder sogar Stunden. Entweder hilft hier der Hausarzt mit seinem eigenen Kollegennetzwerk (das ist überhaupt der beste Weg!) oder eben die 116 117.

Patientenverfügung und Vorsorgevollmacht

Wer durch eine schwere Erkrankung wie einen Hirnschlag oder einen Unfall nicht mehr in der Lage ist, für sich selbst Entscheidungen zu fällen, ist all den technischen und menschlichen Möglichkeiten des modernen Medizinbetriebs ausgeliefert. Ärzte sind verpflichtet, alles Medizinmögliche zu tun, um einen Patienten am Leben zu erhalten. Es sei denn, Sie haben vorgesorgt und in einer Patientenverfügung geregelt, welche ärztlichen Behandlungen noch durchgeführt werden sollen und welche nicht. Meist geht es dabei um lebensverlängernde Maßnahmen bei einer insgesamt dennoch schlechten Prognose. Dabei kann es ein Unterschied sein, ob Sie nach einem Unfall oder in einer ohnehin schon absehbaren Sterbephase behandelt werden.

Am besten bestimmen Sie zusätzlich zur Patientenverfügung noch eine Vertrauensperson, die Sie mit einer Vorsorgevollmacht ausstatten. Diese Vertrauensperson kann dann im Ernstfall für Sie entscheiden und Ihre Wünsche durchsetzen. So vermeiden Sie, dass ein gerichtlich bestellter Betreuer Ihre Interessen vertreten muss. Meine Empfehlung: Kombinieren Sie die Patientenverfügung gleich mit einer Vorsorgevollmacht, dann haben Sie alles Wichtige selbstbestimmt geregelt. Sollten Sie vorab nichts festgelegt haben und nicht mehr entscheidungsfähig sein, dann entscheidet ein Betreuungsgericht über Ihre weitere Behandlung. Entsprechende Formulare kann man im Internet von der Seite des Bundesministeriums für Gesundheit und des Bundesministeriums der Justiz und für Verbraucherschutz herunterladen.

Patientenrechte während der Behandlung

Wenn Sie jetzt den richtigen Arzt oder das für Sie perfekte Krankenhaus gefunden haben, dann kann die Zeit der Diagnose und der hoffentlich erfolgreichen Therapie beginnen. Auch in dieser Phase haben Sie wieder wichtige gesetzlich verbriefte Rechte.

Die ärztliche Aufklärung

Wenn bei Ihnen eine Operation oder ein ähnlich großer Eingriff geplant ist, können Sie als Patient entscheiden, ob Sie darüber aufgeklärt werden möchten, und wenn ja, in welchem Umfang. Wenn Sie eine Aufklärung ablehnen, muss der Arzt dies in der Akte notieren. Er geht damit aber ein hohes Strafverfolgungs- und Haftungsrisiko ein, weshalb er Sie davon zu überzeugen versuchen wird, die Aufklärung anzuhören. Auch ich würde immer dazu raten. Die Aufklärung muss Ihr Arzt persönlich vornehmen oder ein entsprechend erfahrener Kollege, der Ihren Fall ebenfalls gut kennt. Sie darf nicht an Pflegepersonal oder Sprechstundenhilfen delegiert werden, deshalb heißt sie ja auch »ärztliche Aufklärung«!

Im Gespräch muss es um Ihre Diagnose, die Therapie und alternative Behandlungsmöglichkeiten gehen. Und auch darum, wie sich Ihre Gesundheit mit und ohne Eingriff voraussichtlich entwickeln wird, welche Chancen Sie haben und welche Risiken bestehen. Es bleibt jedoch Ihre Verantwortung, Fragen zu stellen. Wenn Sie etwas nicht verstehen, bleiben Sie hartnäckig und haken Sie nach. Ihr Arzt wird dann hoffentlich kreativ werden und für das zunächst Unverständliche alternative Formulierungen finden, wobei das nicht immer ganz einfach ist. Denn Kompliziertes ganz simpel zu erklären bedeutet Verlust an Vollkommenheit, Perfektion, Genauigkeit und Details. Ein Aufklärungsgespräch ist daher immer ein Ringen um die bestmögliche Version. Es gibt immer wieder Patienten, die wollen vieles gar nicht hören und schalten lieber auf Durchzug. Es sind ja mitunter auch grausige Details und Botschaften, die man da verkündet bekommt. Vor einer Operation wird über schwere Narben, Infektionen, Nervenverletzungen und den möglichen Tod informiert …

Und manchmal sind die Sachverhalte auch wirklich kompliziert. Wie in einer Predigt lohnt es sich dann für uns Ärzte, erst einmal zu sagen, was man gleich sagen wird, dann sagt man es, und dann erklärt man, was man gerade gesagt hat. Da sind Schauspieltalent und Ausdruck in der Sprache gefragt! Stimme anheben. Luft holen, Körperspannung, Mimik, einfache Sprache. Jedes Mal, wenn es wichtig wird.

Wenn Sie selbst testen wollen, ob Sie alles verstanden haben, was der Arzt gerade erklärt hat, dann versuchen Sie, das Gesagte laut zu wiederholen, mit eigenen Worten. »Teach-Back-Methode« nennt man das, ein beliebtes Mittel beim Lernen und für den Arzt eine gute Kontrolle, ob er Sie wirklich erreicht hat.

Also, miteinander sprechen ist wichtig, denn eine schriftliche Aufklärung, die Ihnen nur zur Unterschrift vorgelegt, aber nicht vom Arzt erläutert wurde, hat juristisch keinen Wert. Alles muss in der Akte dokumentiert sein, am besten auch auf einem Vordruck, einem Aufklärungsbogen. Der Richter muss im Falle einer juristischen Auseinandersetzung sehen können, dass da etwas umkringelt, skizziert oder unterstrichen wurde, der Aufklärungsbogen also »individualisiert« wurde. Ist er lediglich unterschrieben, kann das darauf hinweisen, dass keine ausführliche Besprechung stattgefunden hat. Fehlt eine gute Dokumentation über die Aufklärung in der Akte, so kann der Arzt später unter Umständen wegen eines Aufklärungsfehlers verklagt werden.

Außerdem muss das Gespräch rechtzeitig vor dem Eingriff erfolgen. Sofern es sich um einen großen Eingriff handelt, mindestens 24 Stunden vorher, damit Sie Gelegenheit haben, über die Inhalte nachzudenken und möglicherweise eine zweite Meinung einzuholen. Und noch etwas ist wichtig im Aufklärungsgespräch. Wer als Arzt mit seinem Patienten einen Weg erfolgreich gehen will, sollte ihn mit Gefühlen und Worten, mit Mimik und Körpersprache positiv »primen«. Der englische Begriff *Priming* bedeutet in der Psychologie, das Verarbeiten von Informationen oder Reizen zu lenken. Es ist im Grunde eine Form der subtilen unbewussten Manipulation. Im Aufklärungsgespräch ist das eine Gratwanderung, ein Dilemma. Denn alles Reden über Komplikationen und Gefahren ist zweifellos ein negatives Priming. Umso wichtiger sind dann Äußerungen, die Hoffnung und Mut machen. Ganz einfach lässt sich das bei der Verabschiedung durchführen. Der Wunsch »Gute Besserung!« ist ganz klar ein positives Priming.

Nur in besonderen Situationen kann das ärztliche Aufklärungsgespräch ausgelassen werden, etwa wenn schnell gehandelt werden muss, nach einem Unfall oder einem Herzinfarkt. Hier kommt das Prinzip der »mutmaßlichen Einwilligung« zur Anwendung.

Die ärztliche Zweitmeinung

Rudi ist 64 und geht jedes Jahr zur urologischen Vorsorgeuntersuchung. Bislang war alles in Ordnung, doch diesmal stellt sein Urologe einen erhöhten Eiweißwert im Blut fest, das prostataspezifische Antigen (PSA). In der Tat bestätigt sich kurz darauf der Verdacht, dass Rudi ein Prostatakarzinom entwickelt hat.

Der Urologe schickt ihn zur weiteren Beratung in eine Klinik. Der Krankenhausarzt möchte Rudi am liebsten sofort dabehalten und direkt operieren, quasi wie einen Notfall. Rudi weiß jedoch, dass eine Operation zu Erektionsstörungen und Inkontinenz führen kann. Wäre eine Bestrahlung nicht vielleicht doch besser? Er ist sich unsicher und kontaktiert einen zweiten Urologen, den ihm eine befreundete Ärztin empfohlen hat. Gewissermaßen ein Mann mit Vertrauensvorschuss. Rudi berichtet dem Arzt, dass er schon wisse, dass so ein Prostatakarzinom unterschiedlich aggressiv sein kann. Der Urologe geht darauf ein und kann Rudi etwas beruhigen: Man müsse sich mit der Operation nicht übermäßig beeilen, aber handeln sollte man in jedem Fall. Rudi geht es etwas besser, ihm hat diese zweite Meinung sehr geholfen. Er fühlt sich nun sicher in seiner Entscheidung und ist trotz der Krebsdiagnose voller Hoffnung. Die Operation verläuft prima und führt erfreulicherweise auch nicht zu späteren Funktionsausfällen.

Das Einholen einer zweiten ärztlichen Meinung ist ein wichtiges Recht für alle Patienten. Es kann der eigenen Beruhigung dienen wie bei Rudi oder verhindern, dass zu viel oder zu früh operiert wird.

Patienten können und sollten eine zweite Meinung einholen, vor allem wenn sie Zweifel an der Diagnose haben oder am vorgeschlagenen Behandlungsweg. Das Recht der freien Arztwahl erlaubt, jederzeit einen anderen Arzt aufzusuchen und diesen um seine Beurteilung zu bitten.

Informieren Sie den Arzt vorher, dass es bei diesem Termin

um eine Zweitmeinung geht. Um sicherzugehen, dass die Krankenkasse die Kosten übernimmt, kann man sich dort vorab erkundigen und auch um die Vermittlung kooperierender Spezialisten bitten. Viele Kassen bieten sogar eigene Zweitmeinungsverfahren an, vor allem wenn es um Krebserkrankungen geht oder um Operationen am Rücken oder am Knie- beziehungsweise Hüftgelenk.

Ein Problem bleibt allerdings. Was tun, wenn sich Erst- und Zweitmeinung deutlich unterscheiden? Wem vertrauen Sie? Diese Entscheidung kann Ihnen niemand abnehmen. Aber es kann schon helfen, die unterschiedlichen Therapievorschläge mit dem Arzt zu besprechen, der Ihrem Herzen am nächsten ist, oder noch einmal den Hausarzt zu befragen. Doch entscheiden müssen am Ende Sie – nötigenfalls nach Einholen einer Drittmeinung.

Eine Behandlung ablehnen

Geht das überhaupt? Darf man als Patient eine Behandlung ablehnen, selbst wenn der Arzt sagt, dass dieser Eingriff oder diese Therapie medizinisch unbedingt notwendig ist? Ja, das dürfen Sie!

Sie allein entscheiden, welche Behandlung umgesetzt wird und welche nicht. Das ist Ihr Recht auf Selbstbestimmung. Niemand kann Sie zwingen, eine Therapie zu beginnen oder fortzusetzen, wenn Sie das nicht möchten. Das heißt, Sie können eine Behandlung auch jederzeit abbrechen und sich zum Beispiel selbst aus dem Krankenhaus entlassen. Ganz klar auf eigene Gefahr. Das muss dann schriftlich dokumentiert werden.

Außerdem muss beachtet werden, dass der Betroffene geistig in der Lage ist, die Tragweite seiner Entscheidung einzuschätzen. Sollte dies nicht der Fall sein, bestimmt der Vorsorgebevollmächtigte oder ein gerichtlich bestellter Betreuer anstelle des Patienten, wie es weitergeht. Auf jeden Fall nur nach vorhergehender Aufklärung. Es sei denn, der Betroffene hat die Behandlung bereits vorher in einer Patientenverfügung abgelehnt.

Patientenrechte nach der Behandlung

Wenn eine Therapie erfolgreich beendet wurde und der einstmals Kranke hoffentlich vollständig genesen ist, dann wird niemand so genau auf die Patientenrechte nach der Behandlung achten, denn alle sind happy: Patient und Arzt – ein Erfolgsteam. Doch leider gibt es hin und wieder das Gefühl, es hätte besser laufen können, die Klinik oder die Ärzte haben ihre Sache nicht optimal gemacht. Es bestehen noch Schmerzen, es sind unschöne Narben entstanden, oder das Knie lässt sich nach wie vor nicht beugen. In diesen Fällen sollte man genau wissen, was man als Patient einfach so akzeptieren muss und was nicht.

Hat der Arzt einen Behandlungsfehler gemacht?

Ärzte sind Menschen. Und Menschen machen Fehler. Daraus folgt nach den Gesetzen der Logik: Auch Ärzte machen Fehler. Im konkreten Fall kann das eine falsche Diagnose sein oder eine fehlerhafte Behandlung. Allerdings ist es häufig sehr schwer zu beurteilen, ob wirklich ein Fehler des Arztes vorliegt. Denn der menschliche Körper ist kein mathematisches oder ingenieurtechnisches Konstrukt, sondern Biologie. Das heißt, ob und wie ein Patient auf eine Therapie reagiert, lässt sich vorher nicht mathematisch exakt berechnen. Und selbst wenn Ärzte nach allgemein anerkannten fachlichen Standards und Leitlinien handeln, kann immer etwas schiefgehen. Etwa wenn die Biologie Ihres Körpers anders reagiert als erwartet oder wenn eine Nebenwirkung eingetreten ist, über die Sie vorher nicht aufgeklärt wurden. Oder weil Sie als Patient vielleicht selbst einen Fehler gemacht haben. Auch das passiert immer wieder, so wie in folgendem Fall, den ein Hautarzt-Kollege erlebt hat.

Dr. B. entfernte einer sportlichen Privatpatientin einen großen braunen Fleck vom Rücken. Die Operation war dringend notwendig, denn der lange Zeit harmlose Fleck hatte sich inzwischen zur Vorstufe eines schwarzen Hautkrebses entwickelt. Im Aufklärungsgespräch informierte der Arzt seine Patientin, dass sie nach dem Eingriff zwei Wochen keinen Sport treiben dürfe, um die Wundheilung nicht zu gefährden. Exakt 14 Tage nach der Operation zog Dr. B. die Fäden. Dabei erzählte ihm die Patientin, dass sie zwei Tage zuvor beim Bücken eine Art Knallen vernommen und auch gefühlt habe, und zwar im Inneren der Wunde.

Dr. B. nahm an, dass dieses Geräusch vom selbstauflösenden Innenfaden kam, der möglicherweise gerissen sein könnte. Und offenbar hatte er recht, denn noch am Abend nach der Fadenentfernung klaffte die frisch geheilte Wunde zur Hälfte wieder auf.

Die Patientin rief sofort Dr. B. an, der ihr anbot, noch am Wochenende zu ihm in die Praxis zu kommen, um die klaffende Wunde zu inspizieren und erneut zu vernähen. So geschah es dann auch, allerdings weigerte sich die Patientin daraufhin, ihre Rechnungen zu bezahlen. Schließlich sei das doch ein Behandlungsfehler. Wenn ein Handwerker die Decke nicht schön verspachtelt, dann muss das ja auch nicht gezahlt werden …

Im Unterschied zu einem Handwerker schuldet der Arzt jedoch nicht das Ergebnis einer Behandlung, sondern den Weg dahin, also die ärztliche Leistung. Egal ob eine Operation geglückt ist oder nicht, die Leistung des Arztes muss bezahlt werden. So auch in diesem Fall: Der Tumor war erfolgreich entfernt worden, und die Wunde heilte ohne große Narbenbildung ab, auch wenn alles etwas länger dauerte als normalerweise. Dennoch verweigerte die Patientin weiterhin die Bezahlung der Rechnung und drohte sogar, den Arzt zu verklagen, denn er habe ja einen Fehler begangen. Das Schuldeingeständnis aus ihrer Sicht: Er habe sie sogar am Wochenende nachoperiert.

Der Arzt empfand das als besonders niederträchtig, denn er wollte der Patientin einen Gefallen tun und nicht irgendeinen Fehler wiedergutmachen. Die Patientin hätte am Wochenende ja auch in die Notaufnahme gehen können; sie hätte bis zum Montag warten oder die Wunde einfach so verheilen lassen können, auch das hätte alles funktioniert.

Kurz darauf nahm die Geschichte eine erstaunliche Wendung. Denn inzwischen hatte der Arzt einen Anwalt beauftragt, um das noch ausstehende Geld einzuklagen. Dieser Anwalt entdeckte durch Zufall einen Artikel in einer Zeitung, in dem über ein Golfturnier berichtet wurde. Neben dem Artikel war ein Foto abgebildet. Und wer war auf dem Foto zu sehen, mit einem großen Siegerpokal in der Hand? Richtig, die Patientin. Und wann war das Foto entstanden? Drei Tage nach der Hauttumor-Operation am Rücken! Offenbar hatte sich die Patientin nicht an die im Aufklärungsgespräch vereinbarte Sportpause gehalten, sondern kurz nach der Operation Golf gespielt und damit die schlechte Wundheilung selbst provoziert. Jetzt musste sie erst recht zahlen …

Leider passiert es immer wieder, dass Patienten sich nicht an ärztliche Empfehlungen halten und dann versuchen, den Arzt für das Ausbleiben eines Heilerfolges verantwortlich zu machen. Auch deshalb wird jeder Verdacht auf einen Behandlungsfehler genau geprüft, was Patienten manchmal ein Gefühl der Ohnmacht gibt, vor allem wenn tatsächlich ein Kunstfehler vorliegt und der Patient neben dem gesundheitlichen Schaden jetzt auch noch juristische Kämpfe ertragen muss. Nicht immer ist das die Schuld der Ärzte, denn sie werden von ihren Versicherern dazu angehalten, Kunstfehler und die Übernahme der Haftung nicht von sich aus anzuerkennen und somit die Versicherung nicht zur Regulierung des Schadens zu zwingen.

Was aber können Sie tun, wenn Sie vermuten, dass ein Behandlungsfehler vorliegt?

Sprechen Sie als Erstes offen den verantwortlichen Arzt oder die Klinik an. Sind die Zweifel unbegründet, können sie vielleicht auf diese Weise schon ausgeräumt werden. Wenn nicht, gibt es in vielen Kliniken Patientenfürsprecher oder unabhängige Ombudsleute.
Wenden Sie sich an Ihre Krankenkasse. Die beauftragt einen Sachverständigen des **Medizinischen Dienstes** der Krankenversicherungen. Die Krankenkassen wollen unnötige Kosten durch Behandlungsfehler vermeiden und helfen deshalb gern bei der Verfolgung von Schadensersatzansprüchen.
Hilfe finden Sie auch bei der Unabhängigen Patientenberatung, **www.patientenberatung.de,** die gemeinnützig und kostenlos berät, sowie bei den Verbraucherzentralen und Selbsthilfegruppen.
Auch von Ärzteseite gibt es Unterstützung: Hier wurden extra Gutachterkommissionen oder Schlichtungsstellen bei den Landesärztekammern oder den Landeszahnärztekammern eingerichtet.

Sollte es zu keiner Einigung kommen und sollte sich der Verdacht auf einen Behandlungsfehler erhärten, steht Ihnen auch der Rechtsweg offen, gerade wenn es um die Durchsetzung von Schmerzensgeld oder Schadensersatz geht. Dafür gibt es sogar speziell ausgebildete Fachanwälte für Medizinrecht.

Allerdings tragen Sie als Patient die Beweislast, das heißt, Sie müssen den Nachweis erbringen, dass wirklich ein Behandlungsfehler die Ursache des Schadens ist. Und das ist häufig nicht gerade einfach. Kaum Zweifel gibt es, wenn der Arzt direkt in der Verantwortung steht, zum Beispiel weil er das falsche Bein amputiert oder das falsche Organ entnommen hat, oder wenn wichtige Befunde gar nicht oder falsch dokumentiert wurden. In den meisten Fällen ist die Schuldfrage jedoch nicht ganz so leicht zu klären.

Können Sie am Ende das Gericht von Ihrer Klage überzeugen, dann muss der verurteilte Arzt (beziehungsweise seine Haftpflichtversicherung) die Kosten des Verfahrens übernehmen und auch die Anwaltskosten.

Übrigens sollten Sie Ansprüche auf Schmerzensgeld und Schadensersatz keinesfalls auf die lange Bank schieben. Denn sie verjähren fast alle nach drei Jahren ab dem Zeitpunkt, an dem der Patient Kenntnis vom Fehler erlangt. Zum Beispiel wenn der Chirurg die Klemme im Patientenbauch vergessen hat, dies aber erst vier Jahre nach dem Eingriff festgestellt wird. Hier beginnt die Verjährungsfrist erst mit dem Moment der Entdeckung des unschönen Überbleibsels im Bauch.

Einsichtnahme in die Patientenakte

»Mein Körper gehört mir!« Das gilt natürlich auch für alle Informationen, die über meinen Körper gesammelt werden. Denn Ärztewissen ist kein Geheimwissen. Alle Daten, die für eine Diagnose und Behandlung wichtig sind, müssen in einer Patientenakte festgehalten werden. Und das sehr zügig und vor allem vollständig.

Eine Patientenakte ist sowohl in Papierform als auch in elektronischer Form zulässig. Darin finden sich dann Berichte zur Krankengeschichte, Diagnosen, Untersuchungen, Arztbriefe, die Schilderung von Eingriffen und dazu alle Aufklärungen und Einwilligungen, aber auch Notizen über persönliche Eindrücke und Kommentare. Ein buntes Sammelsurium, eine Art medizinischer Lebenslauf. Nicht herausgeben muss der Arzt seine sehr persönlichen Gedanken zum Patienten selbst, etwa wenn der Arzt sich in seinen Patienten verliebt hat oder er seinen Patienten nicht leiden mag.

Alle Patienten haben das Recht, ihre Akte jederzeit einzusehen. Es gibt nur wenige Ausnahmen, wo das verwehrt werden kann, zum Beispiel, wenn die Einsichtnahme zu Selbstverletzung oder Suizid führen könnte oder etwas über einen Dritten drinsteht.

Wer seine Patientendaten gern zu Hause sammeln möchte oder auch jetzt schon in der analogen Form anderen Ärzten zur Verfügung stellen möchte, kann verlangen, dass alle Unterlagen kopiert oder auf einen Datenträger gespielt werden. Allerdings kann das kostenpflichtig sein.

Nach Abschluss einer Behandlung muss die Patientenakte zehn Jahre lang aufbewahrt werden. Stirbt ein Patient, gilt das Recht auf Einsichtnahme auch für Angehörige beziehungsweise die Erben. Es sei denn, der Verstorbene hat vor seinem Tod einer solchen Möglichkeit widersprochen.

Behandlungskosten und Patientenquittung

Egal ob gesetzlich oder privat versichert – die meisten Behandlungskosten übernimmt am Ende die Krankenkasse bzw. die Krankenversicherung. Manchmal aber muss der Patient selbst zahlen. Dann jedoch ist der Arzt verpflichtet, Sie vor Beginn der Behandlung über diese Kosten aufzuklären, und zwar schriftlich.

In jedem Fall – also auch dann, wenn die Krankenkasse alles bezahlt – haben Sie das Recht, sich über die entstandenen Kosten zu informieren. Wer privat versichert ist, erhält die Rechnungen ohnehin automatisch vom Arzt oder vom Krankenhaus und kann so kontrollieren, welche Leistungen erbracht und welche Kosten dafür abgerechnet wurden. Kaum bekannt ist hingegen, dass auch gesetzlich Versicherte seit 2004 direkt nach einer Behandlung oder zum Ende eines Quartals bei ihrem Arzt oder der behandelnden Klinik eine Patientenquittung nach § 305 SGB V (Sozialgesetzbuch V) anfordern können. Die erbrachten Leistungen und die entstandenen Kosten müssen in verständlicher Form dargestellt werden. Das kostet dann pauschal einen Euro plus Porto.

Haben Patienten auch Pflichten?

Die Antwort lautet klar und deutlich: »Ja!«

Einige dieser Pflichten sind im Bürgerlichen Gesetzbuch geregelt. So müssen Patienten und Ärzte beispielsweise im Rahmen eines Behandlungsvertrags »einvernehmlich zusammenwirken«.

Daraus ergibt sich unter anderem die Pflicht des Patienten, einem Behandler gegenüber stets vollständige Angaben über Krankheiten, Allergien, Untersuchungen und Medikamente zu machen, also alle wichtigen Informationen, die Einfluss auf die Therapie haben können oder auch auf die Gesundheit des Arztes, zum Beispiel wenn Sie als Patient eine ansteckende Krankheit haben.

Ich hatte einmal einen Patienten, den ich als Konsiliarärztin bei einer Gesundheitsvorsorge-Untersuchung für Manager dermatologisch begutachtete. Es war alles in Ordnung. Seine Haut zeigte keine gefährlichen Erkrankungen, zu sehen waren lediglich ein paar Hornknubbel, die man im Volksmund Alterswarzen nennt. Acht Wochen später kam er dann in meine Praxis, um sich ein paar dieser Hornvermehrungen entfernen zu lassen. Ich arbeitete mit einem scharfen Schaber und einem chirurgischen Laser. Verwundert registrierte ich, dass sich nach jedem Pikser mit der Betäubungsspritze intensive blaue Flecken entwickelten. Also fragte ich ihn, ob ihm einmal aufgefallen sei, dass er stärker blute. Der Patient antwortete, dass er in letzter Zeit sehr oft Kopfschmerzen habe und dagegen regelmäßig Aspirin nähme. Aspirin verdünnt das Blut und führt zu Blutergüssen und verstärkten Blutungen bei einer Operation. Das hätte er mir eigentlich vor dem Eingriff sagen müssen. Als wir acht Wochen zuvor über diese Behandlung gesprochen hatten, war er augenscheinlich kerngesund und nahm keine Schmerzmittel. Ich wurde skeptisch und fragte ihn, ob sich denn seit unserem Termin damals irgendetwas verändert hätte. Und dann sagte er: »Ja, ich bin HIV-positiv. Das ist vor acht Wochen nach der Untersuchung durch die Internisten herausgekommen!« Die Bestimmung der Viruslast, also damit der Infektiösität sei noch nicht erfolgt, die Infektion sei auch noch unbehandelt.

Entgeistert sah ich ihn an: »Und warum haben Sie mir das nicht gesagt?« Seine trockene Antwort: Ihn habe schließlich auch jemand angesteckt, ohne dass er es gewusst habe.

Als Arzt behandelt man normalerweise jeden Patienten so, als hätte er vielleicht eine Infektionskrankheit. Man versucht, sich zu schützen. Doch wenn wir sicher wissen, dass eine Ansteckungsgefahr besteht, sind wir noch einmal besonders vorsichtig. Für mich war das Vertrauensverhältnis in diesem Moment zerstört. Hier hatte ein Patient seine Aufklärungs- und Mitwirkungspflicht verletzt.

Diese Mitwirkungspflicht gilt auch für ärztliche Anweisungen, die im Sinne einer Therapietreue vom Patienten zu befolgen sind. Wird gegen diese Pflichten verstoßen, kann es sein, dass man Patienten im Schadensfall ein Mitverschulden anlastet.

Sollte eine Krankenkasse nicht alle Kosten einer Behandlung übernehmen, dann muss der Patient den Rest bezahlen. Diese Pflicht gilt aber nur, wenn zuvor ein schriftlicher Behandlungsvertrag geschlossen wurde, wie zum Beispiel bei den IGe-Leistungen. Eine Behandlung kann auch mündlich oder durch schlüssiges Handeln vereinbart werden. Doch dann hat die jeweils klagende Seite im Konfliktfall deutlich schlechtere Karten, weil ein schriftlicher Nachweis fehlt.

Kapitel 16

WÜNSCH DIR WAS!

»Es kommt die Zeit, in der das Wünschen wieder hilft«, singt Campino von den Toten Hosen. Vielleicht kommt sie ja wirklich, und wenn es so ist, was wünschen wir uns dann voneinander, Patienten von Ärzten und Ärzte von Patienten?

In der Campino-Welt, in der »Gut über Böse siegt«, sehen Krankenhäuser vermutlich aus wie die »Schwarzwaldklinik« oder die »Sachsenklinik« aus der erfolgreichen Fernseh-Soap »In aller Freundschaft«. Da begegnen wir ständig Ärzten wie Klinikchef Dr. Roland Heilmann, ebenso kompetent wie sympathisch, da treffen wir auf Menschen voller Emotionen, auf Mediziner und Pflegekräfte voller Leidenschaft und Empathie. Und da gibt es selbstverständlich auch keinen Personalmangel, der heute die Arbeitsfähigkeit vieler deutscher Praxen und Kliniken gefährdet. Die Zuschauer träumen von einer idealen Welt und finden sie im Fernsehen. Auch das macht den Erfolg dieser Serie und ihres Vorläufers aus den 1980er-Jahren aus.

Umso härter schlägt dann der Alltag in der real existierenden Gesundheitswelt zu. Wer mit der »Sachsenklinik« vor Augen in ein echtes Krankenhaus kommt, kann nur enttäuscht werden. Das ist ohne jede Frage nicht die Schuld der Fernsehmacher. Die zeigen einfach, was wir uns von menschlicher Medizin wünschen. Es gibt Ärzte, die lästern über diese Traumwelten, andere schauen mit einem schlechten Gewissen zu und sagen, ja so könnte es sein, in

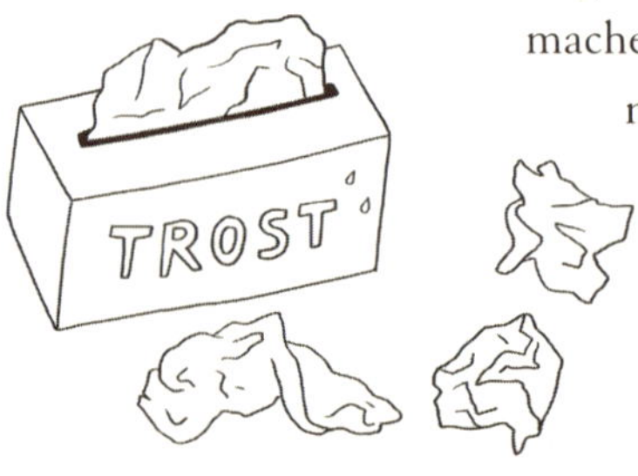

einer Welt, in der das Wünschen wieder hilft. Und es gibt Mediziner, die sagen, man kann von den TV-Ärzten auch etwas lernen. Originalton eines Chirurgen: »Das sollte man für die Nachwuchsausbildung nutzen.«

Krankheit ist nicht nur körperliches Leiden, Krankheit ist immer mit vielen Emotionen verbunden. Wer trauert, braucht Trost, wer Angst hat, benötigt Sicherheit, Enttäuschung braucht Halt und Verständnis. Wut, Ohnmacht und Zorn brauchen ein Ventil. Peinliches und Scham verlangen nach Diskretion und Taktgefühl. Ein TV-Arzt zeigt Verständnis für die schwierigen Gefühle, er findet immer die richtigen Worte, die richtige Stimm- und Stimmungslage, auch Mimik und Körperhaltung passen.

Der ideale Arzt gibt dem Patienten ausreichend Zeit, seine Situation zu verarbeiten, er benennt die vorherrschenden Gefühle und sagt, dass er versteht, warum der Patient Angst hat. Er zeigt Respekt für das, was bisher schon geschafft wurde und wie der Patient alle bisherigen diagnostischen Maßnahmen und Therapien bewältigt hat. Er bietet bereitwillig Unterstützung an, fragt, was am besten in dieser Situation helfen könnte, und erkundigt sich auch nach anderen Sorgen. Er steht für weitere Gespräche zur Verfügung und leitet den Patienten gemeinsam mit anderen Ärzten und Pflegekräften durch die schwere Zeit. Der Arzt ist erreichbar. Auch später noch.

Was Ärzte tun können, um Patientenwünsche zu erfüllen

Jetzt wissen wir, was sich Patienten von ihrem Traumarzt wünschen, und ich behaupte mal, vieles davon könnte auch außerhalb der »Sachsenklinik« im realen Leben funktionieren, denn Empathie, Zuwendung und Vertrauen sind nicht in erster Linie eine Frage des Geldes und der Praxis- oder Krankenhausfinanzierung. Sie haben vor allem damit zu tun, wie sehr sich Ärzte und Pflegekräfte ihren Patienten und ihrer Arbeit verbunden fühlen. Menschlichkeit kann man nicht kaufen, aber sie rechnet sich – für Ärzte und Patienten. Hier ein paar Vorschläge, wie jeder Mediziner zu »Professor Brinkmann« und Kollegen werden kann:

Reden Sie Ihren Patienten mit Namen an, denn der eigene Name hat Magie.
Setzen Sie sich Ihrem Patienten nicht frontal gegenüber. Zwischen Arzt und Patient sollte kein Tisch als Barriere stehen. Sitzen Sie offen. Ein bisschen neben dem Patienten, ein bisschen vor ihm.
Strukturieren Sie das Gespräch, indem Sie Überschriften setzen: »Ich höre Ihnen nun zu!«, »Haben Sie weitere Fragen?« oder »Wir fassen zusammen!«.
Lassen Sie Ihren Patienten ausreden. Im Mittel sprechen Patienten, die in Ruhe reden können, eine bis anderthalb Minuten am Stück. In der Realität werden sie von Ärzten bereits nach den ersten zehn bis dreißig Sekunden unterbrochen. Haben Sie Geduld mit Ihren Patienten, die Zeit ist gut investiert! Denn am Ende gibt es weniger Missverständnisse, und auch die Zahl der Nachfragen sinkt.
Notieren Sie sich auf einem Papier Stichpunkte. Schauen Sie den Patienten an, nicht den PC. Patienten motiviert es sehr, wenn Sie Notizen machen, es zeigt, dass sie wichtige Dinge sagen.
Nutzen Sie eine Dokumentationsassistenz. Die kostet zwar, spart aber Zeit, und es ist gleichzeitig ein Zeuge im Raum. Sie können viel verbindlicher und zugleich zügiger mit Ihrem Patienten arbeiten. Das wiederum spart Kosten.
Wenn Ihr Patient auf einen wichtigen Befund wartet, etwa auf eine Gewebeprobe, dann beginnen Sie das Gespräch ohne Umschweife und kommen rasch zum Punkt – alles andere ist Folter. Im weiteren Verlauf des Gesprächs können Sie ausführlicher werden, aber die Karten sollten gleich auf den Tisch: »Ich habe gute Nachrichten, die Gewebeprobe ist da!« Oder: »Ich muss Ihnen jetzt leider einen schwierigen Befund mitteilen ...«
Auch wenn Sie eine schlechte Nachricht überbringen müssen, sollten Sie versuchen, Hoffnung zu geben. Nutzen Sie selbst in schweren Situationen positive Worte, die aufbauen, stärken und trösten.

Üben Sie aktives Zuhören mit aktiver Mimik, engagierter Körperhaltung und unterstützender Körpersprache. Positive Signale für aktives Zuhören können auch durch kleine Nachfragen gesendet werden: »Würden Sie also sagen, dass ...?« oder »Habe ich richtig verstanden, dass ...?«.
Seien Sie humorvoll, wenn es das Thema erlaubt; gemeinsam lachen stärkt die Verbindung. Auch Lob ist wichtig, es ist wertschätzend, und etwas Positives lässt sich immer finden: »Man sieht Ihnen an, dass Sie Sport treiben!« oder »Wie gut Sie sich auf den Termin vorbereitet haben!« oder »Sie haben da schon einen ganz schön steinigen Weg gemeistert!« oder »Ich traue Ihnen das zu, weil ...!«. Verzichten Sie auf ein ABER nach dem Lob. Denn sonst wird der Satz vor dem ABER im Kopf gelöscht.
Schütteln Sie die Hand zur Begrüßung (wenn nicht gerade Covid-19 wütet) und berühren Sie Ihre Patienten bei der Untersuchung. Sie überwinden so Barrieren und nehmen die Patienten ernst. Sollte jemand weinen, reichen Sie ein Taschentuch. Versuchen Sie, ruhig und sicher aufzutreten, geben Sie Feedback, wiederholen Sie Gehörtes laut und ordnen es ein.
Auch als Arzt darf man Gefühle haben, jedoch nicht die Kontrolle verlieren. Wenn ein wirklich »schwieriger« Patient vor Ihnen sitzt, dann rettet Sie hoffentlich Ihre »Professionalität« und die Fähigkeit, sich innerlich ausreichend abzugrenzen. Und wenn es dann trotzdem nicht klappt, weil die Erwartungen zu weit auseinandergehen, dann trennt man sich eben.

Schon vor einigen Jahren wurde in der Medizin ein Kommunikationsmodell entwickelt, das den Ärzten beim Überbringen schlechter Nachrichten helfen sollte. Denn gerade im Umgang mit lebensbedrohlich Erkrankten ist besonders viel Empathie und Einfühlung notwendig. Das sogenannte SPIKES-Modell ist meiner Überzeugung nach aber auch eine gute Anleitung für JEDES Arzt-Patienten-Gespräch. Denn warum sollen Vertrauen und Zuwendung weniger wichtig sein, wenn es »nur« um Diabetes, Bluthochdruck oder Akne geht.

Für gelingende Gespräche nach dem SPIKES-Modell sind sechs Punkte wichtig:

S = Setting (Gesprächsrahmen): Gestalten Sie den Gesprächsrahmen angemessen. Schaffen Sie eine behagliche Atmosphäre.

Hören Sie Ihrem Patienten zu. Vermeiden Sie, dass ständig die Tür aufgeht und Mitarbeiter hereinkommen oder das Telefon klingelt.

P = Perception (Kenntnisstand erfragen): Fragen Sie den Patienten, was er über seine Krankheit schon weiß und wie er sie wahrnimmt.

I = Invitation (zum Gespräch einladen): Finden Sie heraus, wie viel Informationen Ihr Patient im Moment hören und aufnehmen möchte.

K = Knowledge (Wissen vermitteln): Erklären Sie die Krankheit verständlich. Handelt es sich um eine ernste Diagnose, hilft es, dies vorsichtig anzukündigen, etwa: »Wir müssen nun über etwas Schwieriges sprechen …!« Der innerliche Rollladen des Patienten muss sozusagen oben bleiben. Vermeiden Sie Fachbegriffe. Schreiben Sie den Namen der Diagnose auf. Arbeiten Sie mit Skizzen oder Organ-Modellen. (Die kann man im Internet bestellen und sogar von der Steuer absetzen.)

Bildliche Darstellungen helfen beim Verstehen. Übrigens auch Comics, wie die Berliner Charité entdeckte. Fragen Sie nach, ob der Patient alles verstanden hat. Manchmal hilft es dem Patienten, es in eigenen Worten zu wiederholen.

Nutzen Sie auch sprachliche Bilder: Ein Patient liegt nach einer Armoperation ruhig und entspannt im Bett. Der Chirurg fragt bei der Visite: »Wie stark sind Ihre Schmerzen?« 0 ist kein Schmerz und 10 der am schlimmsten vorstellbare. Der Patient antwortet: »10.« Der Chirurg denkt einen Moment nach und fragt: »Wirklich 10? Das wäre für mich, die Hand fasst auf die heiße Herdplatte.« Die Antwort des Patienten: »Okay, dann 6.«

E = Emotions (die Gefühle des Patienten ansprechen und erfassen): Erkundigen Sie sich, wie sich der Patient nun fühlt, reagieren Sie sensibel.

S = Strategy and Summary (einen Plan skizzieren und alles noch mal zusammenfassen): Wie geht es nun weiter? Was kann man tun? Zeigen Sie dem Patienten nun einen Weg auf, der die nächsten Therapieschritte umfasst. Und vor allem: Stärken Sie Ihren Patienten. Geben Sie Mut, auch bei schweren Diagnosen. Setzen Sie kleine Lichtpunkte der Hoffnung. Signalisieren Sie, dass Sie und wie Sie für den Patienten erreichbar sind.

Was Patienten tun können, um Arztwünsche zu erfüllen

Wie nicht anders zu erwarten, haben auch wir Ärzte Wünsche an unsere Patienten. Denn, das habe ich schon mehrfach in diesem Buch betont, eine gute Arzt-Patienten-Beziehung ist eine moderne Beziehung. Sie braucht zwei aktive Partner, die sich gemeinsam für das Gelingen der Partnerschaft einsetzen. Es geht um Beziehungsarbeit im besten Sinne. Hier sind meine Wünsche an Sie:

Seien Sie selbstbewusst und partnerschaftlich. Treffen Sie Ihren Arzt auf Augen- und Herzenshöhe.
Bringen Sie zum Arztbesuch immer Ihre Medikamentenliste und wichtige Vorbefunde mit, solange es noch keine zentral gespeicherte digitale Patientenakte gibt.
Informieren Sie sich über Ihre Erkrankung. Nutzen Sie Bücher oder seriöse Seiten im Internet, um sich ein gutes Gesundheits- und Körper-Basiswissen anzueignen. Lassen Sie gerade im Netz aber Vorsicht walten: Was Selbstdiagnosen angeht, sollten Sie nicht auf Dr. Google vertrauen. Und bei den Recherchen zu einer ärztlichen Diagnose sollten Sie sich nicht verrückt machen lassen.
Achten Sie auf Ihren Körper. Seien Sie aufmerksam, aber nicht überängstlich. Lernen Sie, Beschwerden wahrzunehmen, zu benennen und zu lokalisieren. Das hilft beim Vorgespräch. Fragt der Zahnarzt seinen Patienten: »Wo tut es denn weh?« Sagt der Patient: »Na irgendwo da links ...« – das wäre etwas ungenau!

Beobachten Sie, wann Schmerz auftritt. Führen Sie gegebenenfalls auch bei anderen Beschwerden ein Tagebuch, etwa ein Ernährungstagebuch oder ein Kopfschmerztagebuch. Diese Informationen helfen uns Ärzten sehr.
Machen Sie sich Stichpunkte, was Sie beim Arztbesuch konkret ansprechen wollen. Lassen Sie den Arzt gleich am Anfang wissen, dass Sie womöglich mehrere Dinge zu besprechen haben, damit er sich die Zeit einteilen kann.
Nehmen Sie bei ernsten Sorgen eine Vertrauensperson mit: Vier Ohren hören mehr als zwei, und die Begleitperson kann vielleicht auch gezielter nachfragen, wenn Sie gerade nicht so auf der Höhe sind.
Achten Sie auf einen gesunden und positiven Lebensstil. Behandeln Sie sich so, als wären Sie jemand, der Ihnen wirklich wichtig ist. Hören Sie auf Ihren Körper und nehmen Sie seine Signale ernst.
Übernehmen Sie Verantwortung für sich. Viele gesundheitliche Probleme lassen sich durch eine gesunde Ernährung, ausreichend Schlaf und Bewegung positiv beeinflussen. Das Hoffen auf die richtige Tablette allein wird Sie nicht heilen.
Werden Sie ein mündiger Patient. Vertrauen ist wichtig, doch blindes Vertrauen ist unvernünftig. Fragen Sie nach und geben Sie nicht alle Verantwortung an den Arzt ab. Suchen auch Sie den Blickkontakt, das fördert die Kommunikation. Versuchen Sie Ihren Arzt zu »lesen« und zu verstehen. Auch Ärzte sind nur Menschen und haben manchmal Kummer oder Stress.

Resümee von Markus

Am Ende des Buches kehren wir noch einmal zurück zu Markus. Sie erinnern sich? Die Geschichte, die ich in »Allein unter Ärzten« ganz zu Beginn erzählt habe. Markus fühlte sich nach der Diagnose eines aggressiven Prostatakarzinoms von seinen Ärzten im Stich gelassen. Sie hatten ihn quasi aufgegeben. Unterstützt von seiner Frau und mit einem unglaublichen Überlebenswillen hat er aber den Kampf gegen den Krebs aufgenommen, und das bis heute erfolgreich. Hier seine persönliche Botschaft, das Fazit seiner Krankengeschichte:

»Medizin ist Erfahrungswissenschaft, keine exakte Wissenschaft. Wenn du als Patient eine Diagnose hast, die nicht durch die Leitlinien abgedeckt ist, also jene Richtlinien, an denen sich die Ärzte in der Diagnostik und der Therapie orientieren müssen, dann fällst du durch das Raster. Als meine Diagnose gestellt wurde, entsprach ich keiner Leitlinie. Meine Frau, die ebenfalls Ärztin ist, und ich haben dann versucht, alles verfügbare Wissen zusammenzubringen, und haben selbst viele Studien gewälzt. Uns wurde klar, in solchen medizinischen Studien wird immer nur ein Teilaspekt, eine spezielle kleine Frage zu einer Krankheit untersucht, aber nicht der gesamte Mensch betrachtet und schon gar nicht auf sein Schicksal und seine Lebensumstände geschaut. Studien geben immer nur einen Mittelwert, einen Durchschnitt an.

Als Arzt und Patient empfehle ich Betroffenen deshalb, sich in unklaren Situationen immer mehrere Meinungen einzuholen, denn am Ende ist die jeweils vorgeschlagene Therapie auch für die behandelnden Ärzte immer eine Kombination aus erlerntem Wissen und Dingen, die man sich neu angelesen hat.

Ich war damals sehr unter Zeitdruck. Es musste rasch gehandelt werden, der Krebs war hochaggressiv und schnell wachsend, und die Diagnose deshalb äußerst bedrohlich. Ohne die Hilfe meiner Frau bei der Wahl der richtigen Ärzte und ohne ihren Druck auf verschiedene Institutionen auch beim Einfordern einer Therapie hätte ich den Kampf gegen den Krebs ganz sicher verloren.

Was aber wäre mit einem Patienten passiert, der kein Arzt ist, der keine persönlichen Kontakte hat und der nicht privat versichert ist?

Wenn eine Therapie gelingen soll, brauchen Patienten neben der Expertise und der Empathie ihres Arztes auch eine Perspektive, einen Plan mit Hoffnung und eine Therapiestruktur, an der man sich orientieren kann. Dazu können auch individualisierte Therapien außerhalb der Leitlinien gehören. Die gelten dann als individueller therapeutischer Heilversuch, natürlich ohne jede Garantie. Dafür muss der Patient am Ende auch unterschreiben. Doch selbst die Chef-Onkologin der Uniklinik hatte solch einen Heilversuch abgelehnt. Die Botschaft war – du musst dich fügen. Die Regeln sind halt so. Du bekommst nur Hilfe, wenn du ins System passt, wenn du die Kriterien für gerade laufende Studien erfüllst. Die guten ins Töpfchen. Wenn nicht, hast du Pech gehabt …

Glücklicherweise fand ich mithilfe meiner Frau und meines eigenen Netzwerkes auch andere Ärzte, kreative und menschenfreundliche, die bereit waren, den vorgegebenen Weg zu verlassen, die den Menschen sahen, den Vater von drei schulpflichtigen Kindern, der bereit war, nach jedem Strohhalm zu greifen, um möglichst lange am Leben zu bleiben und den Krebs zurückzudrängen. Glück, Wissen, Eigeninitiative, Geld und ein Netzwerk an Helfern haben mich gerettet. Wie furchtbar muss es für all jene sein, die diese Möglichkeiten nicht haben? Sie bleiben eine Diagnose, ein Fall, eine Erkrankung, die ins System passen oder eben nicht. Das Gesundheitswesen in Deutschland ist auf Durchlauf ausgerichtet und nur selten auf individuelle Behandlung. Vielen Ärzten fehlt die Zeit, sich auf die emotionale Wucht von Einzelschicksalen einzulassen. Sie versuchen, sich selbst zu schützen und ihre Zeitbudgets ökonomisch durchzutakten, deshalb werden Patienten auf Distanz gehalten, reduziert auf Laborwerte und anonyme Befunde. Mich erinnert das alles sehr an den Charlie-Chaplin-Film »Moderne Zeiten«, der vor knapp neunzig Jahren entstand. In dem Stummfilm-Klassiker spielt Charlie Chaplin einen Fließbandarbeiter, der vom Vorarbeiter angehalten wird, immer schneller zu arbeiten – bis er in das Maschinengetriebe hineingezogen und dort kräftig durchgewalkt wird. Genauso empfinde ich die moderne Medizin. Es muss immer schneller und effektiver gehen, bis das System seine Arbeiter verschluckt.«

Nachwort

MENSCHLICHE MEDIZIN

Wenn Sie kerngesund sind, dann ist das ein wundervoller Zustand. Möge er noch lange anhalten! Wenn Sie schon einmal schwer krank waren und wieder genesen sind, auch toll! Wunderbar, weiter so! Wenn Sie mit einer Erkrankung leben, die Sie für lange Zeit oder gar bis zum Lebensende begleiten wird, dann hoffe ich, dass Sie sich damit arrangieren können, dass Sie keine Schmerzen haben und weiter Spaß am Leben!

Wir alle haben nur diesen einen Versuch, dieses eine Leben. Es ist nicht die Generalprobe, nein, wir landen mit der Geburt direkt in der Premiere. Und wenn der letzte Vorhang fällt, ist das Stück auch wirklich zu Ende. Auf dem Weg dorthin, auf unserem Lebensweg, haben wir einiges selbst in der Hand. Einiges, aber nicht alles. Lebensstil und Psyche spielen für unsere Gesundheit eine große Rolle, ebenso die Umwelt, aber auch die Genetik, also das, was wir von unseren Eltern ungefragt mitbekommen und ererbt haben. Krankheit hat deshalb nur selten etwas mit »Schuld« zu tun, sondern ganz häufig mit Schicksal.

Und wenn das Schicksal zuschlägt, wollen wir nicht allein sein. Wir wollen Menschen an unserer Seite haben, auf die wir uns verlassen können und die immer Zeit für uns haben, wenn wir sie brauchen. Das gilt für die Partner, mit denen wir unser Leben teilen, und das gilt für die Menschen, die uns von Berufs wegen helfen, wenn wir krank werden. Deshalb liest sich dieses Buch an vielen Stellen auch wie ein Beziehungsratgeber. Den Titel »Wir müssen reden« habe ich ihm gegeben, weil ich wahrnehme, dass die Beziehung zwischen Ärzten und Patienten in einer Krise steckt, die bei vielen Menschen für Unsicherheit und Ängste sorgt. Eine Krise, die verhindert, dass diese besondere Partnerschaft ihre heilende Kraft mit ganzer Macht entfalten kann.

Wie so häufig bei Paarkonflikten gibt es nicht die eine Ursache oder den einen Schuldigen. Hier wirken viele Faktoren zusammen. Dazu gehören auch die äußeren Bedingungen, unter denen eine Partnerschaft gedeihen kann oder eben auch nicht. In einem Gesundheitswesen, in dem der wirtschaftliche Druck in allen Bereichen zunimmt und es häufig um Gewinnmaximierung geht, werden Menschen zu Fällen, Diagnosen und Codes. Je kränker, desto wertvoller. Man muss nur ausreichend lange suchen, dann findet sich bei jedem eine lukrative Diagnose. Unser Gesundheitssystem gehört zu den teuersten der Welt, aber es macht uns nicht zu den Gesündesten der Welt. Wir gehen sehr viel häufiger zum Arzt oder ins Krankenhaus, als das in anderen Industrienationen der Fall ist. Dort treffen wir auf überlastete Ärzte und auf Pflegepersonal, das nicht mehr weiß, wie es die ganze Arbeit schaffen soll.

In vielen Arztpraxen ein ähnliches Bild. Lange Wartezeiten, Personalmangel, hohe Kosten für teure Medizintechnik und hoher Verwaltungsaufwand, dafür aber wenig Zeit für Gespräche mit den Patienten. Eine fatale Entwicklung, denn ein Paar, das nicht miteinander spricht, wird sich bald verlieren oder gar nicht erst finden. Schon in der Antike wurde Asklepios, dem griechischen Gott der Heilkraft und der Medizin, zugeschrieben: »Erst das Wort, dann die Pflanze (Arznei) und zuletzt das Messer.«

In Deutschland scheint die Reihenfolge genau andersherum. Erst die teure Operation, dann die Medikamente und dann wird noch ein bisschen geredet, aber nur, wenn es unbedingt nötig ist. In kaum einem anderen Land sprechen Ärzte und Patienten so wenig miteinander wie in Deutschland. Und in kaum einem anderen Land werfen sich so viele Patienten Heilpraktikern und alternativen Heilern in die nicht immer kompetenten Arme. Der Grund ist simpel – im Schatten der Klangschale wird zugehört und gesprochen, und die Patienten haben das Gefühl, wirklich als ganzheitlicher Mensch wahrgenommen zu werden.

Hier müssen wir unbedingt umdenken. Auch für Ärzte sollte es sich wieder lohnen, mit Patienten ins Gespräch zu kommen. Im Verhältnis zur teuren Apparate- und Reparaturmedizin muss die »sprechende Medizin« weiter aufgewertet und besser honoriert werden. Ärzte bieten häufig nur das an, was von den Kassen auch bezahlt wird, und nicht das, was vielleicht sinnvoller wäre.

Das heißt, wer die Knieschmerzen eines Patienten behandeln möchte, wird vermutlich fleißig MRT-Scans beauftragen – da sind wir Deutschen ohnehin Weltspitze – und dann Schmerzmittel oder Knieoperationen verschreiben, das geht schnell und wird ebenso ruckzuck von den Kassen vergütet. Er könnte aber auch versuchen, in vertrauensvollen Gesprächen den Patienten zu motivieren, seine Lebensweise zu ändern und abzunehmen, zum Pilates zu gehen und damit das schmerzende Knie zu entlasten. Das würde die Krankenkassen am Ende deutlich weniger kosten und dem Patienten auch langfristig helfen. Doch leider ist fast immer die erste Variante der Normalfall.

Die Bedrohungen und die Hindernisse für eine gute Partnerschaft liegen aber nicht nur im Außen. Auch Ärzte und Patienten selbst können und müssen etwas für ihre Beziehung tun. Genau wie in der Liebe wachsen Nähe und Vertrauen nur, wenn beide Partner im Dialog sind. Und damit ist nicht nur das Miteinander-Reden gemeint, sondern auch die Suche nach wahrhaftigen Begegnungen. Es geht um einen Austausch zwischen dir und mir, um ein Geben und Nehmen, um ein Sich-gegenseitig-Raum-Lassen und ein Sich-gegenseitig-Wahrnehmen. Moralisches Bewerten hat dabei keinen Platz.

Dazu braucht es einige Fähigkeiten und Eigenschaften: Offenheit, Interesse, Empathie, Augenhöhe, Respekt und Wertschätzung. Fühlen wir uns gesehen und als die Person erkannt, die wir sind, kann eine Beziehung gelingen. Fühlen wir uns übergangen und nicht ernst genommen, kommt es zu Konflikten. Und schaffen wir es dann nicht, diese Konflikte offen anzusprechen und zu lösen, dann resignieren wir. Wir verlieren Vertrauen, wir verlieren uns, und wir verlieren einen vielleicht lebenswichtigen Partner. Ich habe in diesem Buch viele persönliche Geschichten erzählt, Geschichten von gescheiterten Beziehungen. Das hatte ich vorher anders geplant. Es sollten eher unterhaltsame und anekdotische Texte werden. Doch viele, zu viele Menschen, die ich während meiner Recherchen traf, sind mit dem, was sie in Arztpraxen und Krankenhäusern erleben, zutiefst unzufrieden. Sie fühlen sich ausgeliefert, sie empfinden sich als Rädchen in einem überlasteten System oder als Diagnose und Fall und nicht als Mensch, so wie es Markus in seiner berührenden Geschichte geschildert hat.

Die Medizin hat in den letzten Jahren und Jahrzehnten enorme Fortschritte gemacht: Wir verstehen viel mehr von Biologie und Physiologie, von Hormonen und Immunsystem. Wir verfügen über hervorragende Medizintechnik, neueste Therapieverfahren und hochwirksame Medikamente. Wir haben hoch spezialisierte Ärzte, die sich auf ihrem Fachgebiet bestens auskennen.

Doch was nützt all das, wenn sich der Patient dabei allein gelassen fühlt und ohnmächtig. Wir Menschen sind mehr als die Summe unserer Organe. Wir haben Wünsche und Träume, wir haben ein soziales Umfeld, und wir haben Ängste und Sorgen. Wirkliche Heilung benötigt immer auch unser Innen, die Hilfe unserer Psyche oder – wer es mag – die Hilfe unserer Seele. Die aber ist selbst für den modernsten Medizinroboter nicht erreichbar.

Wir brauchen wieder Brücken, große breite Brücken von der Hightech-Medizin hinüber zur menschlichen Medizin. Bei der Planung der notwendigen Bauarbeiten ist natürlich die Gesundheitspolitik gefragt, doch die wahren Brückenbauer, das sind am

Ende WIR: Ärzte UND Patienten. Von unserer Partnerschaft, von der Qualität unserer Beziehung hängt es ab, wie menschlich wir die Medizin empfinden und wie sehr wir gemeinsam alle Therapie- und Heilungspotenziale ausschöpfen.

Wir müssen reden! Am besten sofort!

Dank

Ich danke meiner wundervollen Familie für ihre Liebe, ihre Unterstützung und die vielen Ideen: meinem Mann Elio, meinen Söhnen Liam und Noah, meinen Eltern Elvira und Karl und meiner Schwiegermutter Aviva, seligen Angedenkens.

Uwe Madel gilt mein großer Dank für seine Freundschaft und professionelle Arbeit: Er hat nun schon mein drittes Buch begleitet und mitgestaltet. Sein Sinn für Struktur, sein Gefühl für Sprache und Stil haben auch dieses Buch entscheidend geprägt.

Danke an Katja Spitzer, die mit zartem ästhetischem Strich, Witz und Fantasie dieses Buch bebildert hat.

Katrin Kroll, meiner Literaturagentin der Agentur Eggers, meiner Lektorin Heike Gronemeier, meinem Verlag mit Dr. Doris Janhsen, Margit Ketterle, Dr. Iris Forster, Katharina Ilgen, Dr. Esther von Bruchhausen, Kerstin Schuster, Markus Röleke, Johannes Schermaul, Isabella Materne und dem ganzen Team sowie meinem Hörbuchverlag Argon Verlag mit Heike Schmidtke, Kathrin Ackermann und Sabine Reichelt danke ich für das Vertrauen, die Kreativität und die einzigartige Zusammenarbeit, die sehr persönlich und fast familiär ist.

Dem Arzt Dr. Milan Novakovic, dem Körpersprachenexperten und Pantomimen Prof. Samy Molcho, dem Consultant Justus von Widekind, dem Radiologen Dr. Karlgeorg Krüger, dem Notfallmediziner Prof. Dr. Radjan Somasundaram, der Praxisbetreiberin Barbara Hindenburg, dem Gastroenterologen Dr. Jens Aschenbeck, dem Augenarzt Prof. Dr. Dr. Fritz H. Hengerer, der Ärztin und Psychoonkologin Dr. Sabine Lange, dem psychologischen Psychotherapeuten und Psychoonkologen Diplom-Psychologe Paul Köbler, der Ärztin mit Tätigkeitsschwerpunkt Venenheilkunde,

Lasermedizin und Schmerztherapie Kerstin Kreis, Claudia Neumann, Dipl.-Psych. Frank W. Pilgram sowie vielen Freunden und Patienten danke ich für ihre Einschätzungen, ihre Beratung, Fortbildung und die Schilderung von Erlebnissen und Geschichten.

Ein herzliches Dankeschön auch den Ärzten aus meinem gleichnamigen Podcast »Wir müssen reden, Frau Doktor!« für ihre Inspirationen und Hinweise: Diplom-Psychologin Ulrike Scheuermann, Schlafforscher Dr. Hans-Günter Weeß, Hausärztin Barbara Grube, Sexualtherapeut Carsten Müller, Urologe PD Dr. Frank Christoph, Gynäkologin Dr. Silke Bartens, Orthopäde Prof. Dr. Hanno Steckel, Neurochirurg Prof. Dr. Peter Vajkoczy, Abdominalchirurg Prof. Dr. Dietmar Jacob, Apothekerin Christine Gitter, Zahnarzt Dr. Elio Adler, Gynäkologin Dr. Sybille Görlitz-Novakovic, Naturheilkundler und Internist Prof. Dr. Andreas Michalsen.

Danke für den wichtigen Expertenrat von Praxis- und MVZ-Berater Konstantin Erwin Eckert, die presse- und medizinrechtliche Unterstützung von Rechtsanwalt Norman Nathan Gelbart (Gelbart Legal).

Danke an Rita Schmitt und Tobias Hoffmann vom H und S Medienservice für unseren jahrelangen fruchtbaren und freundschaftlichen Austausch.

Danke an meine wunderbaren Mitarbeiterinnen in der Praxis für ihre Herzlichkeit und Unterstützung!

Danke an die Macher meiner beiden Podcasts »Ist das noch gesund?« und »Wir müssen reden, Frau Doktor« sowie meiner Kolumne in der *Frankfurter Allgemeine Sonntagszeitung* »Sagen Sie mal, Frau Doktor!«. Hier habe ich die Möglichkeit, mit Lesern, Hörern, Kollegen und Journalisten zu kommunizieren – eine wichtige Inspirationsquelle auch für dieses Buch.